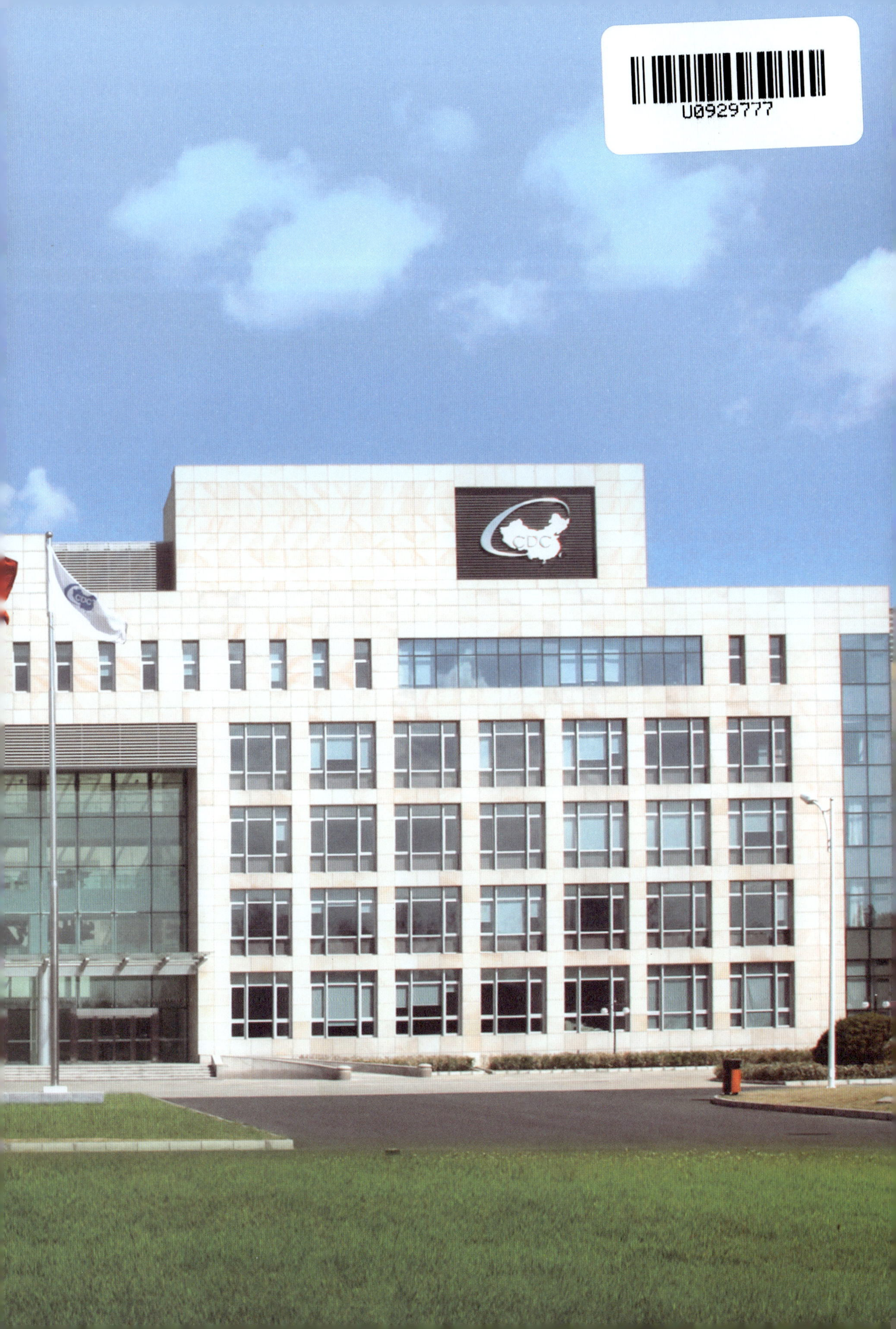

U0929777

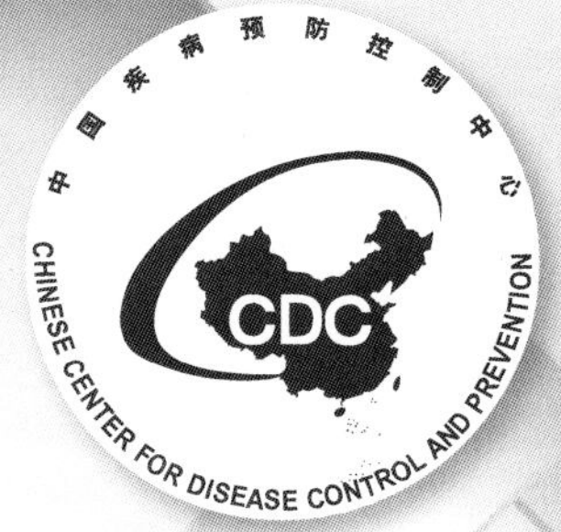

中国疾病预防控制中心年鉴

2021年

中国疾病预防控制中心 编著

国家开放大学出版社 · 北京

图书在版编目（CIP）数据

中国疾病预防控制中心年鉴. 2021 年 / 中国疾病预防控制中心编著 . —北京 ：国家开放大学出版社，2023. 7

ISBN 978-7-304-11808-2

Ⅰ. ①中… Ⅱ. ①中… Ⅲ. ①疾病预防控制中心-中国-2021-年鉴 Ⅳ. ①R197. 2-54

中国国家版本馆 CIP 数据核字（2023）第 113590 号

中国疾病预防控制中心年鉴（2021 年）
ZHONGGUO JIBING YUFANG KONGZHI ZHONGXIN NIANJIAN（2021 NIAN）
中国疾病预防控制中心　编著

出版·发行：国家开放大学出版社
电话：营销中心 010－68180820　　总编室 010－68182524
网址：http://www. crtvup. com. cn
地址：北京市海淀区西四环中路 45 号　　邮编：100039
经销：新华书店北京发行所

策划编辑：辛　颖　　版式设计：何智杰
责任编辑：王　可　　责任校对：朱翔月
责任印制：武　鹏　陈　路

印刷：北京鑫益晖印刷有限公司
版本：2023 年 7 月第 1 版　　2023 年 7 月第 1 次印刷
开本：787mm×1092mm　1/16　插页：6 页　　印张：15. 25　字数：339 千字

书号：ISBN 978-7-304-11808-2
定价：134. 00 元

意见及建议：OUCP_LN@ouchn. edu. cn

编写委员会

主　　编： 高　福

副 主 编： 卢　江　严　俊　刘剑君　冯子健

执行编委： 郭　岩　李　浩

编　　委： 李振军　邹　斌　胡文上　陈园生　戴　政　王晓琪　赵赤鸿
傅　罡　王茂武　蒋晋生　袁灵华　谭　枫　项　春　刘海龙
王晓锋　王海东　谷　鑫　卢选成　崔　颖　苏雪梅　雷苏文
么鸿雁　戚晓鹏　施国庆　张彦平　尹遵栋　赵雁林　丁库克
赖建强　肖　琳　陈　霞　苏晓婷　王汝波　陈清峰　蒋　炜
孙　静　张　伟　聂　武　秦　斌　何悦岚　聂　妍

编辑人员： 耿云霞　马　茜　谭　慧　周小敏　郑　敏　邹　丽　殷逸竹
莫　非　夏宏伟　万　浩　刘千秋　王　哲　黄烈雨

学术秘书： 耿云霞　马　茜

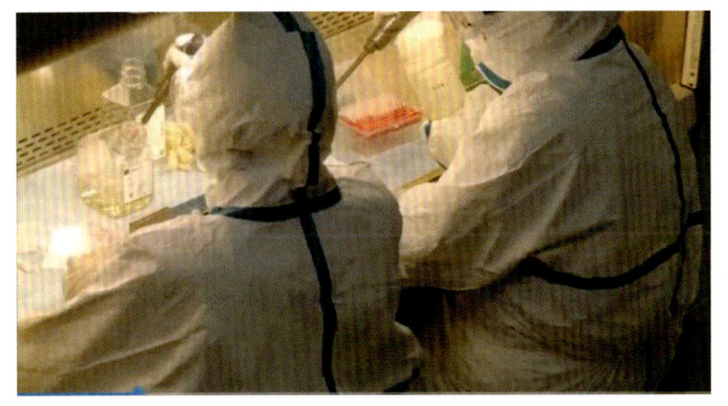

2020 年 1 月 2 日，中国疾病预防控制中心病毒病预防控制所接收到湖北省疾病预防控制中心送检的 **4** 例武汉不明原因肺炎病例的临床样本，提取核酸后，利用冠状病毒通用型核酸检测试剂进行检测，**3** 小时后，检测结果提示送检样本为冠状病毒阳性。

样本电镜检测结果汇报

宋敬东 朱娜

2020 年 1 月 7 日

冠状病毒一般形态：

以 SARS 冠状病毒为例，冠状病毒形态具有多形性特征，多为球形，具有囊膜和刺突，病毒颗粒直径为 50~200 纳米，刺突长度为12~24 纳米。细胞内病毒颗粒呈高电子密度，病毒核衣壳结构多呈球形，可呈周围高电子密度、中心低电子密度形态，通常病毒刺突不清晰。

本次细胞培养样本形态学检测情况：

样本内可见病毒颗粒，病毒颗粒呈球形，大小为60~140 纳米，刺突长约 12 纳米，与冠状病毒科病毒形态符合。

在培养上清中可见病毒颗粒，颗粒具有囊膜和刺突，在细胞内可见病毒核衣壳结构，具有冠状病毒形态特征，形态学鉴定为冠状病毒。

培养上清中病毒形态

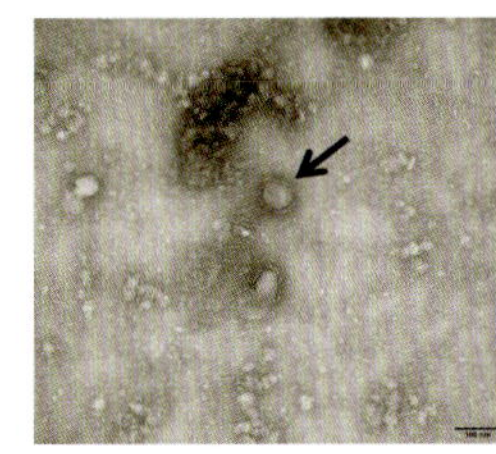

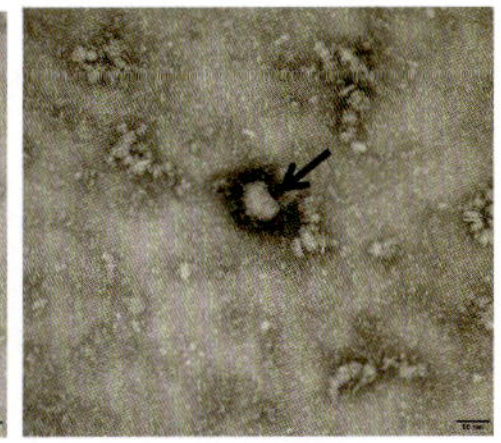

细胞内病毒形态

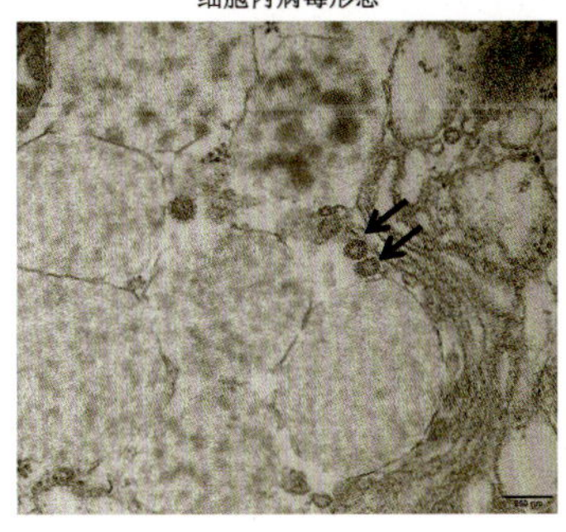

2020 年 1 月 7 日，中国疾病预防控制中心病毒病预防控制所从临床样本及环境样本中成功分离到病毒，并通过电子显微镜鉴定该病毒为冠状病毒。

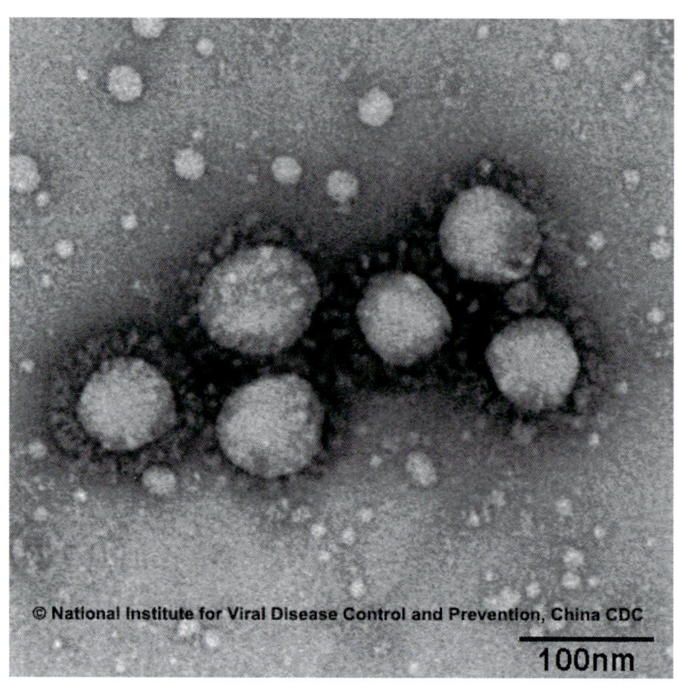

2020 年 1 月 24 日，在线发表于国际知名杂志 ***The New England Journal of Medicine*** 的新型冠状病毒电镜照片。

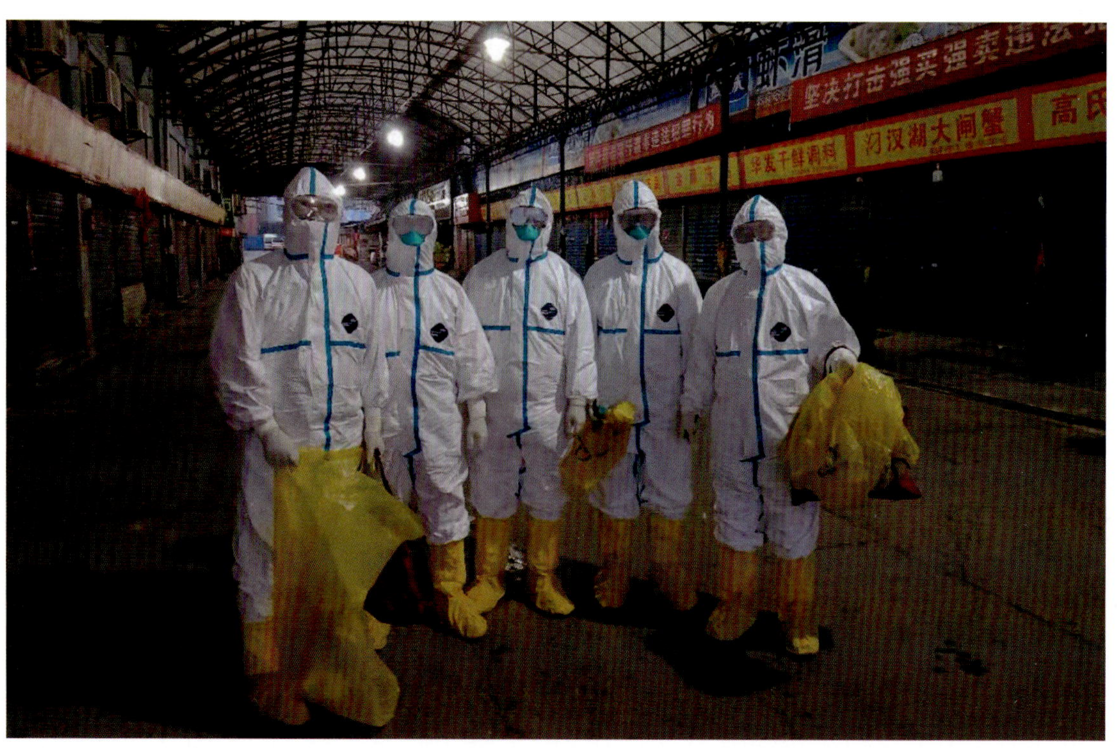

2020 年 1 月 24 日，中国疾病预防控制中心病毒病预防控制所派出专家赴武汉一线开展工作。

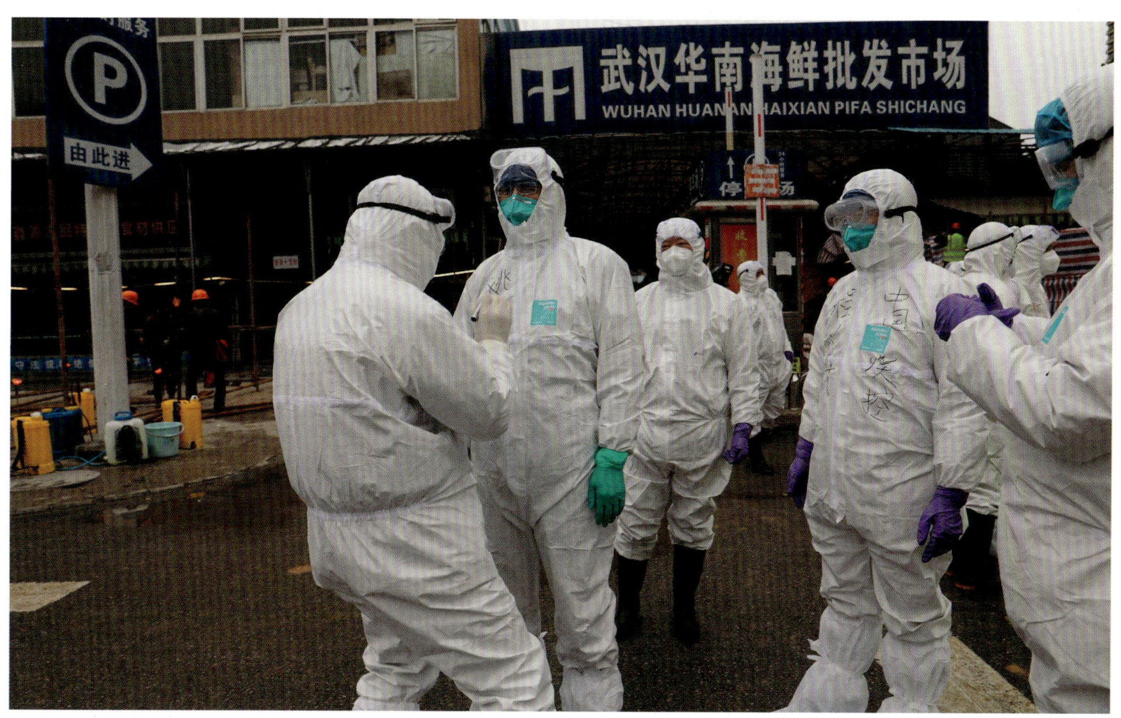

2020 年 **3** 月 **4** 日，中国疾病预防控制中心环境与健康相关产品安全所专家对武汉华南海鲜批发市场进行现场消毒指导。

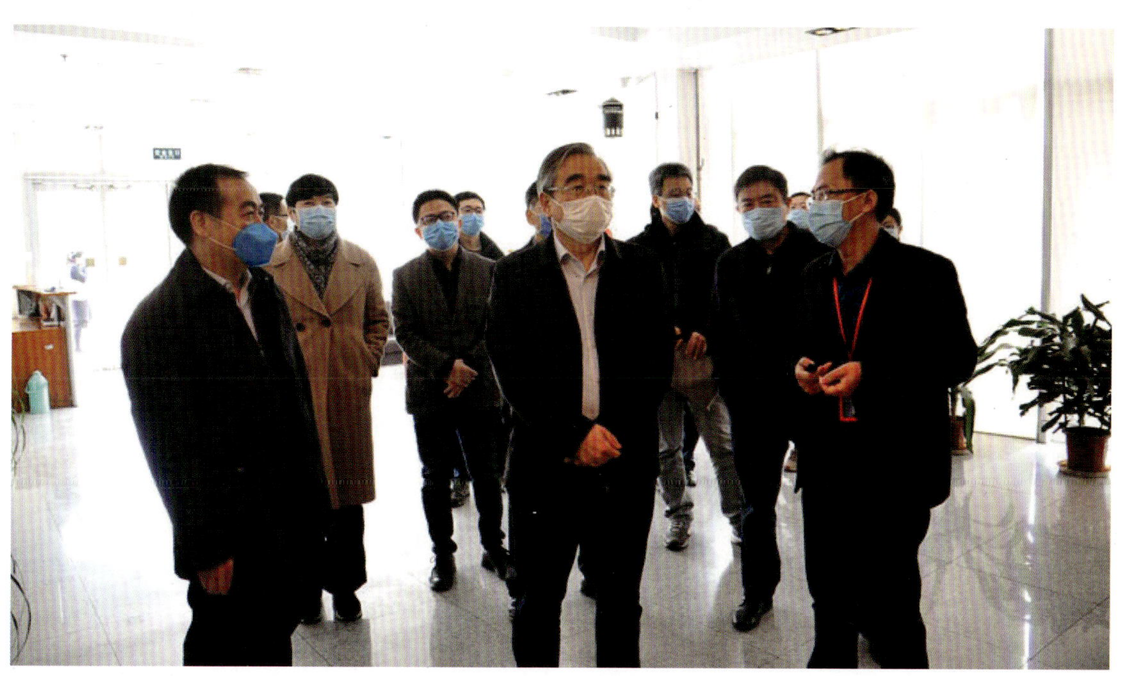

2020 年 **4** 月 **9** 日，中华人民共和国国家卫生健康委员会规划发展与信息化司司长毛群安调研实验动物中心。

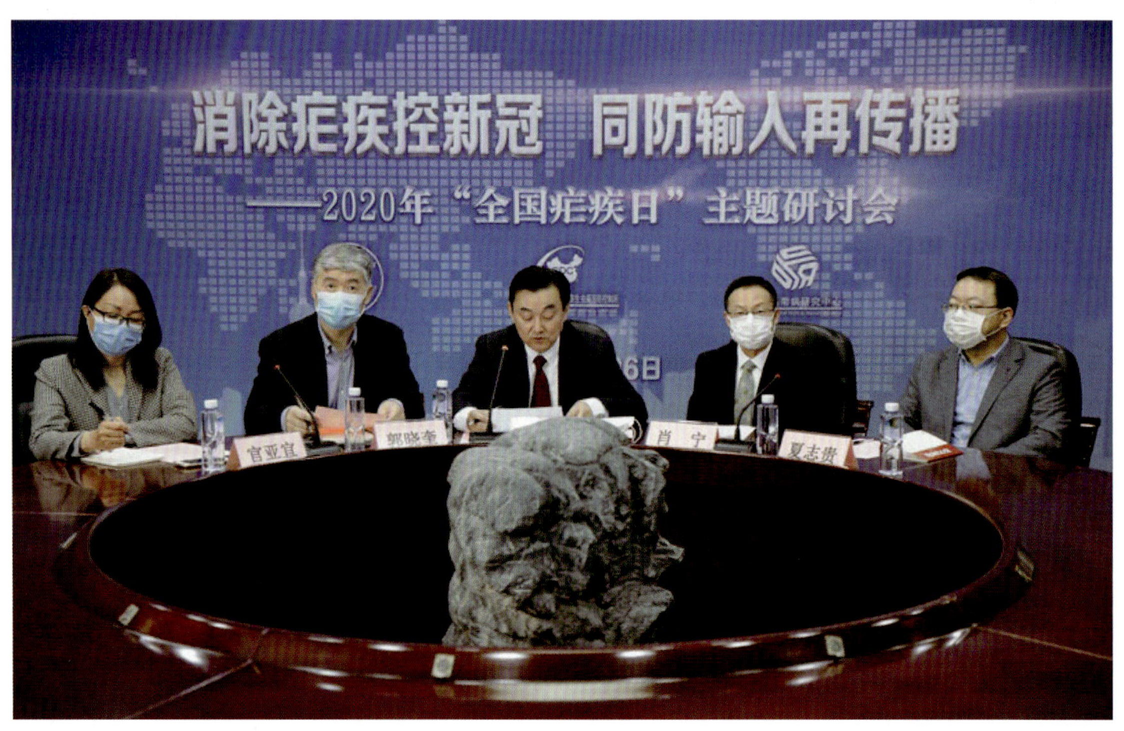

2020 年 4 月 26 日，由中华预防医学会医学寄生虫分会和全球卫生分会、中国疾病预防控制中心寄生虫病预防控制所（国家热带病研究中心）共同主办的“消除疟疾控新冠　同防输入再传播”——2020 年第 13 个“全国疟疾日”主题研讨会顺利召开。

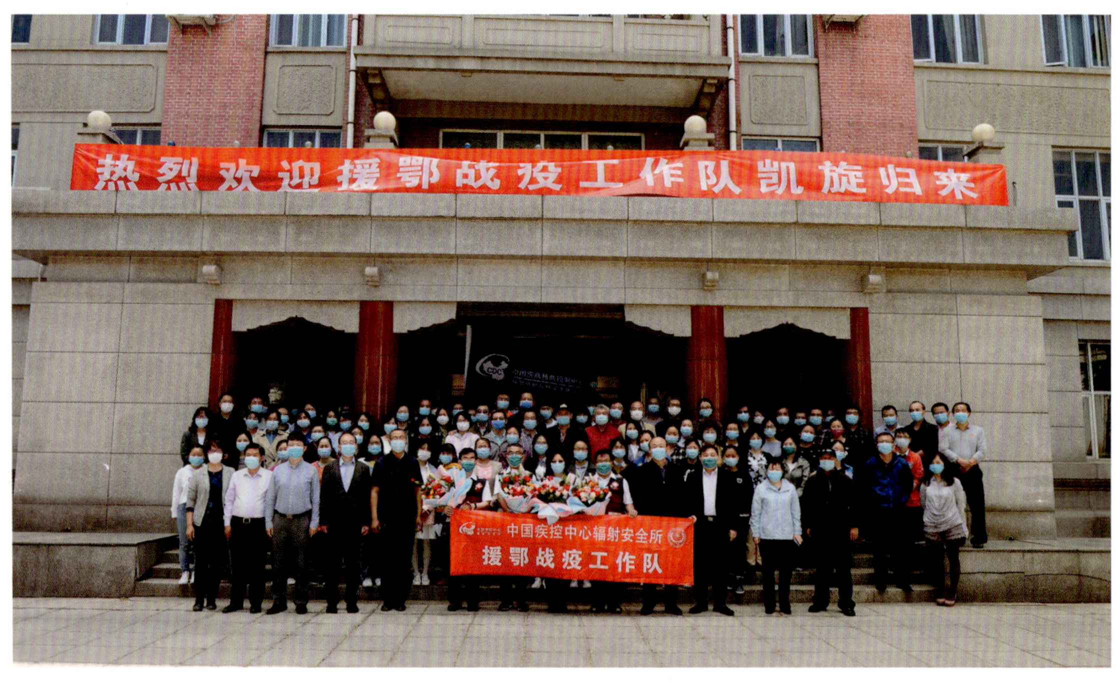

2020 年 5 月 11 日，中国疾病预防控制中心辐射防护与核安全医学所举行援鄂战疫工作队凯旋欢迎仪式。

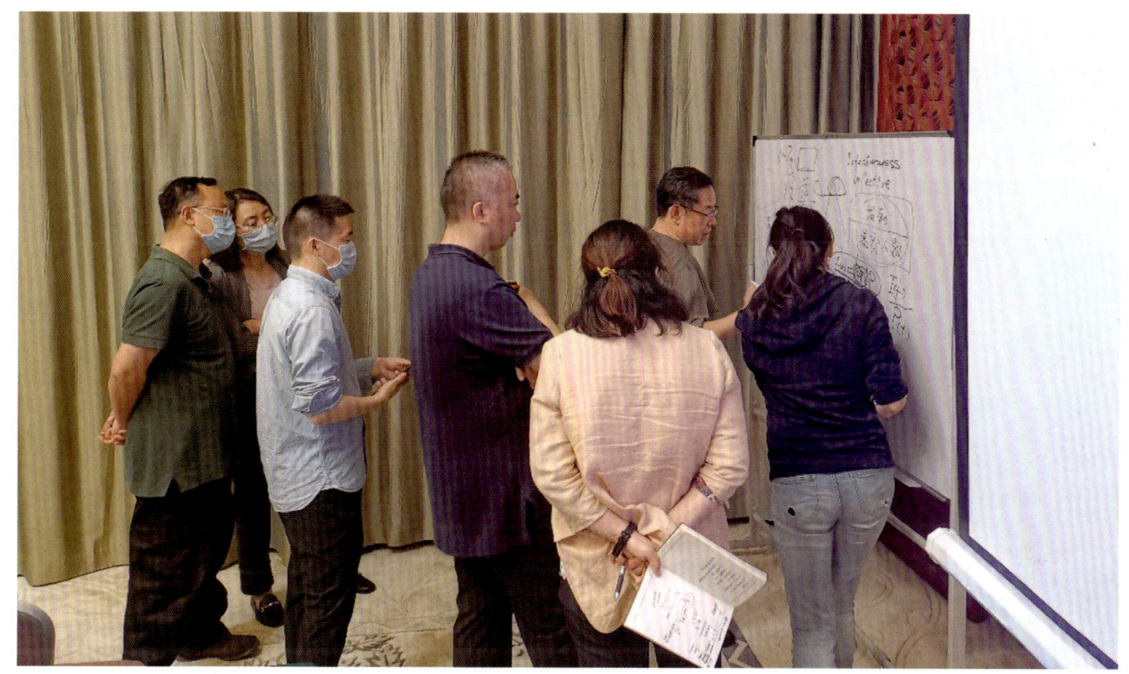

2020 年 5 月，中国疾病预防控制中心冯子健副主任在武汉与相关人员讨论疫情形势。

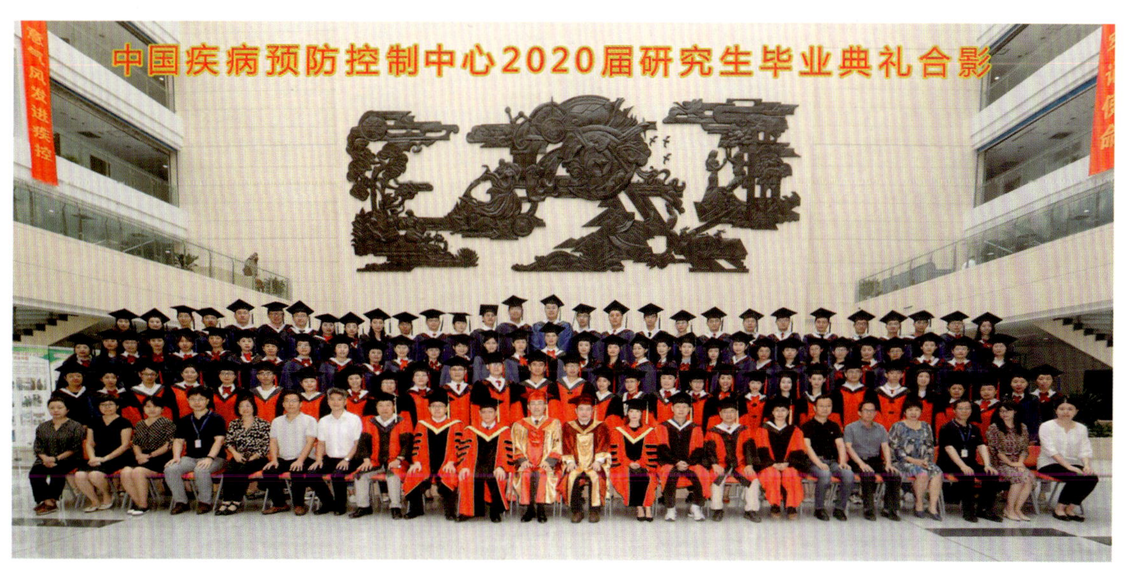

2020 年 7 月 28 日，中国疾病预防控制中心 **2020** 届研究生毕业典礼在北京市举行。

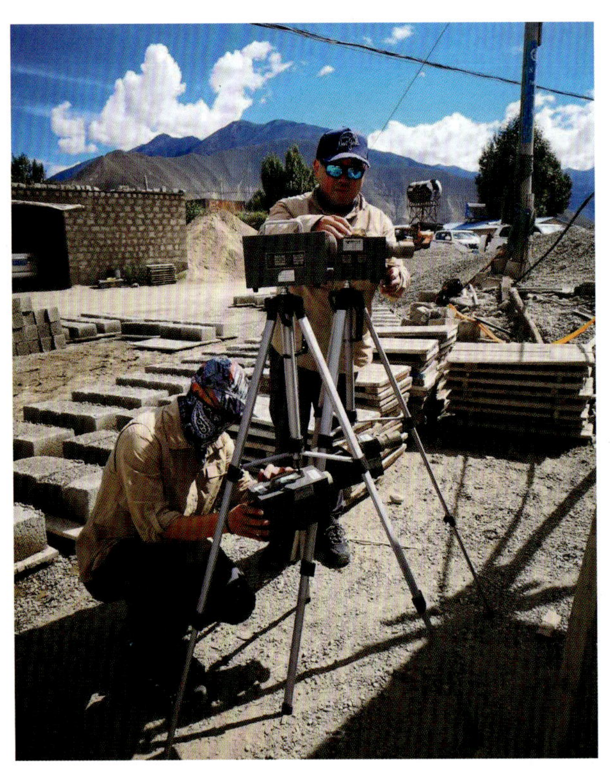

2020 年 8 月 9 日，叶萌、康宁在西藏自治区山南市某砖厂的搬砖作业区采集工作场所总粉尘。

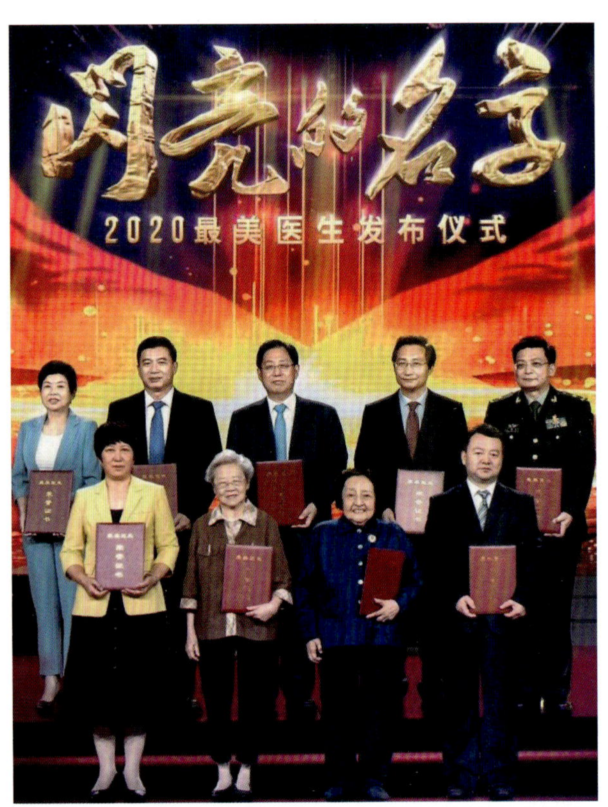

2020 年 8 月 19 日，中国疾病预防控制中心传染病预防控制所徐建国院士当选 2020 年“最美医生”。

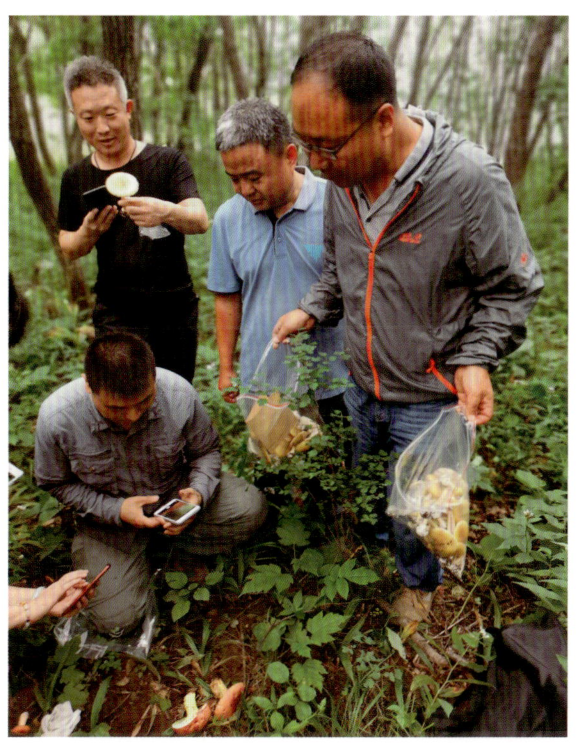

2020 年 **8** 月 **23** 日，中国疾病预防控制中心职业卫生与中毒控制所张宏顺主任医师和李海蛟副研究员在河北省保定市涞水县进行现场采样。

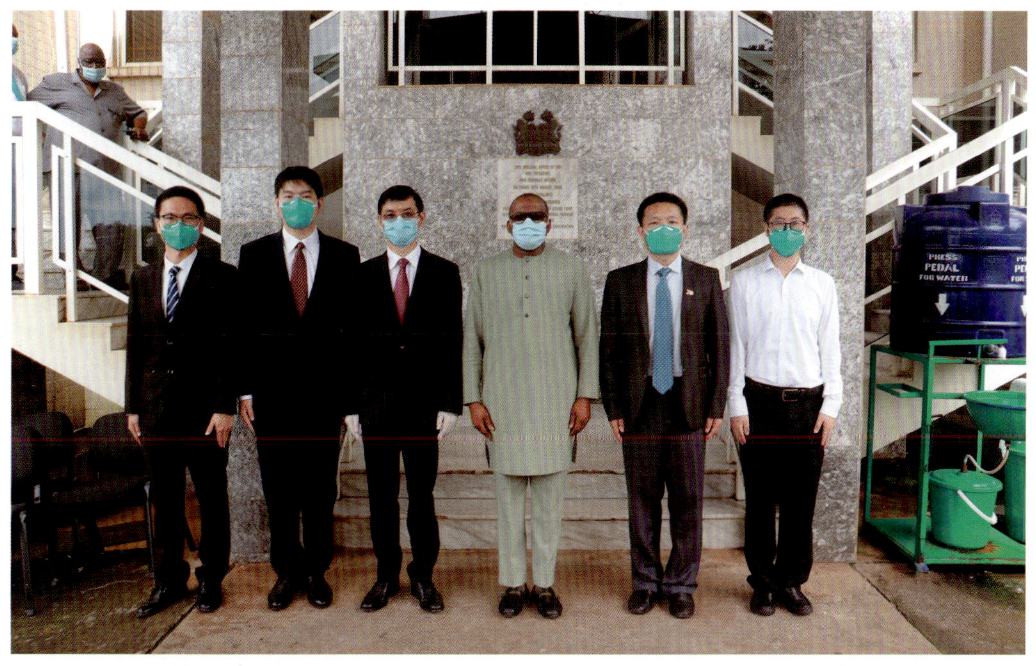

2020 年 **9** 月，在我国驻塞拉利昂共和国大使馆胡张良大使的带领下，塞拉利昂共和国副总统单独接见和送别援塞拉利昂专家组部分人员。

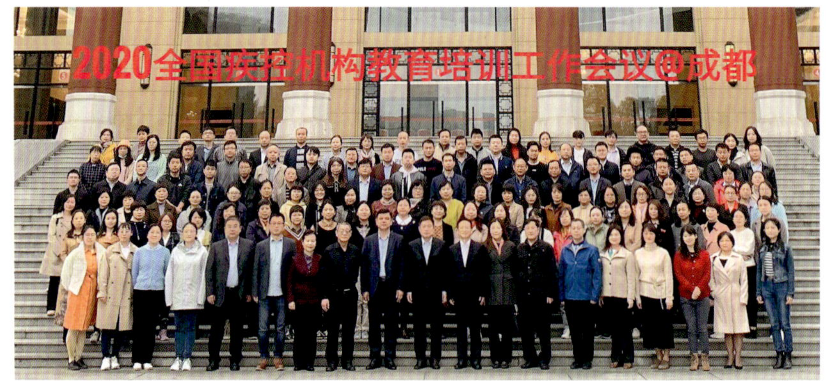

2020 年 11 月 4—5 日，2020 年全国疾控机构教育培训工作会议在四川省成都市召开。

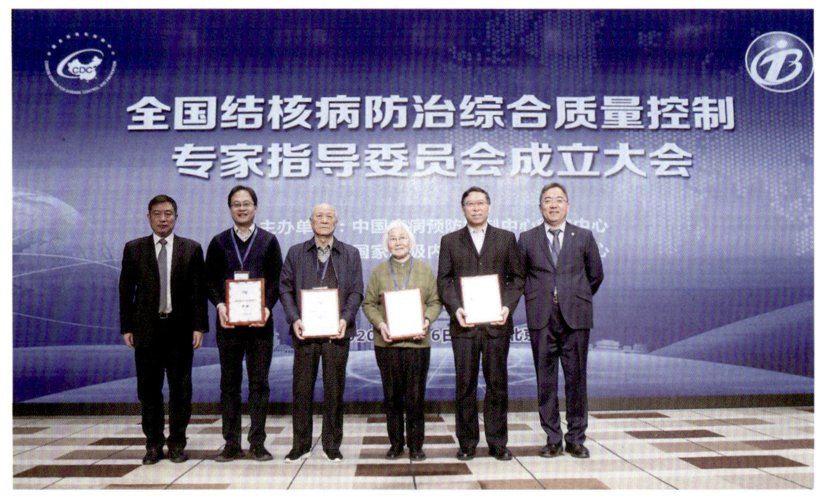

2020 年 12 月 6 日，全国结核病防治综合质量控制专家指导委员会成立大会在北京市召开。

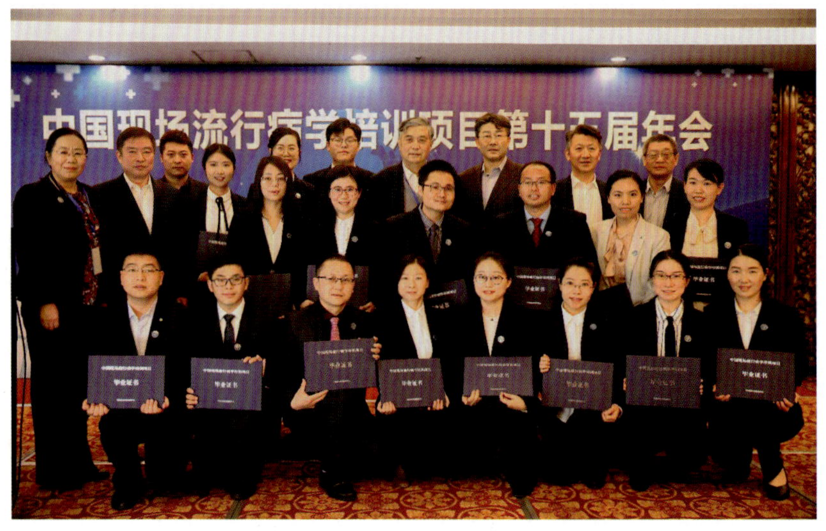

2020 年 12 月 24—25 日，中国现场流行病学培训项目第 **18** 期学员在北京市和领导、老师合影。

目 录

第一部分 工作进展

第二部分　直属单位工作概况

第三部分　挂靠单位工作概况

第四部分　人事人物

第五部分　大事记

第六部分　附录

第一部分

工作进展

传染病控制

【做好新冠肺炎疫情应对工作】

1. 提出专业新冠肺炎防控建议，为疫情防控提供决策支持

向国务院应对新型冠状病毒感染的肺炎疫情联防联控工作机制（以下简称国务院联防联控机制）综合组、中华人民共和国国家卫生健康委员会（以下简称国家卫生健康委）研提新型冠状病毒肺炎（以下简称新冠肺炎）① 防控工作策略、措施及建议报告100余份，撰写的各类分析研判材料达200余万字。

2. 组织制修订七版《新型冠状病毒肺炎防控方案》，为全国2 000余家疾控机构提供操作指南

完成《新型冠状病毒肺炎防控方案》第一版至第七版的制修订。完成全国新冠肺炎防控方案的视频培训，为全国2 000余家疾控机构开展新冠肺炎疫情防控提供技术支撑。

3. 及时、准确地向公众发布新冠肺炎疫情防控科普内容

针对公众关心的问题，及时出版科普书籍，发布科普指南、视频、新闻报道等共计100余条。

4. 开展新冠肺炎疫情专项调查研究，为疫情防控提供关键科学的证据

（1）重新定义密切接触者。提出建议重新定义密切接触者，将密切接触者调查与判定

① 2022年12月26日，国家卫生健康委员会发布公告，将新型冠状病毒肺炎更名为新型冠状病毒感染。——编辑注

标准定义从病例发病后的接触史修改为病例发病前两天的接触史，有效地降低了病例导致传播的风险。

（2）揭示无症状感染者的比例和传染性。探索疾病在不同阶段的传染性规律，分析其传播过程及病例发病前和无症状感染者的传染性。

5. 派遣专家赴抗疫一线开展新冠肺炎疫情应急处置工作

先后共派遣20余人次流行病学专家赴多地（武汉市、绥芬河市、哈尔滨市、舒兰市、北京市、乌鲁木齐市、大连市、青岛市、喀什市、满洲里市）执行新冠肺炎疫情调查处置应急任务，为现场疫情处置提供技术指导。

6. 其他

承担新冠病毒变异适应与感染免疫研究专班秘书处工作。参与国务院联防联控机制秋冬季新冠肺炎疫情督察工作。派出20余人次前往地方开展新冠肺炎疫情防控培训。

【开展全国传染病疫情监测及重点传染病和病媒生物监测、风险评估与预警工作】完成手足口病等肠道传染病、流感等呼吸道传染病、布鲁氏菌病（以下简称布病）等重点动物源性及媒介传染病的疫情分析、风险评估并提出防控建议，积极参与流感疫情应对及流感疫苗需求评估。持续加强法定报告传染病疫情监测分析与预警，组织传染病常规监测日报、周报、月报，以及月度疫情形势风险评估报告、月度疫情新闻发布代拟稿。组织编发《2019年中国传染病监测报告》，全年累计编发各类监测分析报告450余期。

【加强暴发和突发公共卫生事件应对与防控技术指导、培训】参与《全国流行性感冒防控工作方案（2020年版）》《关于建议重点人群秋冬季接种流感疫苗接种建议的报告》《中国流感疫苗预防接种技术指南（2020—2021）》《消除疟疾后防止输入再传播技术方案》等技术文件和报告的撰写与修订。组织召开全国诺如病毒感染防控工作视频会议，组织开展临床检测机构检测出非洲猪瘟病毒核酸的相关调查、广西壮族自治区桂平市福利院感染性腹泻疫情调查处置、中国农业科学院兰州兽医研究所布鲁氏菌抗体阳性事件现场调查及溯源分析，推动狂犬病疫苗“简化四针法”免疫程序通过国家免疫规划专家咨询委员会审查。向世界卫生组织提交中国消除疟疾报告。带队赴塞拉利昂开展固定生物安全实验室技术合作项目。组织成立中华预防医学会狂犬病预防控制工作委员会。

【组织实施重点传染病专项调查研究，为传染病防治提供科学依据】

（1）持续开展基于人群的流感发病与住院监测工作、流感疫苗效果评价、医务人员流感疫苗接种情况调查、手足口病重症和死亡病例加强监测、EV71灭活疫苗效果评估、其他感染性腹泻病流行特征及变化趋势研究。

（2）持续推进国家科技重大专项传染病防治项目、国家自然科学基金项目、北京市自然科学基金项目、中美新发和再发传染病合作项目等传染病科研项目的实施开展。

（3）为了解新时期真实世界急性期布病患者的治愈率、不良治疗结局的影响因素，并为制修订布病病例管理策略提供参考信息，2020年，在内蒙古自治区、山东省和新疆维吾尔自治区选择6个项目县，开展布病不良治疗结局和影响因素专题调查。

【配合国家卫生健康委疾控局进行法律法规修订工作，并提供技术支撑】 配合国家卫生健康委法规司、国家疾病预防控制局（以下简称疾控局）和卫生应急办公室（以下简称应急办）① 等司局，参与《中华人民共和国传染病防治法》修订、全国传染病智慧化多点触发预警及多渠道预警机制顶层设计方案制修订、《全国公共卫生信息化建设标准与规范（试行）》中传染病防控管理部分编写、中央抗疫国债项目项目书和预算编写等，协助国家卫生健康委完成省级布病防控技术培训工作。

（张彦平、王丽萍、郑亚明、彭质斌、常昭瑞、陈秋兰、孙军玲、程颖）

① 根据2022年1月24日发布的《中共中央办公厅　国务院办公厅关于调整国家卫生健康委员会职能配置、内设机构和人员编制的通知》，国家卫生健康委员会卫生应急办公室（突发公共卫生事件应急指挥中心）更名为医疗应急司。——编辑注

卫生应急

【新冠肺炎疫情防控】2020年年初，湖北省武汉市暴发新冠肺炎疫情，中国疾病预防控制中心（以下简称中国疾控中心）第一时间派出专家组赶赴武汉市参与疫情应对工作。2020年1月6日，中国疾控中心启动二级响应；2020年1月15日，将二级响应调整为一级响应。当地时间2020年1月30日，世界卫生组织宣布将新冠肺炎疫情列为国际关注的突发公共卫生事件。2020年2月8日，中国疾控中心成立武汉前方工作组，先后调派158名专家和移动实验室援鄂，为武汉保卫战的胜利做出了重要贡献。2020年，共派出550余人次参加武汉及国内其他地区所有聚集性疫情现场处置工作；派出6名专家分赴意大利、伊朗、伊拉克、俄罗斯和沙特阿拉伯，参与指导新冠肺炎疫情防控。先后组织制修订七版《新型冠状病毒肺炎防控方案》；向国务院联防联控机制综合组和国家卫生健康委提交新冠肺炎疫情应对相关各类技术方案、分析报告、简报等1 200余份。累计获得省部级及以上先进集体8项、先进个人22人次。

【监测预警与风险评估】按时、保质完成重点传染病疫情、突发公共卫生事件系统及媒体的常规监测分析。2020年，共完成突发公共卫生事件监测周报52期、月报12期、季报4期、年报1期，开展风险评估日会商217次、月度评估12次；及时组织开展新冠肺炎疫情、禽流感、北京冬季奥林匹克运动会国际测试赛、第三届中国国际进口博览会等专题风险评估40余次，编写应急快报6期。

【组织起草《中华人民共和国突发公共卫生事件应对法》】为贯彻习近平总书记重要指示，落实中华人民共和国全国人民代表大会和国务院立法工作部署，根据国家卫生健康委立法工作方案安排，中国疾控中心承担《中华人民共和国突发公共卫生事件应对法》的组织起草和起草专家组管理工作。经过数十次修订完善，初步完成《中华人民共和国突发公共卫生事件应对法》草案，包括《起草说明》《突发公共卫生事件的定义、分类、分级》《国外相关卫生应对法律研究报告》《突发公共卫生事件应对法的法律定位》《新冠疫情应对中暴露的问题》《突发公共卫生事件应急条例修订研究报告》等材料，于2020年12月中旬报送国家卫生健康委。

【新冠肺炎疫情应急响应】

（1）武汉保卫战。2019年12月30日晚，第一时间向国家卫生健康委上报武汉疫情。

2019 年 12 月 31 日凌晨，由中国疾控中心分管领导带队，卫生应急、流行病学及实验室检测等专家组成的专家组第一时间赶赴武汉参与疫情处置。在新冠肺炎疫情早期应对中，中国疾控中心专家组发挥了重要的技术支撑作用：一是提出立即关闭武汉华南海鲜批发市场的建议，并迅速组织国家、省、市力量，成立流行病学联合调查组。二是组织制定武汉不明原因的病毒性肺炎病例监测与病例搜索、标本采集与检测和密切接触者管理等技术方案；首次提出对密切接触者进行 14 天医学观察，以及监测病例定义，对调查工作进行规范，为后续全国监测和调查工作打下基础。三是 2020 年 1 月 2 日接收到临床标本，1 月 3 日获得病毒全基因组序列并完成鉴定，1 月 4 日研制出核酸检测试剂，1 月 7 日分离到新型冠状病毒（以下简称新冠病毒）并刊发病毒电镜照片，1 月 10 日核酸检测试剂盒投入使用，1 月 12 日向全球共享新冠病毒基因组序列信息。四是在国际顶级学术期刊《新英格兰医学杂志》（*The New England Journal of Medicine*）上发表了 2 篇重要论文，系统地揭示了新冠肺炎的病原学和流行病学特征，为全球应对疫情提供了重要的科学依据。五是成立武汉前方工作组和临时党支部，先后调派 158 名专家和移动实验室援鄂，带领全国疾控系统支援武汉市和湖北省。

（2）病原学研究。2020 年 1 月 2 日，病毒病所接收到首批武汉不明原因肺炎标本，24 小时即获得新冠病毒全基因组序列，48 小时即成功研制出灵敏度高、特异性好的核酸检测试剂，5 天后成功分离到病毒。1 月 10 日，在中国食品药品检定研究院的监督下，病毒病所研发的试剂在湖北省疾控中心进行的综合考核评估中，阳性符合率为 100%，特异性为 100%，灵敏度最优。国家卫生健康委根据考核结果，将该检测试剂指定为全国疾控系统新冠病毒实验室诊断使用。1 月 12 日，病毒病所成功从 3 份武汉华南海鲜批发市场强阳性环境样本中分离到活病毒。2020 年 6 月，中国疾控中心与中国生物技术股份有限公司合作研发全球首个新冠灭活疫苗。2020 年 10 月，中国疾控中心在国际上首次从被新冠病毒污染的进口冷链产品包装上分离到新冠活病毒，夯实了境外输入的冷链产品可导致冷链从业人员感染的证据基础，证明边境快速货运物流系统可能作为一种重要的传播媒介，引起本土疫情的传播。

（3）常态化防控。做好国内外疫情监测和分析，共编写新冠肺炎疫情应对工作进展报告 344 期、新冠肺炎疫情防控态势简报 193 期、国内疫情日分析 340 期、国际疫情日分析 290 期；向国务院联防联控机制综合组和国家卫生健康委提交新冠肺炎疫情应对相关各类技术方案、分析报告、简报等 1 200 余份。累计完成输入病例、本土病例及环境样本测序 2 000 余份，检测 8.5 万余份。2020 年，共派出 550 余人次参加武汉及国内其他地区所有聚集性疫情现场处置工作；派出移动实验室检测队赴黑龙江省、吉林省、北京市，支援当地开展实验室检测工作；派出 6 名专家分赴意大利、伊朗、伊拉克、俄罗斯和沙特阿拉伯，参与指导新冠肺炎疫情防控；派出 3 名专家参加中国—世界卫生组织新型冠状病毒肺炎联合专家考察组。

（4）新冠肺炎日报专班。为充分利用传染病网络直报系统，做好常态化防控形势下的新冠肺炎疫情日报告和零报告工作，根据国家卫生健康委的指示，2020 年 5 月，中国疾控中心成立新冠肺炎日报专班。经过两个月的试运行，2020 年 7 月 6 日，新冠肺炎日报专班正式运行，每日凌晨 3 时至 6 时，当班人员完成日报告，经过内部审核、组长审核、中心领导审核三级审核后，在早晨 6 时前发送给国家卫生健康委，保证新冠肺炎疫情数据及时、准确。2020 年，共发送 184 期日报。

（5）先后组织制修订七版《新型冠状病毒肺炎防控方案》、七版《新型冠状病毒肺炎实验室检测技术指南》和两版《新型冠状病毒实验室生物安全指南》；编写《农贸（集贸）市场新型冠状病毒环境监测技术规范》《重点场所、重点单位和重点人群卫生防护技术指南》《新发呼吸道传染病流行期重点场所防护与消毒技术指南》《新冠肺炎疫情常态化防控实用手册（重点场所版）》《新冠肺炎疫情防控知识（社区版）》《新型冠状病毒感染不同风险人群防护指南》《预防新型冠状病毒感染的肺炎口罩使用指南》等重要技术方案及文件。编制卫生行业标准《新型冠状病毒肺炎疫情防控呼吸防护规范》初稿。

【其他重要突发公共卫生事件应对】

（1）做好各类突发公共卫生事件应对。2020 年 7 月，启动 2020 年长江流域相关省份洪涝灾害三级响应，开展一系列救灾防病工作；派专家参加广西壮族自治区贵港市桂平市孤儿院腹泻疫情、辽宁省大连市甲肝疫情、安徽省发热伴血小板减少综合征聚集性疫情应急处置；参加河北省保定市涞水县蘑菇中毒事件、黑龙江省鸡西市酸汤子中毒事件、重庆市一氧化碳超限引起的矿井爆炸事故、南京市放射源事故受照人员救治和宁夏回族自治区辐射事故等应急处置。

（2）做好第十三届全国人大三次会议、党的十九届五中全会、北京冬季奥林匹克运动会国际测试赛、第三届中国国际进口博览会和北区卫生保障工作。

【应急准备与应急能力建设】

（1）举办各类应急培训和演练。2020 年 9 月，举办 2020 年全国中毒卫生应急处置规范化线上培训班；2020 年 10 月，由国家卫生健康委应急办主办、中国疾控中心辐射安全所承办的全国核和辐射突发事件紧急医学救援培训班在四川省成都市举办。

（2）指导国家突发中毒事件卫生应急移动处置中心（山东）的队伍建设；指导辽宁、吉林、黑龙江、安徽、海南 5 个省核辐射紧急医学救援基地建设；完成广西壮族自治区防城港市和浙江省台州市三门县 2 个核电站周围居民健康监测和认知调查；2020 年 11 月，完成国家核和辐射卫生应急队伍人员调整。

（3）开展食品安全相关工作。做好食物中毒类突发公共卫生事件的监测分析，共向国家卫生健康委报送季报 4 期、年报 1 期。根据国家卫生健康委的要求，组织专家赴安徽省马鞍山市开展小龙虾相关横纹肌溶解综合征现场调研。受国家卫生健康委食品安全标准与监测评估司（以下简称国家卫生健康委食品司）委托，开展《食品安全事故流行病学调查和卫生处理技术指南》编写工作。

（4）开展自然灾害防治相关工作。2020 年 9 月，组织中心 20 名重大自然灾害卫生应急先遣队（以下简称自然灾害先遣队）队员开展综合培训演练；2020 年 10 月，对中心自然灾害重大先遣队进行人员调整，调整后，共 2 队 48 名队员、8 名正副队长，增设专家指导组和协调支持组。在中国疾控中心网站设“全国防灾减灾日”“洪涝灾害救灾防病”“国际减轻自然灾害日”等专栏，有针对性地开展自然灾害卫生防病及相关健康知识宣传教育活动。全年安排中心自然灾害先遣队值守 2 000 人次。

（5）编写《国际卫生条例立法研究报告》。《国际卫生条例》是全球卫生安全治理领域中最重要的国际法律协定和应对框架。根据国家卫生健康委的要求，对《国际卫生条例》进行重新梳理，结合我国参与全球卫生安全治理的总体策略和此次新冠肺炎疫情应对情况，编写《国际卫生条例立法研究报告》。

（6）负责中华预防医学会卫生应急分会的工作。2020 年 10 月，为加强公共卫生领域的学术交流，提升广大公共卫生工作者的科研积极性和学术水平，中华预防医学会卫生应急分会联合深圳市预防医学会、深圳市疾控中心联合举办“深圳公共卫生高峰论坛”。来自中南五省地区及大湾区各市专业机构领导和专业人员共计 400 余人参加了论坛，主要围绕新冠肺炎疫情联防联控以及公共卫生事业未来的发展机遇与挑战等进行了深入的研讨。2020 年 10 月 13 日是第 31 个国际减轻自然灾害日，主题是“提高灾害风险治理能力”，中华预防医学会卫生应急分会围绕该主题开展了“国际减轻自然灾害日”科普活动。

【制定规范性技术文件】编写《自然灾害卫生应急工作指南（2020 版）》，该指南由国家卫生健康委印发。主持编写卫生行业标准《突发中毒事件卫生应急处置人员防护导则》（WS/T 680—2020），该标准由国家卫生健康委发布，于 2020 年 12 月 1 日起正式实施。编写《食品安全事故流行病学调查和卫生处理技术指南》《“十四五”卫生应急发展规划》《国际卫生条例立法研究报告》《红火蚁疫情发展情况及应对建议》等。

（李群、张彦平、施国庆、王琦）

结核病预防控制

【结核病疫情与工作进展】截至2020年11月30日，全国共登记肺结核患者58万余例，其中病原学阳性率为54.3%，较2019年上升了6.4%。2020年1—8月，全国登记新涂阳和耐多药肺结核高危人群的耐药筛查率分别为90%和94.4%，较2019年分别上升了11.2%和5.9%。全国结核病防治规划主要指标较2019年均有所提高。

【制定技术性文件和方案，规范防治工作】制定《中国结核病预防控制工作技术规范（2020年版）》和《中国学校结核病防控指南》，并由国家卫生健康委正式下发。组织编写《中国结核病预防控制工作技术指南》，正式出版《病原学阴性肺结核诊断治疗及质量控制》《结核病防治规划监控与评价指标手册》《世界卫生组织结核感染预防和控制指南（2019年更新版）》，组织编写《中国结核病患者关怀手册》《中国结核病防治生态图集》和《2020年中国结核病报告》等系列技术文件。

【开展“十三五”全国结核病防治规划终期评估，谋划“十四五”全国结核病防治规划】组织开展“十三五”全国结核病防治规划终期评估，制定完成评估方案，并在全国开展培训，共开展2期专题培训班。总结“十三五”全国结核病防治规划的成绩和问题，构思和起草了《“十四五”全国结核病防治规划》初稿。

【组建全国结核病防治综合质量控制专家委员会，开展综合质量控制工作】建立国家级结核病防治综合质量控制队伍和质量控制模式，为各省提高结核病防治工作的质量提供了样板和参考模式。

【开展重点人群、重点地区结核病防控】启动密切接触者筛查国家级试点项目，开展贫困地区提高肺结核和耐药肺结核发现水平的探索。进行学校单病例预警系统更新，2020年，共跟踪、指导、现场处置8起学校结核病突发公共卫生事件。

【加强结核病监控】完善全民健康保障信息化工程（以下简称全民健保）体系下的新型结核病监测系统，积极推进实现与区域信息平台和机构信息系统对接，从病案式管理转为“以病人为中心”的健康档案式管理，实现大数据、多病种数据共享。

【开展结核病健康促进工作】围绕“健康中国行动”和《遏制结核病行动计划（2019—2022年）》，各级积极开展“3·24世界防治结核病日”主题宣传活动、“百千万志愿者结核病防治知识传播活动”，完成2019年“百千万优秀志愿者”评选及颁奖工作。全国结核病防治公益宣传队伍超过80万人；持续开展“一网一微”官方平台宣传倡导；指导全国各省健康教育活动；开发各类科普作品，组织参与中国疾控中心科普大赛。

【开展科学研究、技术创新和国内外项目合作】探索将“互联网＋医疗”人工智能技术模式应用到结核病防治工作中，加快提高结核病防控科技力量和储备能力。继续实施“十三五”国家科技重大专项等课题，开展提高贫困地区肺结核发现水平项目、结核病患者关怀项目等。

【进一步开展援疆援藏及健康扶贫工作】为新疆维吾尔自治区、西藏自治区及“三区三州”①部分地区发放结核病相关书籍、实验室图谱、光盘等资料合计2 200余册，总价值为15.6万元。在西藏自治区拉萨市举办全区结核病预防控制工作技术规范宣贯培训班，来自西藏自治区的各级专业人员70余人参加培训。为新疆维吾尔自治区喀什地区结核病流调工作提供技术支持，参与四川省凉山彝族自治州（以下简称凉山州）培训授课。结核病预防控制中心欧喜超同志作为第十批中共中央组织部援疆干部，担任南疆工作站副站长一年。

【积极抗疫，守卫健康】结核病预防控制中心先后派出8人、18人次参与湖北省武汉市、吉林省吉林市舒兰市、北京市、新疆维吾尔自治区乌鲁木齐市和喀什地区的新冠肺炎疫情防控工作，在前线工作时间累计达到617天。2人参与4个省的国务院联防联控机制新冠肺炎疫情大督查。3人作为中心疫情分析组成员自2020年1月即参与疫情防控工作。9人作为国家疫情防控专家组成员时刻备勤。印发《中国疾病预防控制中心关于保障异地滞留结核病患者免费抗结核治疗药品的通知》，下发《新型冠状病毒肺炎疫情防控期间肺结核患者管理方案》，指导各地提供上门送药、绿色通道等各种服务，保证患者接受必需的诊疗服务。

（赵雁林、陈明亭、张慧、王前、王嘉）

① “三区三州”指西藏自治区、青川滇甘四省藏区、南疆四地州和四川凉山州、云南怒江州、甘肃临夏州。——编辑注

免疫规划

【开展国家免疫规划疫苗集中采购工作】免疫规划中心与资产管理处进一步理顺国家免疫规划疫苗的采购工作流程和工作机制，确定由免疫规划中心负责国家免疫规划儿童用疫苗采购计划制订，传染病管理处负责国家免疫规划重点人群用疫苗采购计划制订，资产管理处负责组织实施国家免疫规划疫苗集中采购，会同免疫规划中心制定国家免疫规划疫苗招标方案。顺利完成 2020 年 28 个省（自治区、直辖市）和新疆生产建设兵团委托的 17 个品种、2.15 亿支国家免疫规划疫苗采购工作，采购预算为 25.75 亿元。启动 2021 年疫苗采购工作，共收到 31 个省（自治区、直辖市）和新疆生产建设兵团委托的 14 个品种、2.4 亿支国家免疫规划儿童用疫苗采购计划，采购预算为 36.3 亿元。

【推动全民健康保障信息化工程中国疾病预防控制信息系统全国疑似预防接种异常反应监测模块上线使用】全国疑似预防接种异常反应（adverse event following immunization，AEFI）监测模块作为全民健康保障信息化工程中国疾病预防控制信息系统建设的重要组成部分，自 2020 年 1 月 1 日起率先在中国疾病预防控制信息系统上线使用。

【成立新冠病毒疫苗专题工作组】为积极防控新冠肺炎疫情，在中国疾控中心国家免疫规划技术工作组机制下，于 2020 年 3 月 9 日正式成立新冠病毒疫苗专题工作组。该工作组于 2020 年 7 月 9 日、8 月 31 日、11 月 4 日先后三次为国家免疫规划专家咨询委员会提供技术支持，起草新冠病毒疫苗研发进展和制定免疫策略相关考虑，开展新冠病毒疫苗上市后应用策略和接种实施相关技术准备，指导开展新冠病毒疫苗接种工作。

【印发含麻疹成分疫苗免疫程序调整技术方案】2020 年 3 月 16 日，印发含麻疹成分疫苗免疫程序调整技术方案，指导各地做好含麻疹成分疫苗免疫程序调整的各项技术工作。自 2020 年 6 月 1 日起，我国儿童 8 月龄接种麻疹风疹联合减毒活疫苗（麻风疫苗）调整为接种麻疹腮腺炎风疹联合减毒活疫苗（麻腮风疫苗），实施 2 剂次麻腮风疫苗免疫策略，即 8 月龄和 18 月龄分别接种 1 剂麻腮风疫苗。

【组织开展国家监管体系评估准备工作】为做好迎接世界卫生组织对我国疫苗国家监管体系（national regulatory authority，NRA）职能评估准备工作，于 2020 年 4 月 21 日向各省印发关于开展 NRA 职能评估准备工作的通知，并于 4 月 23 日通过视频、11 月 25 日现场培训省级疾控中心人员，要求各省配合药品监督管理部门做好评估准备工作，并向中国疾控中心及时提交相关资料。

【协助制定《预防接种异常反应补偿范围参考目录及说明（2020年版）》】按照国家卫生健康委要求，负责牵头制定并于2020年7月28日向国家卫生健康委提交《预防接种异常反应补偿目录及说明（2020年版）》和相关工作情况的报告。国家卫生健康委对目录予以采纳并于2020年12月7日发布实施《预防接种异常反应补偿范围参考目录及说明（2020年版）》。这是我国第一个关于预防接种异常反应补偿范围的参考目录，为规范我国疑似预防接种异常反应调查诊断、鉴定和补偿工作提供了重要参考。

【协助修订《预防接种异常反应调查诊断和鉴定办法（2020年版）》】按照国家卫生健康委要求，会同中华医学会修订《预防接种异常反应鉴定办法》，形成《预防接种异常反应调查诊断和鉴定办法（2020年版）》，于2020年5月提交国家卫生健康委。国家卫生健康委采纳意见并向全国征求第一轮意见。

【协助修订《全国疑似预防接种异常反应监测方案》】按照国家卫生健康委要求，组织修订完成《全国疑似预防接种异常反应监测方案》，于2020年7月提交国家卫生健康委。国家卫生健康委采纳意见并向全国征求第一轮意见。

【协助制定《儿童入托、入学预防接种证查验办法》】协助国家卫生健康委多次与教育部体育卫生与艺术教育司商讨，开展现场调研，组织部分省级和县级疾控中心、基层学校和托幼机构专家，召开研讨会，充分听取各方意见。2020年7月，对国家卫生健康委内相关司局和各省卫生健康委的修改意见进行了梳理，组织专家进一步修改完善，形成《儿童入托、入学预防接种证查验办法（上报稿）》，上报国家卫生健康委。同时，细化2021年工作安排，做好相关技术培训准备。

【国家免疫规划专家咨询委员会论证新冠病毒疫苗使用策略等议题】在2020年7月9日召开的国家免疫规划专家咨询委员会工作会议上，中国疾控中心国家免疫规划技术工作组报告了《狂犬病疫苗四针免疫程序建议》《关于优化疫苗用法暨疫苗超说明书使用有关原则的建议》《制定预防接种异常反应补偿目录》等。这几项议题经国家免疫规划专家咨询委员会审议，均通过投票表决，形成决议并提交国家卫生健康委。此次会议还研讨了新冠肺炎疫情防控进展与疫苗使用有关考虑。国家免疫规划专家咨询委员会分别于2020年7月9日、8月31日和12月4日召开专题会议，研讨新冠病毒疫苗使用策略。

【指导输入性白喉病例应急处置】1978 年实施计划免疫后，我国白喉发病率大幅下降，自 2007 年至今无白喉确诊病例报告。2020 年 8 月 25 日，福建省疾控中心报告厦门一例疑似输入性白喉病例。2020 年 8 月 26 日，中国疾控中心免疫规划中心、传染病预防控制所以及首都医科大学附属北京地坛医院相关专家组成调查组，赴厦门市开展病例调查和防控指导工作。调查组综合研判该病例为输入性皮肤白喉确诊病例。调查组提出相关防控建议，指导有关部门积极做好病例管理和救治、密切接触者隔离、消毒和院感防控等工作。中国疾控中心撰写《中国疾病预防控制中心关于厦门市输入性白喉病例调查情况的报告》，并上报国家卫生健康委疾控局。

【收集和共享新冠病毒疫苗紧急使用后疑似预防接种异常反应监测数据】应国务院联防联控机制要求，2020 年 9 月 28 日，发布新冠病毒疫苗紧急使用后疑似预防接种异常反应监测信息收集工作方案，通过中国疾病预防控制信息系统全国疑似预防接种异常反应监测模块，收集新冠病毒疫苗紧急使用后疑似预防接种异常反应信息，并实时与药品不良反应监测机构共享，同时，根据企业需求及时反馈其紧急使用期间的疑似预防接种异常反应监测数据。

【制修订疫苗免疫程序与使用指导原则】中国疾控中心国家免疫规划技术工作组完成修订《国家免疫规划疫苗儿童免疫程序及说明》，提交国家卫生健康委印发，并于 2020 年 12 月 1 日举办全国培训班。根据《中华人民共和国疫苗管理法》规定，中国疾控中心国家免疫规划技术工作组起草了《非免疫规划疫苗使用指导原则（2020 年版）》，并由国家卫生健康委于 2020 年 12 月 7 日印发。

【成立应急响应机制免疫策略与接种服务组】在中心新冠肺炎疫情应急响应机制下，成立免疫策略与接种服务组，实时跟踪国内外各技术路线疫苗研发进展，开展局部流行情况下新冠病毒疫苗应急接种的风险收益分析、新冠病毒疫苗优先接种人群分析、疫苗初期分配计划、接种实施方案和疑似预防接种异常反应补偿方案制定、新冠病毒疫苗接种信息系统建设等，协助中国生物技术股份有限公司开展新冠病毒疫苗海外Ⅲ期临床试验，开展新冠病毒疫苗接种培训，撰写新冠病毒疫苗接种进展日报等。

【开展 2020 年全国病毒性肝炎免疫效果评价等调查工作】2020 年 9 月，按照《国家卫生健康委疾控局关于开展全国病毒性肝炎免疫效果评价等调查工作的通知》（国卫疾控免疫便函〔2020〕96 号）的部署，制定并下发了《全国病毒性肝炎免疫效果评价等调查工作方案》，全面启动 2020 年全国病毒性肝炎免疫效果评价等调查工作，并组织 30 余名专家先后赴广东省、广西壮族自治区、福建省、云南省、西藏自治区等 15 个省（自治区、直辖市）开展现场技术指导。截至 2020 年 12 月底，共完成近 4 万人的现场血清流行病学调查。

【举办全国脊髓灰质炎、麻疹等病毒性疫苗可预防疾病监测培训班】2020 年 9 月，中国疾控中心免疫规划中心在重庆市召开全国脊髓灰质炎、麻疹等病毒性疫苗可预防疾病监测培训班。本次培训班就脊髓灰质炎（以下简称脊灰）疫苗及麻腮风疫苗免疫策略调整、监测进展、脊灰病毒封存进展进行了专题汇报，并进行了工作经验与问题的深入交流。

【应对 2019 年四川省Ⅱ型疫苗衍生脊灰病毒循环事件】2020 年，中国疾控中心免疫规划中心两次组织专家参加世界卫生组织西太平洋地区（以下简称世界卫生组织西太区）研讨会，向四川省提出后续监测建议。2020 年 9 月，与四川省疾控中心共同完成此事件的英文版总结报告，并提交世界卫生组织。世界卫生组织于 2020 年 10 月召开的第 26 届应急委员会会议上决定将中国移出“发生疫情国家”，建议继续加强监测。

【按照世界卫生组织的要求，完成脊灰病毒封存工作】继脊灰病毒等级清册工作结束后，中国疾控中心免疫规划中心会同病毒病所于 2020 年开展数据整理与分析工作，分别完成Ⅱ型脊灰疫苗病毒及其潜在感染材料保存机构及生物医学实验室清单，并于 2020 年 9 月将《2020 年中国维持无脊灰证实报告》提交世界卫生组织西太区。

【完成科研课题自查工作】2020 年 6—12 月，按照中国疾控中心科技处的要求，中国疾控中心免疫规划中心梳理 2012 年以来承担的“艾滋病和病毒性肝炎等重大传染病防治”等国家科技重大专项科研课题，完善档案资料。针对课题实施中遇到的问题，课题组按照重大专项课题管理和调整工作程序的要求，提出经费调整和延长课题执行时间的申请。

【启动新冠病毒疫苗安全性主动监测研究项目】2020 年 11 月，与项目地区签署新冠病毒疫苗安全性主动监测协议，将利用项目地区区域卫生健康信息平台、医疗机构和疾控机构信息系统等多个数据来源，探索开展接种新冠病毒疫苗后需要关注疾病背景发生情况及疾病与疫苗的因果关系研究。

【召开 2020 年度全国免疫规划工作会议】2020 年 11 月 30 日，召开 2020 年度全国免疫规划工作会议，全国省级及新疆生产建设兵团疾控中心分管免疫规划工作的主任及免疫规划科所长参加了会议。国家卫生健康委疾控局及免疫处领导到会并讲话。2020 年，在防控新冠肺炎疫情中，全国免疫规划工作者在做好防控工作的同时，努力完成受疫情影响的常规免疫接种的查漏补种工作，完成相关配套文件的起草制定工作，按照统一部署，做好新冠病毒疫苗接种的准备工作。会上，湖北省介绍了新冠肺炎疫情后常规免疫疫苗迟种补种经验，北京市疾控中心分享了新冠病毒疫苗紧急使用对未来上市后大规模接种的可借鉴的经验。

【组织修订《预防接种工作规范》】中国疾控中心免疫规划中心成立工作组，多次组织专家召开会议，研究讨论《预防接种工作规范》，增加了接种单位设置、信息化（疫苗可追溯、接种个案）等内容，减少了重复和意义不大的报表，并对疫苗出入库、宣传告知、接种实施、疑似预防接种异常反应监测和处置等流程进行反复论证。工作组梳理了国家卫生健康委相关司局和各省卫生健康委的修改意见，组织专家进行讨论，形成上报稿，上报国家卫生健康委。同时，细化 2021 年工作安排，做好相关技术培训准备。

【协助制定《全国预防接种证格式和印刷技术规范》】根据《中华人民共和国疫苗管理法》第 47 条规定，为推进全国统一预防接种证格式的工作，受国家卫生健康委委托，2020 年，在中华预防医学会的支持下，完成了《全国预防接种证格式和印刷技术规范》的制定，并根据《国家卫生健康委办公厅关于加快推进免疫规划信息系统建设工作的通知》（国卫办疾控函〔2019〕841 号），全面实现预防接种证打印要求，配套制定《预防接种信息系统接种证打印技术规范》。以上两个文件作为《预防接种工作规范》的配套文件印发。

【完成移动预防接种平台关键技术应用评估研究项目】该项目通过对车载疫苗冷藏箱、车载智能疫苗接种终端、太阳能供电系统、智慧疫苗接种信息管理平台等关键技术的应用效果开展评估，结合“互联网 +”技术进行移动预防接种平台方案研究，打造规范化、标准化、智慧化的移动预防接种平台，为偏远地区接种、应急接种、自然灾害地区接种提供现代化的完整解决方案。该项目自 2019 年 5 月启动，2020 年 4 月完成预防接种车验收、车辆公告申请与下发以及车辆的安全性和稳定性测试等一系列出厂试验。2020 年 9 月，在河南省焦作市和济源市的 8 个乡镇进行儿童常规免疫接种，以及在山东省青岛市工作场所开展成年人预防接种评估。该项工作得到了各级领导的肯定，受到了疾控人员和受种者的好评，被广大媒体关注和报道。

【制定数字化预防接种门诊基本功能规范】为指导各地预防接种门诊的信息化建设，规范全国数字化预防接种门诊功能，在中华预防医学会的支持下，编制数字化预防接种门诊基本功能规范。在编制过程中，共召开了 4 次专家研讨会进行研讨。2020 年 11 月 19 日—12 月 18 日，本标准征求意见稿在中华预防医学会网站上公示，公开征求意见。2020 年 12 月 20 日，《数字化预防接种门诊基本功能标准》通过专家会审，并于 2020 年 12 月 30 日发布，2021 年 5 月 1 日起实施，标准号为 T/CPMA 016—2020，并同步在《中国公共卫生》和《中国预防医学杂志》上于 2021 年第 3 期（3 月）正式刊出。

【完成新冠肺炎疫情下疫苗迟种补种工作】在新冠肺炎疫情期间，全国约 80% 的预防接种单位暂停常规服务，湖北省持续 6 周，其他省持续 3 周，接种剂次约减少 80%。2020 年 3 月 16 日，制定并下发《因新型冠状病毒肺炎疫情防控疫苗迟种补种技术方案》，并开展线上培训，指导各地开展疫苗迟种补种活动。制定《疫苗迟种补种评估方案》，通过收集、分析目标省份的接种个案和逐级上报补种数据，对迟种补种工作完成情况进行系统评估，完成评估报告撰写并投稿到《中国疾病预防控制中心周报（英文）》（*China CDC Weekly*）分享补种成果。截至 2020 年 11 月 30 日，全国预防接种单位（占 99%）恢复正常接种服务秩序，免疫规划疫苗和非免疫规划疫苗补种完成率超过 95%，免疫规划疫苗报告接种率恢复到 90% 以上。

【建立完善免疫规划信息系统】组织修订完善《中国疾病预防控制信息系统采集交换数据集与统计指标（免疫规划部分）》《全民健康信息化疾病预防控制信息系统数据交换文档规范（免疫规划部分）》和《全民健康信息化疾病预防控制信息系统需求规格说明书（免疫规划部分）》，指导信息系统功能开发和完善；协助国家卫生健康委规划发展与信息化司（以下简称国家卫生健康委规划司），起草《全国公共卫生信息化建设标准和规范（免疫规划部分）（试行）》。组织制定《免疫规划信息系统接种单位编码信息维护工作方案（试行）》，组织完成 2020 年全国接种单位编码信息维护。组织召开 2 次免疫规划信息化研讨会，研讨疫苗电子追溯协同服务平台对接和接种单位编码信息维护事宜。定期组织信息化工作例会 20 次、视频会议 8 次，研讨解决免疫规划信息化问题；会同信息中心，沟通国家药品监督管理局信息中心，做好国家免疫规划信息系统与疫苗电子追溯协同服务平台对接，指导各省（自治区、直辖市）免疫规划信息系统与疫苗电子追溯协同服务平台对接。定期收集各省免疫规划信息化工作进展，撰写 18 期简报；撰写《免疫规划信息化进展报告》，报告国家卫生健康委疾控局。

【国家与省级免疫规划信息系统实现数据对接】2020 年 12 月底，为配合做好新冠病毒疫苗大规模接种工作，全国 31 个省（自治区、直辖市）和新疆生产建设兵团的免疫规划信息系统实现与国家免疫规划信息系统对接，每日数据交换上报紧急使用和重点人群接种期间的新冠病毒疫苗流通和接种信息。

【协助西藏自治区完成免疫规划信息系统功能测试】应西藏自治区疾控中心邀请，组织湖北省、河北省等地的 10 名专家赴西藏自治区林芝市，协助开展“全区疫苗冷链设备补充和预防接种信息化建设”项目软件开发用户功能测试工作，完成西藏自治区免疫规划信息系统用户功能初验测试工作。同时，在西藏自治区与湖北省、河北省搭建业务沟通平台，加强省际业务交流学习，不断提升西藏自治区免疫规划信息化工作能力。

【在四刊上联合发表《预防接种知情告知专家共识》】《中华人民共和国疫苗管理法》和其他相关法律法规对受种者或其监护人的疫苗和预防接种工作知情提出了要求，对预防接种告知方式和内容做出了规定。中国疾控中心免疫规划中心组织专家撰写了《预防接种知情告知专家共识》，并在《中华流行病学杂志》《中华预防医学杂志》《中国疫苗和免疫》《实用预防医学杂志》上联合发表。本共识以《中华人民共和国疫苗管理法》和《预防接种工作规范》为基础，借鉴国内外经验，阐述了预防接种知情告知的发展和形式，制定了预防接种知情告知理论框架、标准流程和信息，非免疫规划疫苗知情告知原则以及各疫苗知情同意书格式，为疾病控制和预防保健人员在预防接种服务中提供参考。本共识包括总则、乙型肝炎疫苗、卡介苗、含脊髓灰质炎成分疫苗、含百日咳/白喉/破伤风成分疫苗、含麻疹/风疹/流行性腮腺炎成分疫苗、乙型脑炎疫苗、脑膜炎球菌疫苗、甲型肝炎疫苗、流感病毒疫苗、肺炎球菌疫苗、含b型流感嗜血杆菌成分疫苗、肠道病毒71型灭活疫苗、轮状病毒疫苗、水痘减毒活疫苗、带状疱疹疫苗、人乳头瘤病毒疫苗、人用狂犬病疫苗、肾综合征出血热疫苗、钩端螺旋体疫苗、炭疽疫苗、戊型肝炎疫苗、霍乱疫苗、伤寒疫苗、森林脑炎疫苗预防接种知情告知内容。

（尹遵栋、安志杰）

公共卫生政策研究

【推进疾控体系改革研究工作】组建研究团队，开展疾控体系现代化建设专项研究。整理国内外疾控改革发展情况，完成《疾病预防控制体系现代化研究报告》和相应的国内外研究分报告。

发挥政策的枢纽作用，配合完成国家卫生健康委体制改革司、疾控局、规划司等部门关于改革完善疾控体系的多次征求意见活动；主动发声，在涉及疾控体系改革的各项会议活动中提供工作建议和文字报告。

为中心改革发展思路提供技术储备。完成 7 个副部级国家部门管理体制机制专题研究报告，跟进国际疾控体系改革进展，论证中心改革后的管理模式设想。

【推进中心发展规划编制的相关工作】印发《“十四五”发展规划编制工作方案》；在《中国疾病预防控制中心中长期发展规划（2020—2025 年）》（征求意见稿）的基础上，修订形成了《中国疾病预防控制中心“十四五”发展规划》初稿；参与中国疾控中心党委书记卢江对所有直属单位和机关处室的座谈，并前往四川省开展调研，听取他们对中心“十四五”期间改革发展的建议；印发《关于征求干部职工对中心“十四五”发展规划建议的通知》，共收集到干部职工的约 30 条意见和建议；跟进党中央关于“十四五”规划的最新指示和国家卫生健康委党组（以下简称委党组）的最新要求，并将相关内容体现在规划中；全面征求中心内外各方面的意见，归纳吸收，形成《中国疾病预防控制中心“十四五”发展规划》（建议稿）。

【开展疾控相关政策课题研究】委托四川大学、中国人事科学研究院开展人才发展专项研究，并选取 6 个省作为研究现场；为总结各地在新冠肺炎疫情期间采取的联防联控实践经验，与北京大学医学部合作，开展突发重大传染病疫情基层联防联控能力评价研究；开展疾控机构绩效工资制度实施情况研究，赴四川省、江苏省进行调研，并在分析问卷的基础上撰写研究报告；作为课题参与单位，参与国家社会科学基金国家应急管理体系建设研究及中华人民共和国国家发展和改革委员会（以下简称国家发改委）2020 年社会发展课题各 1 项。

【开展公共卫生法律技术支撑与服务工作】疫情期间，梳理我国各类法律法规中关于疫情防控职责任务的法律条文，并将中心工作与其一一对应，核实履职履责情况；梳理公共卫生相关文件，更新各类文件和方案，形成《常用疾病预防控制工作文件汇编（2020）》；开展针对《中华人民共和国基本医疗卫生与健康促进法》《中华人民共和国民法典》等在中心的宣传工作；参与《中华人民共和国传染病防治法》《中华人民共和国突发公共卫生事件应对法》的修订编制工作。

【利用两会专报进行高层政策倡导】2020 年 5 月 23 日，在《中国新闻》上编印刊登《防控传染病　人类永远的课题》专刊，介绍各类传染病防控进程，提出推进疾控体系现代化建设；加印《南征北战　疾控英雄战斗在抗疫一线》《中国疾控中心推进疫情防控国际合作》两版专题，宣传中心抗疫工作；主动联系疾控领域两会代表，为其提案建议提供相关材料，扩大中心政策影响力。

【参与新冠肺炎疫情防控工作】配合国家卫生健康委疾控局、规划司完成《陆地边境市县应对新冠肺炎应急建设方案》，并完成应急建设所需经费测算；为疫情防控工作提供政策信息，编制《新型冠状病毒肺炎疫情政策动态》250 余期。

（王园）

网络安全与信息化

【开展信息化支撑新冠肺炎疫情防控工作】适应性调整网络直报系统功能，新增或调整功能20余次，支撑个案调查数据、密切接触者动态管理数据、核酸和抗体检测数据等的在线采集和管理。开展大数据比对及跨部门数据服务，为各地精确排查、复工复产提供了有力支撑。提供新冠相关文献服务331期，文献量达千余篇。为新冠疫苗接种提供信息支撑保障，紧急升级改造系统，扩充硬件资源，采集受种个案、接种记录、疑似预防接种异常反应数据和省汇总数据，紧急开发新冠疫苗接种相关的统计分析和地图展示等功能。

【推动国家全民健康保障信息化工程疾控信息系统上线运行】国家全民健康保障信息化工程疾控信息系统于2020年1月1日上线试运行，整合重构了传染病监测、重点慢性非传染性疾病及危险因素、精神卫生、免疫规划、健康危害因素和疾控综合管理系统。除新增建设内容免疫规划信息子系统改造以外，疾病预防控制业务应用分平台网络集成、疾病预防控制信息系统集成、爱国卫生信息管理系统、职业病及健康危害因素监测信息系统等建设内容均已完成终验，实现建设目标。

【推进国家系统与省级平台的数据交换】逐步推进国家系统与省级平台的数据交换，与32个省级平台实现免疫接种数据交换；与18个省级平台实现精卫数据交换；与2个省级平台实现职业病体检数据交换；与2个省级平台实现死亡登记数据交换；与8个省级平台、1个市级平台、1个县级平台及3个医院HIS（hospital information system，医院信息系统）实现传染病个案数据交换，传染病个案数据交换覆盖1 500余家医疗机构。

【编制信息管理工作规范】根据国家卫生健康委疾控局要求，编制信息管理工作规范8个，指导各地利用新上线运行的信息系统更好地开展监测工作。

【做好业务信息系统及数据中心运行维护】维护数据中心约541台/套设备、60条虚拟专网、39条SDH（synchronous digital hierarchy，同步数字体系）专线、10条互联网线路、2对裸光纤，保障34个全国应用和中心应用信息系统正常运行，全年核心业务应用系统可用率达99%。

【编制中心“十四五”信息化发展建设规划】按照国家卫生健康委规划司部署，编制中心“十四五”信息化发展建设规划，系统梳理中心信息化现状及存在的问题，分析业务需求，提出建设公共卫生大数据中心等“十四五”期间的重点任务。

【开展全国疾控信息化进展调查】配合国家卫生健康委疾控局开展全国疾控信息化进展调查，形成调查报告，了解疾控信息系统建设进展和存在的问题，并在全国疾病预防控制信息化工作年会上印发调查报告。

【开展信息技术骨干人才培训工作】根据国家卫生健康委疾控局部署，在教育培训处（研究生院）的统一组织下，编写基层疫情防控能力提升项目——信息技术骨干人才培训大纲，制作视频课件并分发到各省级疾控中心。

【修订《中国疾病预防控制中心数据共享使用管理办法》】针对新冠肺炎数据共享需求，组织制订《新型冠状病毒感染的肺炎数据共享使用管理办法》，印发《中国疾控中心关于加强新型冠状病毒感染的肺炎应急响应期间数据共享使用的通知》，同时启动了《中国疾病预防控制中心数据共享使用管理办法》修订工作。

【提供数据共享与情报服务】公共卫生科学数据中心新增 2 GB 数据，全年共提供数据服务 7 633 次。开展基于云桌面的新冠肺炎数据共享工作，云桌面数据共享达 83 人次，审核数据文件 2 359 个。引进和维护 14 个科技文献数据库，发布“公共卫生学术热点追踪”微信公众号信息 75 期。

【开展流行病学动态数据采集平台推广应用工作】利用流行病学动态数据采集平台（Epidemiological Dynamic Data Collection Platform，EDDC），建立调查系统 7 个，数据采集表单为 23 张，采集数据 3 万余条。

【参与网络安全督导检查工作】2020 年 10—11 月，受公安部和国家卫生健康委委托，参与西北五省区 10 个地市 25 家单位的网络安全督导检查工作。2020 年 9—12 月，开展公安部和国家卫生健康委部署的 2020 年度网络安全执法检查。

【开展信息系统定级备案、等级保护测评】开展 2020 年度中国疾控中心重要信息系统及全民健康保障信息化工程一期项目疾控信息系统定级备案、等级保护测评等工作，完成全民健康保障信息化工程 3 个三级系统的定级备案工作，完成中心 6 个系统的等级保护测评工作，并落实 2019 年度等级保护测评整改工作。

【加强网络安全制度建设】依据《中华人民共和国网络安全法》，按照等级保护相关管理标准，梳理中国疾控中心网络安全管理规范和制度，对现有制度进行优化和修订，牵头编写《中国疾病预防控制中心外包软件安全开发管理办法》《中国疾病预防控制中心公有云服务租赁安全管理办法》《中国疾病预防控制中心信息系统安全建设管理办法》，参与编写《"十四五"信息化建设发展规划建议》。

【开展常规监测、预警，应急演练及系统保障工作】完成中心及直属单位网站安全监控与扫描 8 次，同时落实中心及直属单位网站安全漏洞整改（含公安部、国家卫生健康委、北京市公安局、北京市国家安全局下发的安全漏洞扫描结果和整改通知）；开展关键基础设施系统保障系列工作，包括风险评估、安保技术支持、现场值守及应急处置演练等。2020 年 8 月 16—18 日和 9 月 11—25 日，启动了关键基础设施系统保障及应急演练工作，组织动员中心及相关技术支撑单位 10 余家、技术人员 50 余人，完成 510 余人日的演练和保障任务；开展两会网络安全保障工作、网络安全自查自纠和风险评估工作，对重点保卫目标进行网络安全事件应急演练，对重点保卫目标进行网络安全扫描与检测。2020 年 5 月 21—28 日全国两会期间，实行每日"零报告"制度。

【开展应急事件处置及整改工作】参加新冠肺炎疫情应急工作，开展应急事件处置及整改 8 起，保障网络和信息安全；完成各类应急事件处置，发布安全预警通报 19 期，严格落实网络安全日报告制度，主动开展外部扫描和渗透等自查工作，引用外部力量加强内部网络安全监控，同时充分利用国家卫生健康委、公安部、国家互联网应急中心（National Internet Emergency Center，CNCERT）及公安部推荐的技术支撑单位提供的网络安全威胁信息，对网络安全形势进行综合研判，做到早发现、早处置。主动发现并处置多起网络安全事件，内容涉及应用系统、网站、邮件、APT（advanced persistent threat，高级可持续威胁）攻击等。

【组织开展网络安全培训和学习】组织开展网络安全培训和学习，积极贯彻落实习近平总书记关于网络安全的重要讲话和党中央关于网络安全的决策部署；加强人才培养，安排 2 名中心专业技术人员进行网络安全职业技术培训和学习。

【完成行业专项、科研、教学工作】作为项目牵头单位，参加卫生健康行业数据安全国产密码应用示范项目，已完成申报材料编写、项目评审答辩等工作；开展基于多元网络和大数据的网络安全态势模型建立应用及网络安全态势感知平台建设相关工作，组织召开相关工作会议，推进项目有序、有质开展；开展研究生教学工作，完成"网络安全"研究生课程的设计、立项审批，并完成 2020 年度研究生 32 课时的教学工作。

（苏雪梅、万明、赵自雄、赵嘉、傅罡、张英杰、赵梓辰、郭杰）

公共卫生管理

【开展饮用水水质卫生监测培训】2020 年 5 月 14 日，举办全国饮用水水质卫生监测信息系统视频培训会，培训对象包括各省级疾控中心和部分地市级疾控中心，以及部分省级职业病防治院的相关人员，培训内容为 2020 年饮用水水质卫生监测方案及信息系统管理和操作方法。2020 年 10 月 15—17 日，协助国家卫生健康委疾控局举办 2020 年饮用水卫生监测技术培训班，培训对象包括各省级疾控中心负责理化检验、环境卫生、放射卫生的业务骨干和部分职业病防治院负责放射卫生的骨干。这次培训班介绍了 2019 年监测工作开展情况和 2020 年监测工作中发现的问题，并讨论了地方疾控机构在饮用水采样、检测、统计分析和信息系统操作等方面遇到的具体问题解决方案。

【组织开展化学品毒性鉴定机构质量考核工作】开展对职业卫生所的化学品毒性鉴定机构质量考核工作，组织专家审核机构资料，开展病理盲样考核及现场实验室操作考核，形成考核结果，并向社会公布。

【开展全国学校校医 / 保健教师队伍及卫生设施情况调查】与联合国儿童基金会合作，开展全国学校校医 / 保健教师队伍及卫生设施情况调查，共收集全国 31 个省（自治区、直辖市）和新疆生产建设兵团（除陕西省）194 821 所学校的相关数据。结果显示，校医及保健教师的配备率分别为 17.1% 和 55.9%，学生与校医及保健教师人数配备比例分别为 3 429：1 和 589：1。校医室和保健室的配备率分别为 16.0% 和 49.1%。卫生相关课程或讲座的开展率为 90.2%。

【完成全国学校卫生工作体系和能力建设调查工作】受国家卫生健康委疾控局委托，2019 年，中国疾控中心公卫处组织开展了全国学校卫生工作体系和能力建设调查工作，对各级疾控机构学校卫生工作体系建设现状，各级学校校医、保健教师配备情况进行问卷调查。共调查了全国 31 个省（自治区、直辖市）和新疆生产建设兵团（除陕西省）的 3 313 家疾控机构，收集了 9 466 位疾控机构学校卫生工作人员的信息。

【推进区域性、整建制、系列化专项培训工作】赴西藏自治区开展职业卫生、放射卫生工作对接、调研及培训，并协助贵州省开展放射卫生监测评价技术培训班。根据当地工作现状和工作重点，提供针对性援助，提升基层工作人员的业务能力，继续推进区域性、整建制、系列化专项培训工作的深度开展。

【组织协调全民健康保障信息化工程建设】 在中国疾控中心公卫处的组织协调下，2020 年 5 月 6 日，饮用水水质卫生监测系统和职业病与健康危害因素信息监测系统上线；2020 年 12 月 1 日，地方病及其危害因素监测信息系统上线。

【参加疫情防控一线人员返京服务保障工作】 根据国家卫生健康委要求及中心工作安排，中国疾控中心公卫处派职工参加了中心疫情防控一线返京队员 14 天集中隔离休整期的服务保障工作；为中心援鄂返京的 66 名队员及北京市社区医院援鄂返京的 8 名队员，共计 74 名队员提供保障服务。

（刘东山、林琳、唐小哲、刘瑶）

慢病与老年健康管理

【全民健康生活方式行动进展】截至 2020 年 12 月 31 日，全国启动全民健康生活方式行动的县（区）数量达到 2 817 个，占全国县（区）总数的 95.20%。全国完成各类健康支持性环境建设累计 78 996 个，全国利用“全民健康生活方式日”“全国高血压日”“全国健身日”等健康主题日，开展系列宣传活动和健康讲座共计 216 309 次，媒体报道 64 971 次，全国招募和培训健康生活方式指导员 798 977 名。组织专家撰写并论证团体标准——《健康支持性环境建设指南》。

【健康生活方式主题宣传】2020 年 9 月 1 日，全民健康生活方式日主题宣传及宣传月启动仪式在人民网的人民健康演播室以网络线上形式举行。2020 年全民健康生活方式宣传月的宣传主题为“健康要加油，饮食要减油”，国家卫生健康委、中国疾控中心、中国营养学会、中华预防医学会、中国烹饪协会等多部门共同发起了“减油”联合倡议，倡导全民减油节粮、共“减”共享的健康文明理念，在 2020 年 9 月的第三周开展“915”中国减盐周宣传活动，向公众宣传“就要 5 克”的减盐理念。

【中国健康生活方式大会】2020 年 12 月 24—25 日，第九届中国健康生活方式大会在北京市召开。来自国家卫生健康委、中华预防医学会、中国疾控中心等公共卫生与健康促进领域的领导和专家齐聚一堂，围绕疫情防控与健康生活方式开展学术交流，总结推广疫情防控工作中的经验，倡导践行“我的健康我负责，我的健康我实践”，推动实现“每个人是自己健康的第一责任人”。

【2020 年全国疾控系统慢性病防控工作年会】2020 年 12 月 22—24 日，2020 年全国疾控系统慢性病防控工作年会在北京市召开。参会人员主要是来自国家卫生健康委疾控局和规划司、中国疾控中心、中国疾控中心控烟办等多个单位的专家及相关专业骨干，共同探讨疫情期间慢性病防控工作模式，分享各省的工作经验，总结疫情防控中的作用以及进展。

（石文惠、王静雷）

流行病学应用与实践

【完成“流行病学”与“卫生统计学”教学工作】完成中心研究生院“流行病学”“卫生统计学”“卫生经济学”等共14门课程、804学时的教学工作，以及2门学科共计4次入学考试的出题及阅卷工作。

继续推进流行病学教学体系改革，引入参与式教学模式，分层次优化教学内容。根据往年教学情况，对硕士研究生“流行病学”课程的教学内容和教学方式做了调整；对博士研究生“流行病学”课程，在前三期教学积累的基础上，完善“烟与肺癌”流行病学经典案例——从因果推断到干预与评价的教案。

【开展流行病学继续教育培训和特色培训】开展流行病学应用与实践系列培训，以培训省级技术骨干为主，以“健康测量与综合评价”为主题，采用专题讲座、案例分析及小组讨论相结合的参与式培训，帮助学员了解相关理论和分析方法，提高学员的流行病学专业素养和能力。

举办环境和职业流行病学高级研修班，完成项目3次集中培训，开展1次宜昌实践；开展二期项目的筹备工作，对项目核心课程、基地实践、管理制度等进行完善，提升中心应用环境和职业流行病学的能力；开展二期招生工作。

【现场调查处置和卫生应急，积极做好新冠肺炎疫情防控工作】自中国疾控中心启动新冠肺炎疫情一级响应工作以来，中国疾控中心流病办派出5人进入疫情一级响应工作框架的流行病学组；派3人紧急参加国家卫生健康委成立的新冠肺炎疫情应对处置工作领导小组专家组；派1人参加远赴沙特阿拉伯、科威特的抗疫医疗专家组；派1名同志作为流行病学专家赶赴湖北省武汉市奋战；派1名同志参加北京市“疫情分析研判组”；派3名同志参加新冠肺炎疫情防控国家专家队——现场流调队和疫情分析专家队工作。

【开展爱国卫生技术指导工作】为进一步提高全国卫生信息化管理水平，构建基于全民健康保障信息平台的爱国卫生信息管理系统，编制爱国卫生信息管理系统工作规范，用于指导各地开展工作。

起草相关工作方案和培训教材，以及管理办法等文稿，参与相关文件的修订。产出《全国爱国卫生评审专家管理办法（试行）》《全国爱国卫生评审专家工作守则（试行）》《国家卫生城市和国家卫生县标准（2020版）》《国家卫生城市和国家卫生县评审管理办法

（2020年版）》等相关文稿。

参与安排创建国家卫生城市（区）技术评估评审专家工作，实地参与山东省、四川省等地的评估督导学习。借调3人次（皮晚笛10个月，胡跃华2个月，张姣姣1个月）。顺利完成借调各项工作，得到国家卫生健康委全国爱国卫生运动委员会办公室（以下简称国家卫生健康委爱卫办）相关领导和工作人员的一致认可。

【其他工作】中国疾控中心流病办作为免疫规划水痘工作组组长单位，组织专家确定水痘疫苗接种需要解决的问题，组织查找、收集、评价和综合相关证据，形成疫苗接种建议，并对需要进一步研究的科学问题进行甄别。

（胡跃华）

控烟工作

【发布 2019 年中国青少年烟草流行调查结果】2019 年 9—12 月，组织开展中国青少年烟草流行调查。2020 年，完成该调查的数据录入、清洗、分析和报告撰写工作。2020 年 5 月 31 日世界无烟日，发布了该调查结果。

【开展 2020 年中国成人烟草流行调查】2020 年，组织开展中国成人烟草流行调查。该调查采用多阶段分层整群抽样的方法，覆盖了全国 31 个省（自治区、直辖市），310 个区 / 县参与了此次调查。此次调查具有省级代表性，可以评估全国及各省成人控烟工作的进展。

【开展世界无烟日宣传活动】在 2020 年 5 月 31 日世界无烟日，围绕“保护青少年远离传统烟草产品和电子烟”的主题，响应国家卫生健康委、中共中央宣传部、教育部等八部委发布的《关于进一步加强青少年控烟工作的通知》（国卫规划函〔2019〕230 号），举办系列控烟宣传活动。组织发布了 2019 年中国中学生烟草调查结果；邀请 5 位明星参与，设计制作了适合青少年心理的宣传海报及宣传片；与央视动漫集团有限公司合作，聘请动画片《棉花糖和云朵妈妈》中棉花糖一家人担任“无烟家庭形象大使”，发布了无烟家庭宣传片。宣传活动得到《人民日报》《光明日报》《中国青年报》《新京报》等传统媒体的报道，并在健康中国、中国疾控中心、各地疾控健康教育系统、学习强国、央视新闻等新媒体平台进行推广传播，获得了公众的广泛关注。据不完全统计，相关活动在新媒体上的阅读量突破 1 亿次。

【推进国家控烟政策】修改完成《中国烟草控制规划（2020—2030 年）（征求意见稿）》。总结城市控烟立法和执法经验，为国家控烟立法提供基础资料。

【推进城市控烟立法】与部分有控烟立法的地方沟通，为其提供技术支持，推进地方控烟立法工作。主要工作是通过为地方介绍控烟立法成功经验、培训控烟立法关键人物、撰写法律文本等手段，推进城市控烟立法工作。青海省西宁市、宁夏回族自治区银川市等完成修法工作，并提交省（自治区）人大常委会审议。编写完成《全面无烟立法工具包》和课件。

【推进城市控烟执法】开展城市控烟执法督导检查、执法效果评估及执法经验交流和培训，为城市编写执法指南。推进社会共治，助推控烟法规有效实施工作。举办“全面无烟立法”线上培训和“2020 年中国城市控烟立法和执法经验交流会”，搭建中国控烟立法和执法工作交流平台，推进《健康中国行动（2019—2030 年）》控烟行动。

【支持无烟党政机关建设宣传工作】邀请钟南山院士为无烟环境代言，设计制作“无烟党政机关宣传工具包”，其中包括无烟党政机关宣传海报、无烟党政机关宣传展板、无烟党政机关 Logo 等宣传材料，组织各地统一使用宣传材料进行宣传，并监测和汇总各地无烟党政机关宣传情况，着力推动无烟党政机关建设工作。

【指导各地开展无烟党政机关建设工作】为落实国家卫生健康委基本公共卫生服务项目 2020 年省级及以上无烟党政机关全部建成的要求，在以往工作的基础上，更新制作了《无烟党政机关建设指南（2020 年版）》，规定了无烟党政机关建设的基本要求和步骤，举办了无烟党政机关创建培训班，指导各地开展无烟党政机关建设工作。在北京市、上海市、重庆市、河北省和云南省开展无烟党政机关典型样板建设，赴河北省、云南省、海南省、重庆市、上海市、宁夏回族自治区等地进行督导调研，积极推动各地无烟党政机关建设工作。

【组织与实施全国戒烟门诊项目】2020 年，全国戒烟门诊项目继续在全国范围内建立健全戒烟服务管理机制，规范戒烟服务体系。各级项目管理部门和项目医院通过举办戒烟服务培训，提高简短戒烟干预和戒烟服务的技能，推动全国戒烟干预工作。中国疾控中心控烟办举办 1 期戒烟干预技能培训班，并帮助各省（自治区、直辖市）开展省级培训。全国 211 家项目戒烟门诊和既往项目医院首诊共干预患者 24 534 人次，一个月、三个月随访共干预患者 25 458 人次。

（肖琳、刘世炜、邸新博、熙子、杨杰、南奕、谢莉）

健康传播

【举办 2020 中国健康科普大赛启动会暨全国疾控系统健康科普训练营】2020 年 8 月 27 日，2020 中国健康科普大赛启动会暨全国疾控系统健康科普训练营在浙江省杭州市启动。来自全国各省（自治区、直辖市）疾控中心、健康教育机构的分管主任、健康教育负责人参加了这次启动会和培训。大赛共收集约 4 500 个作品。会议强调，为更好地统筹疫情防控和经济社会发展工作，强化公共防范意识是非常重要的防控环节，这需要疾控人继续做好科普工作，切实增强意识，加强组织领导，吃透健康新需求，找准健康传播新规律，巩固疾控科普阵地，促进健康科普精准传播。会议要求，在新冠肺炎疫情防控常态化情况下，继续发挥信息化驱动引领作用，借助科普大赛的组织活动，激励全国的疾控系统认真做好健康科普和传播工作，锻炼一支“好队伍”，发掘一批科普“好作品”，带动疾控健康教育和健康促进工作蓬勃发展。启动仪式后，与会人员针对目前健康传播工作面临的新机遇、新考验进行了充分的交流。本次会议同时举办了全国疾控系统健康科普训练营，培训学员 80 余人，培训内容涵盖新冠肺炎疫情防控健康科普、健康传播经验交流、智媒时代社会沟通与舆情管理等。

【推进健康科普】在新冠肺炎疫情防控期间，发布健康科普作品 470 余个，包括音视频产品、图文（一图读懂）、海报（宣传画）等。为国务院联防联控机制新闻发布会提供新冠科普口径 83 个，涉及消毒防护、流病调查、企业复工复产等多方面内容。宣传国家新冠肺炎系列防控方案、指引等防控政策。组织编写并出版 3 本书，分别是《新型冠状病毒感染的肺炎公众防护指南》2 本、《白衣执甲　逆行出征——致敬最美战“疫”疾控者》。合作拍摄纪录片《疫线疾控人》等。制作 8 个常态化防控系列科普视频。

【开展健康传播】与外交部、教育部、国家卫生健康委、各级政府网站、《人民日报》、学习强国平台、百度、阿里巴巴、联合国儿童基金会等部门机构合作，增加传播渠道，更大范围地传播新冠肺炎防控科普知识。多部科普作品被翻译并投放到柬埔寨、印度尼西亚、朝鲜、马来西亚、蒙古国、菲律宾、泰国、东帝汶、伊朗等 10 余个国家。为海外留学生制作口袋书《预防新冠肺炎　防护知识问答》。制定新冠肺炎疫苗上市后的科普宣传方案。

【打造科普品牌】继续开发疾控科普 App。继续建设集图文并茂的科普信息和核心知识库于一体的疾控科普信息资源库，梳理和更新资源库中的图文、视频、海报共846条。起草科普核心信息的生成、发布、传播机制。继续注册疾控科普标志，确保权威疾控科普信息的科学、严谨。

【搭建传播矩阵，助推健康教育】继续维护中国疾控中心和全国卫生12320官方微博与微信公众号，及时发布新冠肺炎等与社会热点公众需求相关的健康科普信息。中国疾控动态和全国卫生12320共发布微博约2 100条、微信公众号文章约1 000篇，2020年1—11月，微博和微信公众号的阅读量约为2.16亿人次；开展新冠肺炎线上直播，收看人数达1 200万人次。中国疾控中心官方微信公众号被评为“健康中国政务新媒体平台优质公共卫生机构类健康号”。

【推进12320服务体系建设】

（1）举办2020年全国12320卫生热线咨询员培训班。2020年10月20—22日，全国12320管理中心在重庆市举办了2020年全国12320卫生热线咨询员培训班，培训学员80余人。本次培训就狂犬病、消毒、青少年精神心理健康相关咨询热点等内容进行授课，采用参与式教学方式，在授课过程中，融入小组讨论、角色扮演、模拟咨询、有奖抢答等活动，调动参训学员的学习积极性。本次培训通过互动的形式，增强参训学员的参与感，达到更好的授课效果。

（2）继续加强培训基地建设，组织完成6批次150名学员赴培训基地开展标准化轮训。

（3）组织开展第三方服务质量评估。

【推进12320服务平台建设】继续升级完善12320信息录入统计系统（完善系统统计分析及舆情监测功能）、12320官方网站栏目，升级完善微科普板块，打造公众健康信息服务平台。

修改更新全国12320健康信息资源库内容近60万字。

【开展电话调查】了解我国2018—2019年流感季公众流感疫苗接种及接种意愿情况，从而有针对性地开展流感疫苗相关知识的健康传播。在河北省廊坊市、重庆市、广东省广州市、山西省太原市、江苏省南京市和苏州市6个地区开展调查，共计调查12 677人。

【召开12320卫生热线新冠肺炎防控经验交流研讨会】2020年10月15日，全国12320管理中心在广东省广州市召开12320卫生热线新冠肺炎防控经验交流研讨会，分享新冠肺炎防控经验，研讨如何进一步加强12320卫生热线新冠肺炎防控工作，提升12320

卫生热线的舆情监测与应急响应能力，以及 12320 卫生热线新冠肺炎防控工作下一步的发展方向。

【开展日常卫生舆情监测和应急监测】完成 12320 卫生热线舆情月报 12 期、12320 卫生热线节假日舆情专报 7 期。

在新冠肺炎应急应对期间，全国 12320 管理中心迅速启动应急响应与舆情监测机制，立即协调各地 12320 每日报送案件相关咨询来电信息，详细分析研判咨询量、咨询热点及变化趋势，共形成监测报告 342 期和阶段性报告 3 期。期间，先后更新报表 7 次，为相关部门了解案件相关舆情动态提供了来自公众“第一手”的基础信息，为卫生行政部门相关工作部署决策提供数据支持。

积极做好咨询解答和信息发布工作，通过全国卫生 12320 官方网站、微博、微信公众号平台发布权威信息，组织各地 12320 利用电话、网站、短信、微博、微信公众号等综合健康科普宣传平台，形成全方位、多角度、立体化的科普宣传与舆论引导格局。

在黑龙江省鸡西市酸汤子中毒事件中，13 个省市的 12320 共计推送健康科普短信约 300 万条。

在新冠肺炎疫情防控期间，设专人负责收集、整理、分析中国疾控中心和全国卫生 12320 官方微博和微信公众号的留言，形成两微评论观点汇总共 53 期。

【开展健康传播模式研究及推广应用】开展“十四五”时期疾控系统健康促进和健康教育目标、策略与核心政策研究项目，回顾我国疾控系统健康促进和健康教育工作内容、特点和策略等；分析新时期疾控系统健康促进和健康教育工作面临的新形势、新任务；召开课题研讨会，完成课题报告。

在新冠肺炎疫情防控期间，组织开展多次网络调查，包括了解公众在口罩佩戴、手清洁、呼吸道礼仪等方面的认知和行为改变情况，并对开发的健康传播材料开展健康教育效果评估研究，分析传播效力和对公众知信行改变的影响等。

开展评价 12320 手机短信及电话服务对提高肺结核患者治疗依从性的效果试点研究，探索通过 12320 手机短信及电话服务开展肺结核患者服药和复诊管理的模式及具体操作流程。

【依托 12320 卫生热线平台，打造集合电话和新媒体立体服务的 12320 青少年健康信息咨询服务平台】开展“青春健康我做主”青少年健康科普作品线上征集活动，收集作品 486 个；开展 12320 青少年健康信息咨询服务平台构建项目，更新青少年健康信息资源库，开发青少年新冠肺炎疫情预防宣传图文及视频。

（崔颖、王蕾）

卫生标准

【卫生健康标准立项评审】2020 年 7 月 16—21 日，组织开展了 2020 年卫生健康标准立项评审，负责公共卫生领域等 10 个专业标准的评审。32 个项目、71 个申报团队和近 90 位专家参加了评审，共评选出 32 个项目承担团队。

【卫生健康标准宣贯培训】开展多形式、多渠道的卫生健康标准宣贯培训工作，针对新冠肺炎疫情相关标准，已组织完成 3 期重要公共卫生标准宣贯。培训采取专家授课、互动式教学等方式。同时，通过培训前后的考核，对培训效果进行了量化评估。组织 8 项疫情防控标准网络培训课程录制。

【世界标准日卫生健康标准宣传】完成 2020 年世界标准日（10 月 14 日）宣传活动卫生健康标准宣传海报、折页的策划和宣传。以新冠肺炎疫情常态化防控为主题，组织完成新冠肺炎疫情防控相关环境健康专业标准科普专题片录制。

【公共卫生领域卫生健康标准专著编撰出版】组织编撰《公共卫生领域标准化范例荟萃》（计划 10 个公共卫生领域专业分册），已完成 5 个专业分册的出版。

【标准化管理能力建设培训】组织开展我国卫生健康标准化管理能力建设培训班 1 次，对省级及地市级疾控中心分管领导进行培训，为推动国家 - 省 - 市联动的卫生健康标准化技术支持体系培养管理人才，构建国家 - 省联动的卫生健康标准化技术支持体系。

【公共卫生领域卫生健康标准舆情监测】就社会焦点及舆论关注问题开展舆情监测，建立信息网络舆情监测平台，通过招标采购舆情监测服务，共发布公共卫生领域卫生健康标准舆情监测月报 12 期、半年报 2 期、年报 1 期，新冠肺炎疫情相关舆情专报 1 期。

【标准化政策策略研究、基础研究、标准评估和标准化横向合作】开展基础研究项目，由于中国卫生有害生物防制协会、儿少 / 学校卫生中心、地方病控制中心 3 个秘书处为非中国疾控中心独立法人单位，根据中心要求，为做好这 3 个秘书处的协调管理工作，以项目为抓手，委托其开展标准化前期研究项目，就本专业领域的突出问题，进行标准化基础性前期研究。委托四川省疾控中心等省级机构开展标准实施追踪评价项目20项。受国家卫生健康委法规司委托，继续开展“中国参与ISO卫生健康领域标准工作策略研究”和“卫生健康标准立项管理办法修订研究”。2020年，开展“卫生应急标准体系研究”等课题。2020年5月，国家卫生健康委法规司根据“卫生健康标准立项管理办法修订研究”的结果，发布了新版《卫生健康标准立项管理办法》。承担卫生健康标准化科学研究项目3项，这些项目均为国家卫生健康委委托项目。自2020年起，每年拟委托全国各省开展公共卫生领域卫生健康标准试点项目。发表《我国基本公共卫生服务标准化现状分析暨均等化的标准化策略初探》《公共卫生领域卫生健康标准在新型冠状病毒肺炎疫情防控中的应用与思考》《医疗卫生和卫生健康信息等领域卫生健康标准在新型冠状病毒肺炎疫情防控中的应用与思考》3篇文章。

【卫生健康标准协调管理】根据国家卫生健康委法规司的要求，参与各标准专业委员会相关标准化工作，强化与各秘书处的沟通联系。组织各标准专业委员会工作会议及年度工作会议。召开10次公共卫生类标准专业委员会秘书处工作总结会，构建了通畅的沟通协调工作机制。

【卫生健康标准国际化】组织完成国家卫生健康委8项疫情防控标准（消毒专业、学校卫生专业、环境健康专业）的编译工作，并报送给《中国疾病预防控制中心周报（英文）》（*China CDC Weekly*）。

（金松）

人事管理

【中心人员基本情况】截至2020年12月底，共有正式职工1 975人，其中，管理人员为84人，专业技术人员为1 833人，工勤人员为58人。在专业技术人员中，具有高级资格的人员占56.6%，具有中级资格的人员占30.7%，具有初级资格的人员占12.7%。

【干部选拔任用】严格按照委党组“三定”规定批复的干部职数选任配备干部，配合中心直属单位党委（党总支）换届选举工作，积极推动干部的岗位交流，全年共选拔任用干部21人次。截至2020年12月底，中心直属单位领导班子成员、本部处级干部共有97人，其中，直属单位领导班子成员为46人，本部处级干部为51人。正处级及以上干部有45人，其中，直属单位为22人，本部为23人；副处级干部有52人，其中，直属单位为24人，本部为28人。

【干部教育培训】人事处举办以深入学习习近平总书记系列讲话和党的十九届五中全会精神为主题的处级干部和首席专家培训班，100余人参加了培训班。培训班结束后，每位处级干部和首席专家都结合岗位职责撰写了培训心得体会并汇编成册。选派45人次参加国家卫生健康委组织的党的十九届四中全会、党的十九届五中全会精神培训班，“面对面”大讲堂，2020年秋季专题进修班，青年干部培训班。

【干部监督管理】落实领导干部个人有关事项报告和核查制度，组织完成领导干部个人有关事项年度集中报告105人，随机抽查10人，重点查核2人。加强领导干部因私出国（境）管理，保管有效期内因私出国（境）证件96本；在北京市公安局出入境管理总队办理变更信息27人次。严格中心处级干部、离退休司局级干部到社会团体兼职的备案审批手续，全年共办理领导干部兼职备案手续13人次。

【干部人事档案专项审核全覆盖试点】干部人事档案是干部个人信息的“记录仪”，是组织历史、全面地考察和了解干部，公道、正派地选拔和任用干部的“信息源”。根据中国共产党中央委员会组织部（以下简称中组部）及国家卫生健康委人事司的有关工作要求，切实履行专项审核全覆盖试点工作。经过前期摸底调研、制定方案，严格程序、规范流程，强化组织领导等举措，完成136卷试点档案的专项审核认定。试点工作旨在以点带面、整体推进全覆盖工作，为日后开展干部人事档案专项审核全覆盖工作积累宝贵经验。

【推进人才上下互派】中国疾控中心人才上下互派项目长期致力于接收各省、计划单列市疾控机构人员进修，以及中心青年骨干到基层锻炼培训等工作。对中组部、人力资源和社会保障部（以下简称人社部）、国家卫生健康委等多部委的“西部之光”访问学者，以及新疆维吾尔自治区和西藏自治区特培学员等人才培养工作，中国疾控中心党委历来高度重视，连续多年按照国家卫生健康委人事司的安排，对全国各省市的疾控专业骨干和干部进行培训，帮助援助单位培养干部。全年共接收“西部之光”访问学者 5 人、新疆维吾尔自治区特培学员 1 人。自 2019 年起，面向省级疾控中心增设“免疫规划高级研修学者”项目，旨在培养具有国家级专业水平的免疫规划青年专家或后备领军人才，带动全国免疫规划专业人员的整体工作能力。全年共接收“免疫规划高级研修学者”2 人。

【规范实施人才引进和公开招聘】严把进人关口，继续做好高校毕业生公开招聘工作，全年共接收高校毕业生 34 名。由于编制限制和国家接收京外生源毕业生留京就业的政策调整，接收高校毕业生数量大幅减少。为满足直属单位和机关处室部分岗位的用人需求，中国疾控中心人事处通过中国疾控中心官网和中国疾控中心微信公众号、参加全国医药卫生行业人才招聘会等方式，加大招聘宣传力度，吸引更多优秀的社会在职人员和海外留学回国人才，全年共接收社会在职人员 22 名、海外留学回国人员 14 名。根据工作需要，严格按照考察、考试、公示等规定程序，在规定时间节点内组织完成了对京外引进人才中国科学院武汉病毒研究所刘欢同志的调配工作。

【组织专业技术资格申报评审】根据各部委专业技术资格评审要求，中国疾控中心人事处积极转发通知并组织开展相关评审工作，全年为 3 人办理高级审计师、图书出版、工程系列专业技术资格委托评审手续。同时，组织专业技术人员参加国家卫生健康委开展的研究系列和医技系列的专业技术资格评审。受新冠肺炎疫情影响，2020 年，职称评审有了新变化、新要求，首次采用线上系统申报，首次提出“优先晋升条件”——参加新冠肺炎疫情防控一线的卫生专业技术人员可提前一年申报高一级职称。中国疾控中心人事处认真学习文件并及时向申报人传达和解释相关内容。2020 年，共计 212 名职工申报，包括 3 名破格申报人员、53 名抗疫一线申报人员（其中，17 人符合“优先晋升条件”），205 人通过单位、卫生人才交叉互审。最终 148 人通过，其中正高为 52 人，副高为 66 人，中级为 30 人，通过率为 72%。

【组织人才选拔推荐】加大对优秀人才的选拔推荐力度，对外积极争取名额，对内规范推荐程序，保障推荐质量。2020 年，开展人才选拔推荐 50 余人次，卢金星、施小明、吕繁 3 名同志经国务院批准享受政府特殊津贴；李群同志荣获“国家卫生健康突出贡献中青年专家”称号；中国疾控中心病毒病所、核酸检测移动实验室、防控组疫情分析组和环境卫生与消毒专家工作队被授予“全国卫生健康系统新冠肺炎疫情防控工作先进集体”称号，罗会明等12名同志荣获“全国卫生健康系统新冠肺炎疫情防控工作先进个人”；冯子健、李群、武桂珍3名同志获得“全国抗击新冠肺炎疫情先进个人”表彰。2020年，共推荐中组部、团中央第21批博士服务团成员1名，推荐选派中组部、人社部第十批援疆干部人选5名（其中，1人延期，4人新派），并顺利完成对第九批援疆干部第二次轮换人才和第20批博士服务团成员的服务期满考核工作。2020年，8名职工继续借调国际组织任职，同时，新派出1名同志，持续加强中心全球卫生人才建设，提高中心在世界卫生组织等国际组织公共卫生领域的话语权和影响力。

【做好重要日常人事管理工作】全年办理因公出国（境）政审48人次；上报重要人事统计报表50余套；开发符合中心需求的人力资源信息系统，组织完成薪资、领导桌面、OA（office automation，办公自动化）单点登录等功能模块的需求调研和方案确定，对人事干部进行系统培训。调整在职人员薪级及职务变动工资360余人次；核定在职人员养老保险、职业年金缴费基数及补缴保险680余人次。按月核定在职人员242人、退休人员160人的养老保险征缴及发放工作，并顺利完成退休人员2020年调整工资待遇工作；完成养老保险人员退休、增减信息变动51人次；按月核定在职人员津贴补贴发放360余人次；办理人员调入、调出、退休等工资核定47人次；办理直属单位7位专家的延缓退休手续；办理中心及直属单位法人证书年检，协助有关直属单位办理法人证书变更手续等重要日常工作。

（吕艳、黄彦、刘杨、李南南、刘娜娜、李琪琪）

基础设施建设

【二期工程项目】2020 年 1 月，国网北京市电力公司批复二期工程供电方案。2020 年 4 月，完成二期工程市政供电工程评审工作。2020 年 9 月 4 日，取得二期工程市政供电工程“多规合一”协同意见的函。2020 年 9 月 9 日，二期工程使用密封源和射线装置项目辐射环境影响报告书获得北京市生态环境局批复。

【应对新冠肺炎疫情提升公共卫生应急能力建设项目】2020 年 5 月，应对新冠肺炎疫情提升公共卫生应急能力建设项目（第一批）得到国家卫生健康委同意。2020 年 8 月 25 日，该项目实施方案获得国家卫生健康委批复。

（蒋晋生、薄珊珊）

科研管理

【新冠肺炎疫情应急响应期间的科研工作】制定加强新冠肺炎疫情应急响应期间有关科技管理的规定和补充规定，上传下达新冠肺炎疫情防控相关文件40余个；成立科研攻关专家组，制订新型冠状病毒感染的肺炎防控研究计划；负责应急科研项目的管理工作，组织并获准12项新冠肺炎疫情应急科研课题；负责中心世界卫生组织新冠病毒溯源调查的协调，负责世界卫生组织开展新冠病毒溯源调查的中心联络工作；规范成果信息发布，审核并发表10余篇高影响力论文；梳理和总结阶段性研究进展，及时向上级部门提交中心研究报告；开通新冠肺炎疫情下伦理审查绿色通道，随时接收申请者的伦理审查项目，为新冠肺炎疫情防控提供科技支撑。

【科研规划和管理制度】组织完成中心“十四五”科研发展整体规划的编写。按照国家相关文件要求，组织制定《中国疾病预防控制中心人类遗传资源管理办法》《中国疾病预防控制中心院士工作站管理办法》，及时组织修订和完善《中国疾病预防控制中心科研项目管理规定》《中国疾病预防控制中心伦理委员会工作管理办法》和《中国疾病预防控制中心伦理委员会工作实施细则》；参与并完成国家重点计划项目管理办法的草拟和修订。

【科技成果管理】开展科技成果鉴定和登记，组织申报国家科学技术进步奖4项、中华医学科技奖4项、北京市科学技术奖3项、华夏医学科技奖4项；组织创新人才推进计划、钟南山青年科技创新奖、吴阶平－保罗·杨森医学药学奖、中国政府友谊奖等的申报推荐；组织编制中心科技成果与论著年报、科技成果转化管理报告和疾控科研进展简报。

【科研项目管理】组织申报12项国家重点研发计划项目，已获批9项；负责6项重大传染病专项经费调整及延期；组织申报14项国家自然科学基金项目，获批2项北京市自然科学基金项目；申报科技基础资源项目；组织中心第一批（20项）和第二批（40项）科研项目的管理；组织制定新发突发传染病防控重大项目管理制度；组织世界银行贷款预防、准备与应对新发传染病项目国家卫生健康委子项目的申报工作。

【科研诚信与伦理、重点实验室和人类遗传资源管理】举办4次伦理审查会，总计受理35项伦理审查，其中对9项研究进行了跟踪审查，撰写中心2014—2019年伦理审查项目基本情况总结报告和中心伦理委员会日常监督管理报告；协助国家卫生健康委开展科研基地调研工作，组织国家重点实验室完成年度报告，开展国家卫生健康委、中国疾控中心级重点实验室日常管理工作；受理10项出入境审查，其中，入境为8项，出境为2项，组织开展人类遗传资源登记授权工作，撰写中心人类遗传资源报告。

【科研管理专项整治工作】 按照中央纪委国家监委驻国家卫生健康委纪检监察组（以下简称驻委纪检监察组）和委党组的统一部署，编制中心科研自查摸底工作方案、专项抽查工作实施方案、科研工作问题自查表及科研自查承诺书等，撰写科研自查报告、专项抽查报告及专项整治工作报告，完成18期中心科研自查工作周报，积极开展摸底、自查、抽查、整改各阶段任务的科研自查工作，专项整治工作取得阶段性成效。

【公共卫生创新计划项目】 组织完成2020年度中心公共卫生创新计划项目编制工作，包括项目申报书和可行性报告；争取项目经费总计1.54亿元，从实验室能力建设、应急处置能力建设、防病能力建设、疫苗研发与效果评估、信息服务支撑和生物安全6个领域，全面提升国家疾病防控能力，强化疾控事业创新发展。

【全国科研管理交流与培训】 2020年9月23—24日，全国疾控系统科研管理与学术交流大会在海南省海口市举办。这次大会围绕科研工作管理，具体探讨与交流了“十三五”科技重大专项科研课题研究进展及“十四五”科技发展规划、疾控机构科研工作现况与未来展望、科学成果申报等内容。2020年12月16—17日，全国疾控中心科研诚信与医学伦理培训班在云南省昆明市举办，邀请多位国家卫生健康委医学伦理专家委员会委员及重点院校的知名专家教授进行专题讲座。

【相关科学研究】 开展“十三五”国家科技重大专项“非洲重要传染病流行规律研究”；与牛津大学合作开展“结核病耐药综合预测国际合作研究”项目；承担1项国家卫生健康委委托课题“四川省凉山州防治艾滋病防治示范区重大专项标志性成果评价”；承担“外籍来华人员传染病流行和医疗服务管理情况研究”和“全国省级疾控机构科研现况及科研管理能力建设研究”2个中心科研项目；组织与中生北控生物科技股份有限公司合作开展“新型冠状病毒抗体快速检测试剂的开发与应用研究”。

（陈园生、王吉春、陈亮、杨曦、秦宇、宋渝丹、李晓杰）

外事工作与全球公共卫生

【与俄罗斯联邦消费者权益保护和卫生防疫监督局签署合作谅解备忘录】2020 年 2 月，中国疾控中心高福主任与俄罗斯联邦消费者权益保护和卫生防疫监督局（Rospotrebnadzor）安娜·波波娃局长函签了机构间合作谅解备忘录，未来五年，双方将在传染病应对、环境因素对人类健康影响的风险评估等领域开展合作。

【与美国疾病控制与预防中心联合举办新冠肺炎疫情防控系列视频技术交流会】2020 年 2—12 月，中美疾控中心联合举办了 8 期新冠肺炎疫情防控技术交流和信息共享视频会议。内容涉及疫情防控策略、血清学研究、疫苗研发、免疫接种策略、新冠肺炎与流感季准备、高校防控策略、冷冻食品疫情处置等领域。

【派遣 6 批 7 人次专家参与境外新冠肺炎疫情防控紧急援助任务】2020 年 2 月 28 日—3 月 31 日，中国疾控中心病毒病所马学军研究员随中国红十字会总会团组赴伊朗执行抗疫援助任务，并经中心推荐，作为世界卫生组织联合考察组成员，完成对伊朗新冠肺炎疫情的现场评估。

2020 年 3 月 7 日，中国疾控中心艾防中心韩孟杰主任随中国红十字会总会援伊拉克抗疫志愿服务专家队，赴巴格达执行抗疫援助任务。专家队还携带了核酸检测试剂盒等医疗用品、设备和中成药等人道救援物资。

2020 年 3 月 12—26 日，中国疾控中心寄生虫病所肖宁副所长随中国红十字会总会团组赴意大利执行抗疫援助任务。中方专家组向意大利捐助了医疗设备及物资，并介绍了“早发现、早诊断、早治疗、早隔离”的疫情防控措施以及针对不同类型患者的治疗手段。

2020 年 3 月 25 日—4 月 9 日，中国疾控中心艾防中心吕繁副主任随福建省团组赴意大利执行抗疫援助任务。中方专家组协助当地疾控机构开展新冠肺炎疫情防控工作，对在意中资机构、华人华侨、留学生进行疫情防控科普教育，并向当地捐赠了呼吸机、防护服等医疗物资。

2020 年 4 月 11—19 日，中国疾控中心病毒病所许松涛副研究员随黑龙江省团组赴俄罗斯执行抗疫援助任务。许松涛副研究员通过政策咨询、技术交流、实地走访、讲座和培训等方式，积极与俄罗斯专家分享中国抗疫经验，协助俄罗斯早日控制疫情。

2020 年 4 月 15 日—5 月 2 日，中国疾控中心流病办殷大鹏副主任参加由国家卫生健康委委派、宁夏回族自治区卫生健康委组建的 8 人“中国抗疫医疗专家组”，赴沙特阿拉伯和科威特开展新冠肺炎疫情防控援助任务，与沙特阿拉伯和科威特同人共享我国抗击疫情的成功经验。

【派专家支持中国研发疫苗在海外临床试验工作】2020 年 7—11 月，中国疾控中心免疫规划中心郑徽副研究员随中国生物技术股份有限公司团组，赴阿联酋、巴林、阿曼、哈萨克斯坦、埃及、约旦开展新冠疫苗三期临床工作实施与商务洽谈工作，加速了我国新冠疫苗研发工作并推进了我国新冠疫苗在海外的临床试验进展。

【会见美国哥伦比亚大学利普金教授】2020 年 2 月 3 日，中国疾控中心高福主任、冯子健副主任在昌平园区会见了被喻为“病毒猎手”的美国哥伦比亚大学维尔特·伊恩·利普金（Walter Ian Lipkin）教授并举行合作会谈。之后，高福主任陪同利普金教授与国家卫生健康委李斌副主任会面。

【接待俄罗斯卫生专家代表团访问】2020 年 2 月 6 日，中国疾控中心外事处在昌平园区接待了俄罗斯卫生专家代表团，与俄方专家就新冠肺炎疫情防控技术工作进行了交流，中国疾控中心病毒病所专家向俄方介绍了新冠病毒检测试剂盒，并协助对俄方研发的试剂盒进行了验证工作。

【接待中国—世界卫生组织新型冠状病毒肺炎联合专家考察组】2020 年 2 月 17 日，在昌平园区接待了中国—世界卫生组织新型冠状病毒肺炎联合专家考察组。中国疾控中心专家介绍了新冠肺炎疫情进展和研究发现，并与来访专家就疫情形势发展和防控策略交换了意见。

【与日本国立感染症研究所召开新冠肺炎疫情防控技术电话会议】2020 年 2 月 21 日，中国疾控中心高福主任与日本国立感染症研究所脇田隆字所长率领双方技术专家参加了新冠肺炎疫情防控技术电话会议。双方就本国疫情现况、疫情防控策略、病毒传播途径、不同地区与人群防控措施、抗病毒药物筛选等内容进行了交流。

【与日韩国家级公共卫生机构联合召开新冠肺炎疫情防控技术电话会议】2020 年 3 月 12 日，中日韩国家级公共卫生机构联合召开了新冠肺炎疫情防控技术电话会议。中国疾控中心高福主任、日本国立感染症研究所脇田隆字所长和韩国疾控中心国家健康研究所权俊旭主任率团参会。会上，日韩相关人员介绍了本国确诊病例分类、年龄分布、传播方式、聚集地图、实验室检测情况、隔离措施等内容，高福主任表示三方应在中日韩传染病论坛合作机制框架下进一步加强交流。

【参加国家级公共卫生机构国际联盟的新冠肺炎疫情防控视频交流会】2020 年 4 月 15 日，中国疾控中心与国家级公共卫生机构国际联盟（International Association of National Public Health Institutes，IANPHI）联合举办了新冠肺炎疫情防控视频交流会。中国疾控中心高福主任率技术团队参会，并作为特邀嘉宾在会上介绍了中国疾控中心在抗击新冠肺炎疫情工作中的贡献和经验。

【应邀参加美国国家科学院第 157 届年度会议】2020 年 4 月 26 日，中国疾控中心高福主任在线参加美国国家科学院第 157 届年度会议。高福主任在新冠肺炎疫情防控专题论坛上介绍了中国应对新冠肺炎疫情的措施和经验，并与美方专家就新冠肺炎疫情全球大流行的现状、应对措施与经验、抗病毒药物、疫苗与治疗方法研发等前沿科研内容展开了讨论。

【与美国疾病控制与预防中心在华项目召开新冠肺炎疫情防控交流会】2020 年 4 月 27 日，中国疾控中心高福主任在昌平园区会见了美国疾病控制与预防中心（以下简称美国疾控中心）在华项目负责人赛仁杰（Robert James Simonds）博士一行。双方就当前新冠肺炎疫情势态、防控策略、重点合作领域与机制、复工复学、疫情监测系统、疫苗研发等内容展开了讨论。

【与巴西国家医学科学院联合召开新冠肺炎疫情防控视频会议】2020 年 4 月 30 日，与巴西国家医学科学院联合召开了新冠肺炎疫情防控视频会议，旨在交流与分享我国新冠肺炎疫情防控工作进展和实战经验。70 余位中巴公共卫生与临床医学领域资深专家参会，并通过网络进行全球直播。

【应邀参加世界卫生组织西太平洋区专家视频会】2020 年 6 月 1 日，中国疾控中心高福主任应邀参加了世界卫生组织西太平洋区主任葛西健博士组织召开的专家视频会。高福主任介绍了中国逐步恢复常态化情况下的疫情防控重点及策略，并强调社区及基层疾控中心在病例发现、追踪及管理等方面的核心作用。

【接待朝鲜驻华使馆一等秘书来访】2020 年 7 月 20 日，朝鲜驻华使馆一等秘书石用国等 2 人来访，参观中国疾控中心新冠肺炎检测实验室，现场学习和了解新冠肺炎核酸检测流程及取样、检测相关操作。

【组织召开国际伙伴机构新冠肺炎防控技术交流视频会议】2020 年 7 月 30 日，举办国际伙伴机构新冠肺炎防控技术交流视频会议。中国疾控中心高福主任与世界卫生组织驻华代表处事件主管利千基博士分别致辞。60余位公共卫生与临床医学领域资深专家，特别是世界卫生组织与比尔及梅琳达·盖茨基金会的代表出席了会议。

【李德新教授入选国际卫生条例审查委员会专家组】2020年9月初，中国疾控中心病毒病所李德新教授担任世界卫生组织《国际卫生条例（2005）》审查委员会成员。该委员会的工作重点为审查新冠病毒肺炎疫情期间《国际卫生条例（2005）》的功能以及既往《国际卫生条例（2005）》审查委员会相关建议的实施状况。

【组织专家为澳门来访团做校园防疫工作讲座】2020年9月30日，中国疾控中心传染病处殷文武主任医师为来京访问的澳门校长和教师代表团做抗击新冠肺炎疫情的主题讲座，助力澳门的校园疫情防控工作。

【组织开展国际合作基地绩效评估工作】2020年10月，中国疾控中心外事处组织开展了艾滋病和新发再发传染病国际合作基地绩效评估工作，收集整理了依托该基地开展的国际合作项目信息，并撰写了国际合作基地自评估报告和2014—2019年度报告。

【参加2020年世界卫生峰会网络会议】2020年10月25日和27日，中国疾控中心高福主任参加2020年世界卫生峰会网络会议，并分别做了题为“新冠肺炎疫情期间的多边公共卫生伙伴关系”和“数字健康及人工智能应对大流行防范”的主旨发言。

【在线召开第十四届中日韩传染病论坛暨合作研讨会】2020年10月29—30日，第十四届中日韩传染病论坛暨合作研讨会在线召开。中国疾控中心高福主任和冯子健副主任、日本国立感染症研究所所长脇田隆字博士和韩国疾病预防控制署署长郑银敬博士率团参加。与会专家围绕新冠肺炎疫情与流感季的现况、新冠病毒诊断与检测策略、新冠疫苗研发进展、流行病学调查等议题进行了交流。

【参加慕尼黑安全会议健康安全圆桌会】2020年11月3日，中国疾控中心高福主任参加德国慕尼黑安全会议健康安全圆桌会，并就新冠肺炎疫情以及疫苗有关问题参加了专家讨论。

【与比尔及梅琳达·盖茨基金会史蒂夫·戴维斯举行视频会谈】2020年11月11日，中国疾控中心高福主任与比尔及梅琳达·盖茨基金会北京代表处新任代理负责人史蒂夫·戴维斯举行了视频会谈，双方就新冠肺炎疫情防控、免疫接种、结核病防控、疟疾消除、建立定期对话机制的可能性等内容进行了交流。

【召开第三届中俄传染病视频研讨会】2020 年 11 月 11 日，第三届中俄传染病研讨会以视频会议的形式召开。中国疾控中心与俄罗斯联邦消费者权益保护和卫生防疫监督局等机构就新冠肺炎、流感、艾滋病、鼠疫等疾病的防控及研究进展进行了交流。

【派员参加香港特别行政区疫情防控专家座谈会】2020 年 12 月 22 日，中国疾控中心全球公卫中心董小平主任、艾滋病首席专家邵一鸣研究员、流行病学首席专家吴尊友研究员参加了在广东省深圳市举办的香港特别行政区疫情防控专家座谈会，分别介绍了内地疫情形势及防控策略、外防输入举措以及疫苗研发进展。

【在全球疫情警报和反应网络机制下支持全球新冠肺炎疫情应对工作】2020 年，中国疾控中心外事处组织协调国内公共卫生及实验室专家共 22 人次通过全球疫情警报和反应网络（Global Outbreak Alert and Response Network，GOARN）机制，开展境外抗击新冠肺炎疫情技术工作，其中，3 名专家成行，分别赴伊朗、巴布亚新几内亚和埃及提供技术支持。

【参与全球防范工作监测委员会相关工作】作为全球防范工作监测委员会（Global Preparedness Monitoring Board，GPMB）委员，中国疾控中心高福主任自 2020 年 1 月起，每月定期参加全球防范工作监测委员会线上专题研讨会，并参与撰写、修改了 2020 年度报告《混乱的世界》。

【编制《中国疾病预防控制中心“十四五”国际合作与交流规划》】2020 年 9 月，中国疾控中心外事处编制了《中国疾病预防控制中心“十四五”国际合作与交流规划》，制定了以下主要发展目标：促进与“一带一路”合作国家的公共卫生合作；加强南南合作，重点支持疾控体系建设；积极参与全球卫生治理，在相关国际标准、规范、指南等的研究、谈判与制定中发挥影响，提升中国疾控中心的核心能力和国际影响力。

【发布《中国疾病预防控制中心国际合作项目管理办法》】2020 年 7 月，发布并施行《中国疾病预防控制中心国际合作项目管理办法》。该管理办法的目的是统筹管理国际合作项目，规范、有效地利用国（境）外资金和技术，明确国际合作项目立项、签署、执行及经费管理等环节的操作规范与管理要求。

【开展阶段性发展评估工具引入中国的可行性研究】2020 年 8—12 月，中国疾控中心外事处开展了阶段性发展评估工具（staged development tool，SDT）引入中国的可行性研究，具体工作包括赴上海市、湖南省开展现场调研，为现场流行病学项目学员进行培训，召开专家研讨会，并撰写结题报告和论文。

【与港澳台地区疾控机构开展交流合作】作为对台通报常规传染病疫情的窗口，2020年，与台湾地区疾控部门交换传染病疫情信息94期；协调向香港特别行政区和澳门特别行政区提供新冠病毒检测试剂盒700份。

【撰写境外新冠肺炎疫情输入风险评估系列报告】密切关注国内外疫情动态，对境外疫情开展分析研判，科学、及时地评估输入风险并提出防控建议。截至2020年12月底，共完成28期境外新冠肺炎疫情输入风险评估报告。这些报告不仅涵盖实时有效的疫情数据，而且涉及政策、经济、人文、地理、航空、舆情等各方面的综合信息，紧跟境外疫情实际，以数据为驱动，多角度、多维度地对全球疫情发展进行全面分析和研究，随时根据要求研判境外疫情态势，分析各国的防控策略，评估境外疫情输入我国的风险，提供防控策略专业建议，为新冠肺炎疫情防控取得战略性成果、巩固常态化疫情防控工作成效做出了重要贡献。

【建设境外疫情数据分析和风险评估平台】为科学、合理地评估境外疫情发展趋势，在辅助政府决策的同时，能够面向国内公众提供相对及时、公开、透明、有效的境外公共卫生信息，建设境外疫情数据分析和风险评估平台。境外疫情数据分析和风险评估平台采用云计算和大数据相关技术，以新冠肺炎疫情为核心，利用强大的数据收集整理能力，搭建一套完善的境外疫情数据分析系统。该平台内容包括境外疫情主题分析、境外疫情多维可视化展示、境外疫情预测与评估、境外疫情模拟仿真、航班统计等。

【支持援非洲疾控中心建设项目实施】参与编制和完善《关于推进非洲疾控中心建设的十年规划方案（2023—2030）》，配合商务部国际经济合作事务局实施非洲疾控中心总部大楼一期建设项目，对实验室、信息中心、应急指挥中心的设计进行持续的技术指导和方案审核，促进中国援非洲疾控中心建设项目顺利实施。

【实施中非新发再发传染病控制项目】为落实中非健康卫生行动，支持非洲新冠肺炎疫情防控，推动实施了与非洲疾控中心合作的新发再发传染病控制项目。为提高非洲新冠肺炎疫情防控能力，针对当前非洲面临的核酸检测能力低、疫情发现难、医疗资源薄弱、公众因贫困就医难等导致的新冠肺炎疫情防控难等问题，采用大数据、人工智能等技术，搭建非洲新冠肺炎疫情数据分析平台，为当地公众、中非疾控与科研机构开展病毒溯源、疫情数据挖掘分析与科研提供数据服务和数据支撑。平台内容包括面向公众与政策搭建在线新冠病毒自筛与风险评估工具，面向疾控、科研人员搭建新冠基因测序分析和新冠文献知识图谱、新冠智能问答、疫情在线模拟仿真等工具和服务，基于非洲疫情数据分享建设非洲新冠肺炎疫情成果展示网站，已完成平台设计和部分开发工作。此外，派员作为非洲疾控中心高级顾问在非洲疾控中心工作，在疫情期间，全面参与非洲疾控中心的新冠抗疫工作。

【开展塞拉利昂疟疾分子实验室流行病学网络能力建设试点项目】2020 年 7 月，与比尔及梅琳达·盖茨基金会签署合作协议，在塞拉利昂开展疟疾分子实验室流行病学网络能力建设试点项目。此项目是由比尔及梅琳达·盖茨基金会资助中国疾控中心全球公共卫生中心开展的多边合作项目，共 7 家参与单位，总金额为 180 万美元。中方共 5 家参与单位，分别是中国疾控中心全球公共卫生中心、中国疾控中心传染病预防控制所、中国疾控中心寄生虫病预防控制所（国家热带病研究中心）、江苏省寄生虫病防治研究所、深圳华大基因股份有限公司。塞方共 2 家参与单位，分别为塞拉利昂卫生部和塞拉利昂恩加拉大学。该项目拟通过聚合酶链反应（polymerase chain reaction，PCR）/ 定量聚合酶链反应（quantitative PCR，qPCR）、基因测序、分子诊断等技术，提升疟原虫的监测与检测能力，有针对性地控制按蚊和疟原虫，并开发生物信息学系统，加强疟疾耐药性监测，促进塞拉利昂提升疟疾防控和诊断能力。同时，该项目成立技术工作组，为塞拉利昂公共卫生人员提供相关培训，促进其能力建设。

【召开湄公河流域疾病监测网络执行委员会会议】2020 年 1 月 13 日，中国疾控中心全球公卫中心在北京市组织召开了湄公河流域疾病监测（the Mekong Basin Disease Surveillance，MBDS）网络执行委员会会议。来自 MBDS 的 6 个成员国（中国、柬埔寨、老挝、缅甸、泰国、越南）及秘书处的共计 30 名代表参加了此次会议。自 2001 年签署第一份“疾病监测合作谅解备忘录”以来，到 2020 年，湄公河流域疾病监测项目已进入第 20 个年头。

为推进“一带一路”公共卫生合作，积极参与湄公河流域疾病监测网络建设和发展，并在国家卫生健康委的指导下，担任该网络 2019 年轮值主席单位，中国疾控中心全球公卫中心主任董小平博士担任轮值主席。根据网络运行机制，轮值主席每年进行轮换。会上，董小平博士将主席职位移交给老挝卫生部传染病控制司副司长拉塔纳赛·菲索万（Rattanaxay Phetsouvanh）博士。与会期间，各成员国回顾了 2019 年各项工作成绩，通过了 2020 年工作计划，并表示将携手共同促进湄公河流域疾病监测项目的发展。

【开展援塞拉利昂固定生物安全实验室第二期技术援助项目，全面支持塞拉利昂抗击新冠肺炎疫情】援塞拉利昂固定生物安全实验室第二期技术援助项目第六批专家组 11 人（2019 年 6 月 /12 月—2020 年 9 月）、第七批专家组 5 人（2020 年 9 月—2021 年 10 月）

在塞拉利昂工作期间，在完成项目既定工作内容的同时，迅速转移工作重心，全面协助塞拉利昂开展新冠肺炎疫情防控工作：2020 年 2 月 4 日，建立新冠病毒核酸检测能力，属于非洲最早建立检测能力的国家之一；2020 年 3 月 31 日凌晨 2 点，专家组检测发现了塞拉利昂首份新冠病毒核酸阳性样本；截至 2020 年年底，实验室累计接收 1.5 万余份新冠病毒疑似病例和密切接触者样本，所有样本均在 24 小时内完成检测并报告结果，检测样本数量占塞拉利昂总检测量的 20% 左右（在疫情初期，该比例为 35%）；在提供实验室检测服务的同时，专家组积极参与塞拉利昂各项新冠肺炎疫情防控工作，始终与塞拉利昂卫生部、世界卫生组织、世界银行等国家部门和国际组织保持良好的沟通与协作，参与塞拉利昂防控新冠肺炎相关策略和技术方案制定；举办针对新冠病毒样品采集和实验室检测方面的专业技术培训班，累计培训 60 余名塞拉利昂相关专业人员；参与针对当地华人的各种防疫方案制定、防疫技术指导、核酸检测等。

【举办面向亚非国家的 2020 年援外分子诊断与病原核酸检测技术——新冠肺炎等重大疾病防控专题培训班】2020 年 10 月 19—22 日，以网络形式开展面向亚洲、非洲国家的“2020 年援外分子诊断与病原核酸检测技术——新冠肺炎等重大疾病防控专题培训”，邀请 30 余名“一带一路”相关发展中国家的高级公共卫生实验室专业技术人员与 20 余名来自国家和省级疾控中心的中国同行共同参加培训和开展交流。本次培训在延续既往核心课程的基础上，专门就新型冠状病毒 PCR 检测、新一代测序与生物信息分析，新型冠状病毒检测实验室的能力拓展、质控与安全，新型冠状病毒相关免疫学，亚非国家高发传染病分子诊断与防控方面的内容开展深入的讲授与交流，网上英文授课与问答共 20 小时。

【编译英法文新冠肺炎防控宣传问答手册】为与世界各国及时分享新冠肺炎防控相关知识、技能，尤其是针对卫生系统比较薄弱、医疗资源比较匮乏的发展中国家，以利于国际上开展新冠肺炎防控的健康教育工作，根据国家卫生健康委、中国疾控中心、世界卫生组织等相关专业机构和期刊发表的最新权威资料，特别是来自中国一手资料发布的信息，组织编译了一套外文（英文、法文）新冠肺炎防控宣传问答手册，在中国疾控中心官网专区、中方新冠肺炎疫情防控网上知识中心进行发布，内容包含基础篇、防护篇、诊疗篇、妇幼篇，以问答的形式，系统、集中地阐明大众最为关心的问题。在图样设计方面，该手册有面向非洲、东南亚和南亚国家等不同版本。该手册对于医护人员和非医护人员普遍适用，可供中国驻外使领馆、非洲等国家的公共卫生机构、外国同行与大众等从网站下载后传阅或印制后分发。同时，该手册也被作为中方专家赴国外交流与培训时应用的素材。

【召开中美新发和再发传染病合作项目 2020 年度项目年会】中美新发和再发传染病合作项目（以下简称中美项目）2020 年度项目年会于 2020 年 12 月 10 日在北京市召开。来自中国疾控中心、美国疾控中心等项目合作委员会成员单位代表，以及中美项目专家、各子项目核心成员共 50 余人参会。与会人员就中美项目流感项目、研究项目、非研究项目共 21 个子项目第三周期的中期进展进行了汇报和交流，涉及流感防控、现场流行病学培训、结核防控、院内感染控制等，覆盖全国 18 个省、5 个自治区和 3 个直辖市。会议指出，中国和美国是非常重要的疾控中心合作伙伴国家，卫生与健康领域始终是中美两国整体合作的亮点，中美项目在应对新发和再发传染病能力建设等方面取得了显著成效。美国疾控中心全球卫生中心副主任凯文·凯恩（Kevin Cain）表示，希望两国疾控中心能在公共卫生领域及两国关系方面都做出贡献，美国疾控中心流感部门主任丹·杰尼根（Dan Jernigan）表达了对中国抗击新冠肺炎疫情工作的肯定，并期待与中国疾控中心进一步合作。

（王晓琪、曹晓斌、胡静然、邹运铎、刁菲、黄伊人、丁旭虹、董小平、戚晓鹏、王晓春、陈虹、冯宁、王立立）

教育培训

【开展研究生招生工作】2020 年，录取研究生 283 人，其中包括博士研究生 69 人、学术型硕士研究生 93 人、全日制公共卫生硕士（master of public health，MPH）研究生 110 人、非全日制公共卫生硕士研究生 11 人。

【举办“相约疾控”线上夏令营活动】2020 年 7 月 22 日，举办 2020 年全国优秀大学生“相约疾控”线上夏令营活动（第六届），全国 200 余名大学生参加了活动。中国疾控中心研究生院设主会场、各研究生培养单位设分会场，采取学术专题讲座、研究生教育介绍、师生交流和招生答疑等形式开展。

【举办研究生毕业典礼暨学位授予仪式】2020 年 7 月 28 日，举办 2020 届研究生毕业典礼暨学位授予仪式，会议平台网络同步直播。

【举办研究生入学教育周活动、开学典礼】2020 年 9 月 7—11 日，举办 2020 级研究生新生入学教育周活动。2020 年 9 月 9 日，举办新生开学典礼，会议平台网络同步直播。

【开展就业指导工作】2020 年 10 月 31 日，举办“疾控学子，前路康庄”2020 年研究生就业指导线上培训会，面向 100 余名研究生，开展就业形势分析、经验分享、简历制作、线上面试技巧、线上面试实战演练和专家点评等。

【组织申报重大项目】组织申报教育部与国家卫生健康委联合设立的高层次应用型公共卫生人才培养创新项目（2020—2030 年）并获批，成为立项单位。

【开展校际交流】与南京医科大学联合招收研究生 7 名，与浙江大学联合招收研究生 5 名。

【开设研究生学位课程】中国疾控中心研究生院集中开设 52 门课程，共计授课 2 556 学时；组织各研究生培养单位开设专业课程 22 门，共计授课 1 218 学时。集中课程授课教师为 242 名（中心内为 174 人，中心外为 68 人）；各单位专业课程授课教师为 222 名（中心内为 197 人，中心外为 25 人）。

【开展线上教学与管理工作】2020 年 3—8 月，组织中心一年级硕士研究生 24 门学位课程线上教学，共计授课 1 136 学时。2020 年 3 月，专题开设“公共卫生现场调查选题与设计”网络课程。

2020 年 10 月 27 日—11 月 17 日，新开设应用型硕士研究生专业选修课程“网络安全”（课程编号：S2C0245）。

【组织在读研究生参加新型冠状病毒核酸检测和新冠肺炎流行病学调查网上培训】2020 年 6 月 21 日—7 月 15 日，组织在读研究生在国家卫生健康委能力建设和继续教育中心平台参加新型冠状病毒核酸检测和新冠肺炎流行病学调查网上培训。

【举办疾控机构公共卫生实践教学师资培训】2020 年 11 月 4—6 日，在四川省成都市首次举办国家级继续医学教育项目“疾控机构公共卫生实践教学师资培训班”。

【举办“疾控讲堂”研究生系列专题讲座】共举办 5 场“疾控讲堂”研究生专题讲座：卢江书记讲授研究生教育专题思政党课、高福院长讲授“诚实守信，勇于担当——做一个负责任的人”、刘剑君院长讲授“工作中的学习”、刘康迈研究员讲授“三年援疆路，一生新疆情”、李中杰研究员讲授“新冠肺炎研究进展与防控策略”。

【开展研究生疫情防控工作】新冠肺炎疫情防控期间，排查摸底，建立学生日报制度；利用网络媒介，及时传递疫情防控信息；加强对研究生的心理健康管理；落实防控措施，帮助毕业生顺利返校等，保证疫情期间研究生的身心健康及安全。

【开展研究生思想政治教育工作及党、团建设】深入学习贯彻习近平新时代中国特色社会主义思想和党的十九大精神，进一步贯彻落实全国高校思想政治工作会议精神和全国卫生计生系统思想政治工作主要内容，组建 2020 级新生党、团支部，指导研究生党支部做好入党积极分子的培养、考察和组织发展等工作，指导党、团支部认真落实中心党委、团委部署，开展好各项活动。

【开展研究生德育工作队伍建设】加强班主任和辅导员队伍建设，提升德育工作水平。继续加强与研究生班主任和辅导员的沟通联系，探讨研究生管理方面的成功经验和做法。

【评选奖、助学金及优秀研究生】组织开展在读研究生财务信息数据库的建设工作，并落实 2020 年 1—12 月（2 月、8 月除外）690 余名在读研究生每月基本助学金的核定发放工作。评选研究生新生奖学金、学业奖学金、基本奖学金和优秀研究生，组织优秀研究生干部评选。

【落实研究生管理助理制度】组织落实研究生院和各直属单位研究生管理助理（以下简称“助管”）设置工作，设立“助管”岗位42个，开展研究生“助管”岗位的选聘工作，核定发放“助管”费用123人次。

【组织落实各直属单位研究生住宿补助经费】摸清各直属单位研究生住宿租赁住房情况，组织落实各直属单位研究生住宿补助经费。

【办理研究生交通综合意外保险】为全体在读研究生、2020届毕业研究生、2020级研究生新生办理交通综合意外保险的年度续保、减保、增保工作。

【评定研究生困难补助】2020年11月，召开研究生困难补助评审会，核定并确认困难补助发放名单28人。

【协助办理研究生助学贷款】协助中心研究生办理生源地国家开发银行助学贷款51人次，上传并采集研究生助学贷款相关信息。

【联合举办全国大学生健康科普大赛】中国疾控中心研究生院联合中华预防医学会，举办2020年全国大学生健康科普大赛。

【推动研究生会建设】完成第三届第四任研究生会换届选举工作。完成2020—2021学年研究生会招新工作。完成2020年春季学期和秋季学期工作总结会以及4次研究生会例会工作。

【举办研究生文体活动】2020年1月，举办“倾听疾控声音，传递健康力量”系列学术交流活动。2020年7月，组织设计2020届毕业研究生纪念品。2020年8月，举办中心研究生健康科普比赛。2020年8—12月，选送作品参加2020年全国大学生健康科普大赛。2020年10月，举办“致敬·启航——歌颂疾控精神，谱写公卫华章”中国疾控中心2020年研究生文艺汇演。2020年11月，举办“秋风化羽·情满疾控”中国疾控中心研究生羽毛球比赛。

【开展学位授予及研究生导师队伍建设】经中心第六届学位评定委员会审定，授予博士学位41人、硕士学位61人、公共卫生硕士专业学位71人。评选中心优秀博士学位论文6篇。增选博士研究生导师17人、硕士研究生导师17人、公共卫生硕士研究生导师38人。截至2020年年底，共有研究生导师325人，其中，博士研究生导师为87人，硕士研究生导师为161人，公共卫生硕士研究生导师为77人。2020年，共有622人担任研究生副导师。组织导师、副导师集中参加中心党委书记讲党课学习、参加全国科学道德和学风建设宣讲教育报告会学习（线上）。

【开展研究生学籍注册、学历学位服务】落实研究生新生学籍电子注册282人、在校生学年电子注册689人、毕业生学历电子注册151人。完成新生入学登记和毕业生毕业登记、毕业证书制发工作。办理研究生退学、延期毕业、变更培养单位、更换导师、休学/复学、更换副导师、增聘副导师等批复、备案共计74人次。提供毕业研究生学历学位相关服务112人次。

【开展公共卫生硕士专业学位水平评估工作】启动参评全国公共卫生硕士专业学位水平评估工作，对2002年以来公共卫生硕士专业学位研究生教育进行全面、系统的梳理和总结，凝练培养特色和特点，查找问题和不足，以评促建，推动中心公共卫生硕士专业学位人才培养的高质量发展。

【开展博士后进出站工作】2020年，招收博士后研究人员5人（自主招收）。进入基础医学流动站2人，进入公共卫生与预防医学流动站3人，其中包括传染病所2人、病毒病所2人、寄生虫病所1人。审核办理2名博士后研究人员出站材料。截至2020年12月31日，在站博士后为15人。

【完成中心博士后工作年报编写工作】2020年2月，完成中心博士后工作年报编写工作，并报全国博士后管理委员会办公室。

【开展中心博士后基金申报工作】2020年1月，审核获得中国博士后科学基金资助的2017年度出站博士后人员的基金总结报告，并完成2017年度中国博士后科学基金资助金使用效益情况报告。

【提供预防医学科住培与公共卫生医师规培试点技术支撑】2020年1月，组织编制预防医学科培训细则及基地认定细则修订工作计划与实施方案。2020年5月，完成预防医学科“两个标准”修订工作说明。2020年6—7月，组织编制39门预防医学专业住院医师规范化培训（以下简称住培）（为主）和公共卫生医师规范化培训（以下简称公共卫生医师规培）网络培训课程大纲初稿，组织编制带教师资网络培训课程和计划。2020年7

月，配合中国医师协会审核目前使用的住培信息化平台变量设置，对培训基地、专业基地、协同基地等管理信息系统提出改造建议。2020 年 11 月，配合中国医师协会完善公共卫生医师规培试点基地和预防医学科住培基地的调研工作方案、访谈提纲等。根据国家卫生健康委疾控局的安排，编制并报送公共卫生医师规培进展报告、疾控人才培养建议报告、2020 年重点工作计划等。作为第二届毕业后医学教育预防医学（公共卫生）专业委员会主任委员单位，2020 年，进一步完善专业委员会的组织架构与内部分工。

2020 年，首次组织开展培训基地的年度业务水平测试命题工作。自 2020 年 8 月下旬起，聘请专家，命制两大专业 36 个亚专业试题共 807 道，开展组题、制卷、定卷和审题工作，形成 4 套测试试卷，并于 2020 年 11 月 29 日顺利完成预防医学科住培学员的线上考试。初步完成公共卫生医师规培的日常考核、出科考核（能力考核）、年度考核（阶段考核）、结业考核的方案设计。2020 年 9—10 月，配合中国医师协会在住培高峰论坛上首次设置公共卫生医师规范化培训分论坛，共安排 13 个讲课主题，围绕国外公共卫生医师培训经验、我国公共卫生医师规培设计与进展等主题进行授课，组织公共卫生医师规培基地的教学主任、带教指导老师等在 2020 年 11 月 1 日接受线上培训。2020 年 11 月 5 日，在全国疾控机构教育培训年会期间，设置公共卫生医师规培专题会场，组织基地培训工作分管负责人、管理人员等接受培训。开展试点地区之间规培相关工作的指导与交流，协助新冠肺炎疫情防控期间各基地规培学员参与疫情防控的先进事迹报道投稿。实施国家卫生健康委疾控局公共卫生医师规培试点委托项目，开展疾控机构公共卫生医师规培技术方案开发与指导项目相关工作，研究、编制公共卫生医师规培评估与现场指导项目协议，落实两个项目后续的具体实施等。

【管理国家级继续医学教育项目】2020 年，获批国家级继续医学教育项目共 65 项，其中包括国家级继续医学教育普通项目 44 项（执行 28 项）、传染病预防控制国家级继续医学教育基地项目 21 项（执行 12 项），实际共执行 40 项，累计培训学员 5 000 余人次。根据全国继续医学教育委员会的安排，统筹协调继续医学教育项目的管理工作，开展项目常规申报、备案、执行汇报和现场督导评估。按照全国继续医学教育委员会办公室《关于申报 2021 年国家级继续医学教育项目的通知》（全继委办发〔2020〕12 号）的要求，组织申报 2021 年第一批新项目 36 项。2020 年 6 月 29 日，召开中心国家级继续医学教育项目管理网络工作会议。2020 年 6 月，印发了《中国疾病预防控制中心教育培训处关于进一步做好新冠肺炎疫情防控期间继续医学教育有关工作的通知》（教育处便函〔2020〕44 号）。根据全国继续医学教育委员会办公室《关于扩大国家级继续医学教育项目电子学分证书使用范围的通知》（全继委办发〔2019〕09 号），作为试点单位，进一步扩大国家级继续医学教育项目电子学分证书使用与服务范围，国家级继续医学教育普通项目和基地项目全部施行电子学分证书，提升了继续医学教育信息化管理与服务水平。

【组织召开 2020 年全国疾控机构教育培训工作会议】2020 年 11 月，组织召开 2020 年全国疾控机构教育培训工作会议。这次会议重点对全国疾控机构公共卫生医师规培试点工作进行了总结和交流。

【启动公共卫生与预防医学名词规范项目工作】2020 年 5 月开始，全国科学技术名词审定委员会（以下简称全国科技名词委）经过广泛调研、征求意见，从“整体规划”“全面提升”的角度出发，提出了加快公共卫生与预防医学名词体系建设的总体设想，并经过组织项目答辩和论证、公示等严格程序，批准成立全国公共卫生与预防医学名词审定委员会。作为主任委员单位，于 2020 年 10 月协助全国科技名词委在中国科学院召开了全国公共卫生与预防医学名词审定委员会成立大会。2020 年 12 月，组织召开了全国公共卫生与预防医学名词审定委员会工作会议，讨论确定二级学科名称，梳理审定委员会的职责，制订下一步工作计划。该项工作将用 2～3 年时间，系统梳理我国公共卫生与预防医学名词体系，分步骤、分阶段地建立一套涵盖 20 多个二级学科，且定名科学、体系完整、词条规范的公共卫生与预防医学名词体系。

【实施中央抗疫国债基层疫情防控能力提升项目】在国家卫生健康委 2020 年中央抗疫国债支持的基层疫情防控能力提升项目中，负责项目实施的全程技术指导。组织编制了现场流行病学培训、实验室检测能力培训、信息技术骨干人才培训 3 个培训大纲并印发各省（自治区、直辖市）提供指导，组织开发了相关音视频培训课件（29 个），以指导各省（自治区、直辖市）开展在线培训。

【开展公共卫生人才培养－继续教育战略课题研究后续收尾工作】2020 年 12 月，在课题前序工作的基础上，课题组赴山西省参加公共卫生人才培养－继续教育战略课题报告定稿会。继续整理、补充调查数据，修改、完善课题研究报告，撰写相关科研论文等。

【组织开展新冠肺炎防控方案培训、对现场专家以及督导专家的应急培训等】自 2020 年 1 月 15 日中国疾控中心启动新冠肺炎疫情一级响应以来，教育培训处（研究生院）作为一级响应框架培训督导组的牵头部门，开发了 23 个应急时期支持在线学习的音视频培训课件，在国家卫生健康委能力建设和继续教育中心网上培训平台中发布 19 个；紧跟国家卫生健康委印发第一版至第七版《新型冠状病毒肺炎防控方案》，组织实施 7 场、3 500 余人次全国疾控机构的视频培训；组织开展 5 场、90 人次中心专家赴疫情重点地区的行前应急培训，组织专家赴北京市密云区开展核酸检测和流行病学调查现场培训；开展边境省份输入性疫情防控视频培训，与牡丹江市卫生健康委联合举办“点对点”医疗机构肺炎样本采集技术与防护视频培训，联合吉林市卫生健康委举办吉林市医疗和疾控机构生物安全实验室运行管理专题视频培训等；开展针对各级疾控机构的两轮培训需求调查；持续收集可用于培训和指导的技术素材；组织专家编制新冠肺炎防控培训教材；持续为前方工作组和各地疾控机构提供培训资料和技术支撑。

【组织开展新冠病毒核酸检测和新冠肺炎流行病学调查培训】为深入贯彻落实习近平总书记系列重要讲话精神，着力提升新冠肺炎现场流行病学调查、实验室检测等能力，国务院联防联控机制综合组于2020年6月14日印发通知，在全国开展新冠病毒核酸检测和新冠肺炎流行病学调查培训。负责与有关省级疾控中心等机构共同制定线上培训课程，组织行业专家备课、审稿和录制，开发出2套24个在线学习的音视频课件（其中，核酸检测音视频课件为10个，流调音视频课件为14个），依托国家卫生健康委能力建设和继续教育中心网上培训平台，于2020年6月19日全面上线发布，供全国学习。截至2020年12月31日，该项目累计学习人数为290万人（其中，核酸检测培训学习人数为150万人，流调培训学习人数为140万人）。

【录取CFETP第十九期学员】2020年1月，录取两年制CFETP（Chinese Field Epidemiology Training Program，中国现场流行病学培训项目）第十九期学员22人，其中包括中国疾控中心2人、省级疾控机构11人、地市级疾控和医疗机构9人。CFETP自2001年成立以来，已累计招收学员398人。

【录取西部地区FETP第五期学员】2020年1月，录取9个月制西部地区FETP（Field Epidemiology Training Program，现场流行病学培训项目）第五期学员40人，其中新疆维吾尔自治区为10人（含新疆生产建设兵团1人），西藏自治区、四川省、甘肃省各4人，云南省和青海省各3人，内蒙古自治区、广西壮族自治区、重庆市、贵州省、陕西省和宁夏回族自治区各2人。西部地区FETP自2016年2月启动以来，已累计招收200名学员。

【参与中心新冠肺炎疫情防控应对中现场应对工作】2020年1—12月，教育培训处（研究生院）CFETP教师和第十八期、第十九期学员参加湖北省武汉市、广东省广州市、辽宁省大连市、山东省青岛市、黑龙江省、吉林省吉林市、北京市新发地、新疆维吾尔自治区乌鲁木齐市、新疆维吾尔自治区喀什地区、江苏省南京市、天津市和辽宁省沈阳市等地的新冠肺炎疫情现场调查，组织毕业生参与辽宁省大连市、山东省青岛市、新疆维吾尔自治区喀什市等地的溯源调查。

【开展基地分配工作】2020年2月10日，两年制CFETP第十八期学员进入2020年

度培训基地 / 实习单位。2020 年 12 月底，学员结束在培训基地的实习任务。

【投稿第 69 届 EIS 年会】2020 年 2 月，2 名 CFETP 第十八期学员邵歌、余雅的现场报告摘要被美国疾控中心第 69 届流行病信息服务部（Epidemic Intelligence Service，EIS）年会录取，但会议由于疫情被取消。

【参加 TEPHINET 召开的新冠肺炎防控策略远程研讨会】2020 年 4—10 月，CFETP 6 次受邀参加全球流行病学培训项目与公共卫生干预网络（Training Programs in Epidemiology and Public Health Interventions Network，TEPHINET）召开的新冠肺炎防控策略远程研讨会，教育培训处副处长、CFETP 项目主任马会来做主旨发言，与世界各国同行就新冠肺炎防控工作开展情况进行技术交流。

【参加东盟 +3 现场流行病学培训网络举办的新冠肺炎防控策略系列远程研讨会】2020 年 5 月，在东盟 +3 现场流行病学培训网络（ASEAN Plus Three Field Epidemiology Training Network，ASEAN+3 FETN）举办的新冠肺炎防控策略系列远程研讨会中，教育培训处副处长、CFETP 项目主任马会来做主旨发言，并与成员伙伴分享中国经验，传递中国声音。

【组织西部地区 FETP 线上授课】2020 年 6—12 月，受新冠肺炎疫情影响，西部地区 FETP 第五期学员的核心课程集中培训改为线上培训，采取讲课、汇报和指导相结合的方式，每周开展 1 ~ 2 天网络视频授课，每月以网络视频形式安排 1 次现场报告和点评指导。

【举办毕业典礼】2020 年 12 月 24—25 日，CFETP 年会期间，举办了 CFETP 第十八期学员毕业典礼。

【加强 FETP 学员管理和指导工作】2020 年 8 月，授予中国疾控中心刘小秋等 17 人、省及地方培训基地何英华等 45 人、CFETP 和西部地区 FETP 毕业生金东辉等 8 人，共计 70 人 CFETP 导师资格（2020 年 8 月—2024 年 8 月）。

【CFETP 第十九期延期开学】受新冠肺炎疫情影响，CFETP 第十九期学员由 2020 年 3 月开学延迟至 2020 年 9 月开学，进行为期一个月的核心课程集中培训，增加晚上和周末的时间进行在线授课，完成了授课内容。

【举办省及地方 FETP 项目及师资队伍建设研讨会暨师资培训班】2020 年 9 月 16—17 日，在北京市举办省及地方 FETP 项目及师资队伍建设研讨会暨师资培训班。国家卫生健康委疾控局一级巡视员贺青华、中国疾控中心党委书记卢江，以及来自全国 31 个省（自治区、直辖市）疾控中心分管 FETP 的部门负责人、项目管理人员和师资，2018—2019 年一线人员 FETP 项目管理人员和师资，CFETP 教师等 100 多人参加了会议。

【开展西部地区 FETP 学员现场指导工作】2020 年 9—11 月，CFETP 组织项目指导教师、西部地区 FETP 责任导师，先后赴内蒙古自治区、云南省、陕西省、甘肃省、青海省、四川省、宁夏回族自治区、贵州省、西藏自治区、重庆市等相关单位，对西部地区 FETP 第五期学员开展现场工作指导；受新冠肺炎疫情影响，采用线上指导形式，完成对新疆维吾尔自治区和广西壮族自治区学员的中期访问。

【举办 CFETP 第十五届年会】2020 年 12 月 24—25 日，在北京市举办 CFETP 第十五届年会，约 150 人现场参加了会议，另有近 4.6 万人次在线参会。本届年会共收到投稿摘要 152 篇，内容均为国家或地方 FETP 学员近两年开展的暴发调查、专题研究和监测数据分析。其中 19 篇于 2020 年 12 月 25 日进行口头报告交流。会议评选出口头报告金奖 1 名、银奖 1 名、优秀奖 1 名。为进一步推动全国 FETP 基地建设与发展，年会期间，CFETP 组织召开了培训基地管理会，通报前期基地发展现状调查结果，交流基地管理经验。

【担任世界卫生组织外部专家，参加冷链海产品污染及传播新冠病毒的技术交流】2020 年 10 月，受国家卫生健康委国际合作司（以下简称国家卫生健康委国际司）委派，教育培训处马会来副处长担任世界卫生组织外部专家，参加与世界卫生组织的冷链海产品污染及传播新冠病毒研讨与技术交流工作。

【参加第四届东盟兽医流行病学小组与东盟 +3 现场流行病学培训网络联合会议】2020 年 9 月 7 日，CFETP 项目副主任裴迎新、外事专员张晨晟受邀参加第四届东盟兽医流行病学小组（ASEAN Veterinary Epidemiology Group，AVEG）与东盟 +3 现场流行病学培训网络联合会议（网络），了解相关方合作进展。

【参加第八期中美疾控中心技术交流视频会议】2020 年 11 月 18 日，根据中国疾控中心外事处的安排，CFETP 项目主任马会来等参加第八期中美疾控中心技术交流视频会议，介绍了进口冷链食品的新冠病毒溯源调查报告，并与美方专家开展了深入交流。

（罗会明、戴政、马会来、邓晋琦、裴迎新）

学术出版管理

【《中国疾病预防控制中心周报（英文）》（*China CDC Weekly*）工作】《中国疾病预防控制中心周报（英文）》（以下简称《周报》）是中国目前唯一一本英文学术周刊。《周报》按期出版52期，其中包括COVID-19（corona virus disease 2019，新型冠状病毒肺炎）专刊7期、重点公共卫生问题专刊16期。《周报》因发表多篇高被引文章，及时报告国内和国际抗疫的实践及学术成果，引起了国际社会的广泛关注，已经成为国际权威公共卫生信息来源。《周报》在世界上首发了新冠病毒实验室测序结果和武汉疫情流行病学调查报告，2篇文章被国家级主流媒体新华社纳入《中国公布抗击新冠疫情过程中的主要事实》；《中国日报》为《周报》创刊一周年进行了专题采访报道，对《周报》发表的文章多次转载报道。《周报》与世界卫生组织驻中国代表处合作，编译出版了《新型冠状病毒肺炎防控方案》（第六版）及配套的《新型冠状病毒肺炎流行病学调查指南》《新型冠状病毒肺炎病例密切接触者调查与管理指南》《新型冠状病毒肺炎实验室检测技术指南》《特定场所消毒技术指南》和《特定人群个人防护指南》6个技术指南，并在世界卫生组织官网上发布。《周报》在官网上开辟了 *Tracing the Epidemic* 专栏，该专栏每日用英文同步更新国家卫生健康委"每日疫情"，成为国外读者和中国使领馆及驻外机构获取及转发中国疫情信息的可靠来源。

【"中国科技期刊卓越行动计划"项目】《周报》和《生物医学与环境科学（英文）》（*Biomedical and Environmental Sciences*）按期执行完成了中国科学技术协会期刊国家项目的年度计划。

【期刊编辑出版工作】主办和承办的15本期刊在疫情期间均按时出版，没有出现拖期现象。对期刊加强意识形态管理，用学术讲政治。8本主办期刊在国家卫生健康委宣传司组织的"2019年度期刊社会效益评价"中全部获评优良；在"2020年度期刊政治质量和编辑出版质量专项审读"中均未发现政治质量问题，编校质量总体优良；在"2020年度期刊主题宣传成果评选"活动中，《周报》《疾病监测》获评主题宣传优秀期刊奖，《环境卫生学杂志》获评主题宣传优秀作品奖。

【科研及研究生培养】参与申请国家自然科学基金项目1项；获得省级科技进步三等奖1项；培养研究生3名。

（谭枫、张群、段江娟、许嫒嫒、崔云裳、陈钰、陈卫红、刘楠堃、申学颖、张莹、Peter Hao）

财务管理与审计

【加强预决算管理和绩效管理工作】

（1）认真组织预算编制工作。按国家卫生健康委要求，完成2021—2023年三年滚动项目库和2021年“一上”部门预算，中心（含本级及11家直属单位）共申报项目94个。

（2）督促推进预算执行和存量资金清理消化。继续贯彻落实预算执行责任制度，在防控新冠肺炎疫情的严峻形势下，通过主要领导亲自督促、工作约谈、进度通报、纳入部门先进评选标准等多种措施，督促推进预算执行和存量资金清理消化。

（3）完成2019年部门决算以及财务分析工作。组织审核汇总中心本级及11家直属单位财务决算，开展中心本级2019年财务决算，完成决算说明及分析报告。决算报表包括部门决算、住房改革支出决算、卫生健康年报及快报、国有资产决算、工会决算、财务报告等。

（4）加强绩效管理，开展绩效自评工作，接受上级绩效评价。严格按照财政部和国家卫生健康委工作部署，开展绩效管理工作，组织项目的绩效自评以及绩效目标执行监控工作，同时，与中心办公室共同进行了2019年度的单位整体支出绩效自评，2020年5月，接受了国家卫生健康委委托项目资金监管服务中心对中心单位整体支出以及重点项目绩效评价的考核工作；对2020年度项目进行了年中绩效监控，形成了书面报告。

【健全财务管理制度，规范财务收支行为】

（1）完善财务管理制度。继续梳理和完善财务管理相关制度，编写了《中国疾控中心财务处关于公务卡使用中有关问题的说明（三）》（财务处便函〔2020〕130号）、《中心财务处关于启用新版格式〈支出审批单〉〈借据〉和〈差旅费报销单〉等财务单据的通知》（财务处便函〔2020〕112号）等财务管理相关制度，内容主要涉及预决算管理、采购管理、财务报销等方面。

（2）严把审核关口。严格按照各项财务制度的要求，严把审核关，对财务报账从预算符合性、票据合规性、依据充分性、签批完整性等多方面进行把控，保证资金正确支付，圆满完成了中心本级各项经费的核算任务。

（3）加强台账管理和财务公示。继续实行咨询费、会议费、培训费、因公出国（境）费用、公务用车购置和运行维护费、公务接待费6项费用支出台账管理，按财政部核定的额度，监控费用使用，严格报销审核，保证6项费用的支出在总额度内使用。严格执行控制“三公”经费预算。

（4）有效利用外部审计和检查。接受审计署、国家卫生健康委、项目验收机构组织等进行的预算执行审计、经济责任审计、课题验收结题审计等，对于审计过程中提出的问题和情况，及时进行说明和解释；对于检查发现的问题和情况，及时报告中心领导，能够整改的，均及时进行了整改。

（5）多渠道保障疫情防控经费需求，保障疫情防控工作者的利益。补充和完善疫情防控相关经费管理制度。2020 年，制定了《中国疾病预防控制中心关于发放新冠肺炎疫情防控加班费的通知》（中疾控财务便函〔2020〕190 号）、《中国疾控中心财务处关于新冠肺炎疫情防控费用报销事项的通知》（财务处便函〔2020〕20 号）等多项通知，保障了应急工作人员的相关利益。

为保障疫情防控任务的顺利开展，采取预算调整、对新冠肺炎疫情防控项目追加财政预算、向属地化归属北京市昌平区卫生健康委申请资金、申请国家发改委立项基建项目等多种方式，保障经费需求。

【加强内部控制工作，协助开展经济活动管理专项行动】

（1）开展中心内部控制自评工作，完成并上报事业单位内部控制年度报告。根据中国疾控中心领导班子成员及分工变动情况，及时调整内部控制工作组织机构和人员，并根据财政部的规定，在认真梳理和总结 2019 年度单位内部控制实施情况的基础上，完成 2019 年度单位内部控制情况填报并上报内部控制报告。

（2）开展关键岗位人员轮岗工作。根据工作需要，改进工作流程，提高工作效率，完善内部控制。

（3）组织开展各项财务相关自查工作。组织开展防范及处置非法集资、部门预算项目支出绩效自评问题的自查自纠、新冠肺炎疫情防控相关补助资金分配使用情况核查等财务自查工作，并及时报送总结报告。

（4）进一步规范中心的各项经济活动。启动经济活动管理专项行动，财务处全力协助中心经济管理专项行动办制定中心《经济活动管理专项行动方案和自查表》，负责单位层面的内部控制、预算管理、收支管理，会计档案管理方面的自查工作，以及处室层面的相关自查工作。

【开展经济责任审计】根据人事处《关于对张彤同志进行经济责任审计的函》（人事处便函〔2020〕14 号），中国疾控中心审计处委托会计师事务所对张彤同志担任妇幼中心主任期间（2018 年 1 月—2019 年 11 月）的经济责任进行了审计。依照中心的审计程序，于 2019 年 7 月 29 日向妇幼中心下发了《中国疾病预防控制中心关于对妇幼中心原法定代表人张彤同志进行离任经济责任审计的通知》（中疾控审计发〔2020〕51 号），并于 2020 年 7 月 31 日召开了进点会，与北京和兴会计师事务所签订了委托审计合同。审计现场结束后，审计处组织召开了由会计师事务所审计组和妇幼中心班子成员及相关部门负责人参加的审计意见反馈会，听取了双方对问题的反馈与认领意见。审计处还组织专家对会计师事务所审计组出具的审计报告进行了审核与质量把控，于2020年10月4日将正式审计报告发至中心人事处和妇幼中心及张彤同志本人，同时抄报中心领导及经济责任联席会成员。

根据人事处《关于对武桂珍同志进行经济责任审计的函》（人事处便函〔2020〕20号），审计处委托北京和兴会计师事务所对武桂珍同志担任病毒病所法定代表人期间（2014年8月—2020年6月）的经济责任进行了审计。依照中心的审计程序，下发了《中国疾病预防控制中心关于对病毒病所原法定代表人武桂珍同志进行任期经济责任审计的通知》（中疾控审计发〔2020〕59号），并于2020年8月24日召开了进点会。审计现场结束后，审计处组织召开了由会计师事务所审计组和病毒病所班子成员及相关部门负责人参加的审计意见反馈会，听取了双方对问题的核实与认领意见。审计处还组织专家对会计师事务所审计组出具的审计报告进行了审核与质量把控，于2020年12月31日将正式审计报告发至中心人事处和病毒病所及武桂珍同志本人，同时抄报中心领导及经济责任联席会成员。

【开展预算执行和财务收支审计】根据《国家卫生健康委财务司关于开展预算单位2019年度预算执行等审计的通知》要求，中国疾控中心审计处结合中心的实际情况，制定了中国疾控中心开展直属单位2019年度预算执行和财务收支审计工作方案，并下发《中国疾病预防控制中心关于对直属单位开展2019年度预算执行和2020年捐赠专项审计的通知》（中疾控审计便函〔2020〕443号）。2020年6—9月，委托北京天圆全会计师事务所对7个直属单位（寄生虫病所、艾防中心、慢病中心、营养所、环境所、职业卫生所、辐射安全所）的2019年度预算执行和财务收支情况进行了审计。在审计期间，审计处及时协调、督促和检查会计师事务所的各项工作进展情况，在会计师事务所审计组现场审计基本完成时，成立了3人专家小组到各单位听取项目审计组的审计意见反馈，了解各直属单位对各项问题的认领意见，对会计师事务所出具的审计报告进行了审核与质量把控。2020年11月底，将审计报告发至各相关单位。本次审计共发现了36个问题，及时向中心领导进行了书面汇报，撰写了此项审计工作总结报告，按时上报了国家卫生健康委财务司审计评价处，发文将审计发现的问题向各直属单位进行了通报并提出了整改要求。此项审计有效地规范了各直属单位的资金使用和内部管理。

【开展新冠肺炎疫情期间接受捐赠款物审计】按照《国家卫生健康委财务司关于开展委预算单位新冠肺炎疫情防控社会捐赠款物专项审计工作的通知》要求，中国疾控中心审计处对6个直属单位（传染病所、病毒病所、寄生虫病所、艾防中心、职业卫生所、辐射安全所）在2020年1—5月新冠肺炎疫情期间接受社会捐赠款物的情况开展了专项审计，对发现的3类审计问题（未开具捐赠发票、未签订捐赠协议、未进行捐赠公示）进行了纠正，已将审计报告发至各直属单位，同时将审计中发现的问题向中心领导进行了汇报，此项审计有效地规范了各直属单位接受社会捐赠款物的内部管理。

【开展合同事前审计】实施审计关口前移，开展合同事前审计。2020年，对中心167份5万元以上的经济合同实行了签订前的审计，主要从经费预算、采购规定执行、合同条款、律师意见执行等方面进行了审计，审计金额总计1.2亿元，提出更正修改意见共472条，纠正错误金额4 764万元，退回了2份违规合同的签订。通过合同事前审计，及时发现问题并要求送审部门进行了纠正，有效地防范了合同签订不规范给单位带来的风险，确保了中心经济合同签订的规范性以及采购程序的合规性。

【开展工程项目过程跟踪审计】按照《中国疾病预防控制中心基建及维修工程项目审计管理办法（试行）》（中疾控审发〔2017〕42号）的规定，中国疾控中心审计处对应对新冠肺炎疫情提升公共卫生应急能力建设项目开展了过程跟踪审计。审计处组织撰写了招标工程造价咨询公司的需求文件，通过中心采购部门招标，选择北京金马威工程咨询有限公司作为过程跟踪审计单位，并组织该公司项目组人员对该工程项目的招标文件、采购合同、清单编制等进行了审核，进一步确保工程项目资金合规、有效使用。

【开展内审课题研究】为更好地为中心疾控科研和管理人员提供合规的服务与咨询，为内审人员研判审计问题、撰写审计报告提供政策依据，中国疾控中心审计处开展了“如何规范和减少经济管理中发生不良事项的研究”，并完成了课题成果《常见审计问题与相关法规制度依据对应提示手册》的编写。该课题通过了验收，并被中心评为优秀课题。该手册收集整理了180多个本系统日常审计发现的问题案例，针对每个问题列示了其与法规制度具体条款内容不符的政策依据，同时还提出了审计建议与管理提示，供科研、管理以及刚刚走上内部审计岗位的人员学习查看。利用活教材，做好宣传教育，提醒和预防此类问题的再次发生。此手册印刷了1 000本，已发至中心本级和各直属单位使用，深受大家的欢迎，受到中心本级各部门和各直属单位的一致好评。

【开展督导检查工作】2020年，中国疾控中心审计处参加了中心对8个直属单位（传染病所、病毒病所、寄生虫病所、慢病中心、营养所、环境所、改水中心、妇幼中心）科研项目管理的督导检查、对7个直属单位（传染病所、寄生虫病所、艾防中心、慢病中心、营养所、职卫所、改水中心）问题线索整改方案落实情况的督导检查、对8个直属单位（传染病所、病毒病所、寄生虫病所、艾防中心、环境所、职业卫生所、辐射安全所、妇幼中心）经济活动的专项督导检查，同时还督导了上述各直属单位审计中发现问题的整改工作。

（张雁、胡文上、刘丽芳、马洁琳、袁灵华）

资产管理

【采购工作】2020 年，遵照国家法律法规及中心相关规定，各部门共同协调配合，采取公开招标、竞争性谈判、竞争性磋商、询价等多种采购方式，共完成采购项目 94 项，总计采购预算为 11 789.940 2 万元，总计中标金额为 10 989.149 8 万元。

（1）新冠肺炎疫情防控应急采购。在新冠肺炎疫情防控工作中，按照财政部有关文件精神，制定了《中国疾病预防控制中心关于应对新型冠状病毒感染肺炎疫情防控工作紧急采购管理办法（暂行）》，经 2020 年第 4 次党委常委会通过。完成疫情防控采购项目 19 个，总计采购预算为 495.62 万元，总计中标金额为 432.86 万元。

（2）国家免疫规划疫苗集中采购。共收到 31 个省（自治区、直辖市）和新疆生产建设兵团疾控中心上报的 2021 年国家免疫规划疫苗采购计划，计划采购 17 个品种、2.44 亿支疫苗，预算约为 37 亿元。中国疾控中心资产管理处会同免疫规划中心起草上报了《2021 年国家免疫规划疫苗集中采购方案》，并于 2020 年 10 月 30 日获得财政部的正式批复。截至 2020 年 12 月 31 日，12 种疫苗已完成采购。

【固定资产管理工作】通用设备共计 13 048 台件，设备原值为 310 968 789.24 元；专用设备共计 1 860 台件，设备原值为 152 956 862.61 元；家具、用具、装具及动植物共计 9 875 台件，设备原值为 18 739 254.77 元；无形资产共计 1 594 台件，资产原值为 80 564 961.91 元。2020 年，新增设备类固定资产 787 台件，资产总值为 31 588 720.40 元；报废资产 862 台件，资产总值为 11 189 627.57 元。截至 2020 年 11 月 30 日，中心本级在用设备类固定资产为 26 387 台件，资产总值为 1 136 210 615.30 元。

【批量采购及信息统计上报工作】报送 5 种品目（台式计算机、笔记本电脑、复印机、打印机、空调）共计 354 台。

【二期工程建设项目】开展二期工程前期相关招标采购工作，完成了市政供电路由选线测绘等 5 项谈判采购工作；市政供电工程设计项目组织公开招标。

【重大疾病防控能力与生物安全保障项目】该项目的经费总额为 4 026 万元。已完成 12 台 / 套大型设备的公开招标工作，另有 2 台 / 套大型设备的招标采购工作于 2020 年年底前完成。

【应对新冠肺炎疫情提升公共卫生应急能力建设项目】该项目的经费总额为 6 000 万元，已完成项目设计、病原微生物保藏信息管理系统及配套设备改造等 5 个项目的招标采购任务；另有实验设备采购、工程监理、施工 3 个采购项目正在组织公开招标。

【中心采购专家库建设工作】为进一步规范和加强中心的采购管理工作，中国疾控中心各直属单位及各处室推荐专家成立了中心采购专家库，以完成中心采购项目的评审、论证等工作。截至 2020 年年底，共有 7 个直属单位、23 个中心机关处室推荐了专家，合计 158 人。

【制度建设工作】制定并发布了《中国疾病预防控制中心关于加强政府采购管理工作的通知》（中疾控资产便函〔2020〕750 号）、《中国疾病预防控制中心政府集中采购目录内项目采购实施细则》（中疾控资产便函〔2020〕418 号）、《中国疾病预防控制中心关于规范本级小额采购工作程序的通知》（中疾控资产便函〔2020〕432 号）等，加强采购制度建设。出台了《中国疾病预防控制中心对外投资管理办法》（中疾控资产便函〔2020〕927 号）和《中国疾病预防控制中心关于明确设备类固定资产处置审批流程的通知》（中疾控资产便函〔2020〕938 号），加强对外投资和固定资产管理制度建设。

（刘保华、王悦）

实验室和实验动物管理

【参与新冠肺炎疫情防控工作】自2020年1月15日中国疾控中心启动新冠肺炎疫情一级响应开始，承担生物安全组工作，参与编写《新型冠状病毒实验室生物安全指南》（第二版）、《新型冠状病毒PCR实验室生物安全要求》（第二版）等相关技术文件，为疫情防控检测工作提供技术支持及指导文件。根据中心疫情防控工作安排，派1人赴云南省开展新冠肺炎疫情相关专项调查，派2人驰援湖北省、吉林省、北京市、新疆维吾尔自治区喀什地区等多地进行现场工作指导。加强对中心新冠检测实验室的生物安全监管工作，期间，进行中心直属相关单位实验室生物安全检查4次，负责从全国运输到中心的新冠样本或毒株的准运证办理工作。自2020年2月9日开始，每日收集实验室生物安全“日报告”信息表。在全国新冠病毒核酸检测培训项目中，组织完成实验室生物安全规范化管理及高致病性病原微生物菌（毒）种或样本运输管理要求等课件的录制。

【推进病原微生物菌（毒）种保藏中心建设工作】依法开展新冠病毒国家保藏工作，制定保藏审批与接收程序，接收来自全国的新冠毒株保藏申请。完善保藏中心规章制度，加强团队能力建设，推动并完成各菌（毒）种保藏分中心和专业实验室认可及资质认定工作，改造提升中心菌（毒）种库设施设备条件，加强质量管理，提升履职能力。编制五年实施方案，组织国家病原微生物资源库运行实施与信息平台建设，2020年1月24日，与国家微生物科学数据中心联合开发“新型冠状病毒国家科技资源服务系统”，全球首发、共享新冠病毒信息及电镜照片、核酸检测引物和探针序列，筹建资源库专家指导委员会。组织实施、申请保藏相关国家科研课题。协助国家卫生健康委科技教育司（以下简称国家卫生健康委科教司）起草保藏工作“十四五”发展规划，推动病原微生物资源标准化体系构建，指导地方工作。2020年11月23—24日，在“世界互联网大会·互联网发展论坛”上，新型冠状病毒国家科技资源服务系统入选全球15项世界互联网领先科技成果。

【筹备建设生物安全四级实验室】积极推进中国疾控中心生物安全四级实验室选址工作，向国家卫生健康委报送选址建设方案；参加国家发改委组织的高等级生物安全实验室建设项目论证活动并做专题汇报。

【参与制定相关标准、规范、技术方案】针对病原微生物菌（毒）种保藏相关数据描述提出的相关要求，经多次研讨、修订并完善内容，2020年7月1日，团体标准《病原微生物菌（毒）种保藏数据描述通则》（T/CPMA 011—2020）发布。

组织编制卫生行业标准《病原微生物核酸扩增检验实验室通用要求》《疾病预防控制机构实验室仪器设备配置和管理要求》《病原微生物菌（毒）种国家标准株评价技术标准》3 项，完成相关内容调研、标准文本撰写、征求意见和文本修订工作，并通过预审，计划 2021 年发布。

为规范病原微生物菌（毒）种保藏编号和新冠样本保藏信息与条件，实现全国病原微生物资源统一规范管理，申报团体标准《新型冠状病毒样本保藏要求》和《病原微生物菌（毒）种保藏　编号规则》2 项，其中《新型冠状病毒样本保藏要求》已于 2020 年 12 月 30 日发布，编号为 T/CPMA 019—2020。

【推动援疆、援藏等对外援助工作】2020 年 7 月，特邀新疆维吾尔自治区疾控中心专家团队加入“国家科技基础条件平台中心”课题“高传染性病原微生物资源及信息整合与支撑服务”（编号：2020WT12）。

2020 年 9 月 21—22 日，组织专家在西藏自治区拉萨市举办西藏地区实验室管理培训班，并对西藏自治区疾控中心、日喀则市疾控中心、吉隆县海关医院和实验室的新冠检测实验室进行现场指导。

2020 年 10 月 9—11 日，派员参加中国合格评定国家认可委员会（China National Accreditation Service for Conformity Assessment，CNAS）组织的评审组，对新疆维吾尔自治区疾控中心生物安全三级实验室进行第一次监督评审。

2020 年 10 月 11—12 日，应新疆维吾尔自治区疾控中心邀请，组织召开新疆维吾尔自治区疾控中心病原微生物样本库规划和建设研讨会。

2020 年 12 月 15—16 日，接收贵州省疾控中心 16 名实验室人员到中心生物安全三级实验室参观交流、进修学习。

2020 年 12 月 30 日，组织专家对西藏自治区疾控中心的新冠核酸检测设备技术参数进行论证。

【开展国家卫生健康委技术支撑工作】协助国家卫生健康委开展生物安全三级实验室实验活动现场评审工作 10 次，负责组织专家对吉林省地方病第一防治研究所、山东省疾控中心、中国医学科学院医学实验动物研究所、广西壮族自治区疾控中心、安徽省疾控中心、江苏省疾控中心、新疆维吾尔自治区疾控中心、厦门市疾控中心、云南省疾控中心的生物安全三级实验室实验活动进行现场评审。

2020 年 10 月 21—22 日和 28—29 日，2 次参与国家卫生健康委科教司组织的 2020 年实验室生物安全培训班并授课。

参与国家卫生健康委组织的全民健康保障信息化一期工程－疾病预防控制信息系统集

成项目，完成项目中有关实验室信息系统的设计、系统测试和填报指导工作。

组织专家编制区域（中心）实验室建设及管理方案，提出区域（中心）实验室遴选及考核指标。

【强化人员培训】为强化实验室工作人员的安全意识，提高其安全技能，面向中心各直属单位及全国各省级疾控机构，有针对性地开展各项培训。包括2期全国病原微生物运输管理培训班（2020年4月20—25日，2020年7月13—18日，线上）、全国疾控系统检验检测机构资质认定管理培训班（2020年8月20日—10月9日，线上）、第三期全国病原微生物运输管理培训班（2020年10月14—16日，合肥）、新冠疫情下的实验室生物安全培训班（2020年11月10日，北京）、实验室主任和安全员培训班（2020年11月20日，北京），累计培训6期，约510人次。

【严格监督检查】组织专家对中国疾控中心各有关直属单位进行定期的季度实验室监督检查，在新冠肺炎疫情防控期间，组织开展4次内部实验室安全不定期抽查，重点强调疫情期间实验室生物安全工作。另外，积极组织相关直属单位迎接国家卫生健康委、北京市卫生健康委、北京市反恐怖工作领导小组办公室等单位对中心的生物安全专项检查。

【举办全民国家安全教育日和实验室安全周活动】2020年4月15日，开展以“坚持总体国家安全观，统筹传统安全和非传统安全，为决胜全面建成小康社会提供坚强保障”为主题的全民国家安全教育日活动，通过宣传海报、展板等形式，普及新冠病毒及生物安全知识。

2020年4月26—30日，组织开展了主题为“筑牢安全基石，助力疫情防控”的第十四届实验室安全周活动。中国疾控中心实验室管理处统一制作了安全周主题宣传画，各直属单位在中心的统一部署下，结合新冠肺炎疫情防控工作，开展了线上专题讲座、实验室安全检查等主题活动，加强了中心实验室安全及质量管理工作。

【开展病原微生物运输审批及运输相关协调工作】依据《可感染人类的高致病性病原微生物菌（毒）种或样本运输管理规定》，进行跨省运输至中国疾控中心的高致病性病原微生物菌（毒）种运输审批工作。2020年，共办理150个运输准运证，涉及新冠病毒样本或毒株、高致病性禽流感病毒、结核杆菌、霍乱弧菌、布鲁氏菌、鼠疫耶尔森菌等10余种病原。全年安排手机值班，为运输单位解答办理准运证期间的各类问题及应急运输。为有关省份协调解决航空或陆路运输中存在的问题。

依据《出入境特殊物品卫生检疫管理规定》的要求，2020年，共办理29个医用特殊物品出入境申请，其中出境申请为9个，入境申请为20个。

【开展检验检测机构资质认定工作】 2020年，共组织完成了4个检验检测机构的单一资质认定现场评审工作；完成了9个检验检测机构的同步评审审批和上报国家认证认可监督管理委员会（以下简称认监委）的工作；完成了24个检验检测机构的相关变更审批事宜。顺利开展统计数据直报系统启动工作，卫生行业评审组共审核了45家2019年检验检测机构信息数据统计直报业务。加强检验检测机构资质认定评审员教育培训，推荐行业内9名评审员参加报名考试，卫生行业123人报名全国检验检测机构资质认定评审员网上能力测试。组织开展全国范围内的检验检测领域能力验证工作，涉及病原、职业卫生、营养、涉水等领域，组织能力验证工作11项，参加能力验证工作40项。

【开展科学研究】 积极推进"十三五"国家科技重大专项子课题"重要病原资源数据管理技术规范研究""'十二五'研究成果应用示范与评估研究及风险评估软件编制""ISO 17025和ISO 15189'一带一路'国家的监测及检测实验室的推广应用"，国家重点专项课题"食品安全事故联动协查平台建立及应用"，国家重点研发计划"国家食源性致病微生物全基因组数据库及溯源网络建设"，国家重点研发计划子任务"高级别生物安全实验室模拟训练平台建设"6个项目的执行工作；申请国家重点研发计划"集装箱式生物隔离运输系统技术与装备研制"项目1项。

【开展法规、标准及技术培训工作】 制定并实施《中国疾控中心动物实验费用收支管理办法》；参与修订《省、地、县级疾病预防控制中心实验室建设指导意见》；完成《"十四五"实验动物发展规划专项建议》初稿编制工作；获得中国合格评定国家认可委员会实验动物机构认可证书（证书编号：LA0007），并持续改进体系文件；举办实验动物从业人员培训班168人次，8期岗前培训班90人次。

【开展动物设施管理工作】 保持了动物生物安全二级实验室高效、平稳运行（协议费用约为260万元）；修订了实验动物中心四级体系文件；完成了病理学平台仪器及动物生物安全二级平台设备购置（费用为220万元）；完成了2020年中国疾控中心公共卫生体系建设－实验室设备购置项目（费用为554万元）的技术参数编写工作；组织申报公共卫生创新计划新项目（预算为339.5万元）。

【开展条件平台及资源库建设工作】 初步建成病理实验平台；迅速建成小鼠体外受精技术（in vitro fertilization，IVF）平台。

【开展二期工程动物设施建设工作】 积极推动二期工程动物设施（面积为7 635平方米）建设工作，包括进行直属单位需求调研、召开施工图研讨会。

【开展 ABSL–3 项目立项、建设申请工作】2020 年 8 月，获应对新冠肺炎疫情提升公共卫生应急能力建设项目 ABSL–3 实验室建设（预算为 4 800 万元），积极推动项目实施，组织参与可行性研究报告编制、设计研讨、建设申请，已出施工图，取得阶段性进展。

【开展新冠防控工作】中国疾控中心实验动物中心与病毒病所联合开展新冠病毒相关的应急、科研工作；参与新冠肺炎疫苗研发工作；开展用于新冠研究的人源化 hACE2 小鼠的繁育和鉴定工作；承接新冠抗体制备实验及新型冠状病毒 S 蛋白免疫原性实验。

【开展对外合作与交流】中国疾控中心实验动物中心 3 人分别当选中国实验动物学会下属的二级专业委员会的委员、秘书长、常务委员；3 人分别被推荐为《实验动物科学》副主编及编委；与中国食品药品检定研究院实验动物资源研究所签订合作备忘录。

【召开全国疾控系统动物生物安全管理及技术培训班】2020 年 12 月 15 日，全国疾控系统动物生物安全管理及技术培训班在北京市举办。来自各省、自治区、直辖市疾控中心和中国疾控中心直属单位的 40 余名学员参加了培训。本次培训邀请了中国科学院、中国医学科学院、中国食品药品检定研究院和疾控系统的实验动物及生物安全领域知名专家授课，内容涵盖法规标准、生物风险评估、新冠动物模型、动物生物安全三级和动物生物安全二级实验室建设与管理、实验动物机构认可、动物实验数据可靠性分析、职业健康与安全等方面。

【开展实验室管理处其他工作】共发表科技论文 8 篇，参与编写专著 2 部；组织协调完成中国疾控中心及直属单位 2020 年度病原微生物实验室工作人员健康体检工作，共 53 人；管理“实验室那些事”公众号，收集、整理和翻译国内外实验室管理相关标准、技术指南、培训资料，通过微信公众号发布图文消息 240 余篇，为国内各级公共卫生实验室从业人员提供学习和经验交流的平台；2020 年 11 月 2 日，配合北京市昌平区反恐怖工作领导小组办公室，组织开展以“战疫情、防风险、保安全、护稳定”为主题的反恐应急综合演练活动；承担基层疫情防控能力提升项目、实验室检测能力培训项目方案的编制及培训大纲的编写，并组织相关专家对培训课件进行视频录制；定制在线培训系统平台，完成 4 次线上培训测试和考评测试。

【开展实验动物中心其他工作】顺利开展已获得资助的 5 项课题的执行工作；团队共发表论文 10 篇；1 人获得 2020 年度北京市科学技术协会的科创人才相关表彰；1 人获得 2020 年度北京实验动物行业协会先进个人奖。

（赵赤鸿、魏强、张必科、李思思、姜孟楠、卢选成、李晓燕）

离退休人员管理

【离退休人员基本情况】截至2020年年底，离退休人员共1 449人，其中，离休干部为46人，退休干部为1 143人，工人为260人；党员为687人；新增退休人员37人，去世37人。中心机关离退休人员共165人，其中，离休干部为3人，退休干部为139人，工人为23人；党员为116人；机关司局级领导为16人，处级干部为48人，具有副高以上职称的为74人；年龄在90岁及以上的为4人，80～89岁的为27人，70～79岁的为39人，60～69岁的为82人，59岁及以下的为13人；新增退休人员5人，去世2人。

【坚持定期工作通报】中国疾控中心领导高度重视离退休干部工作，离退处认真贯彻落实相关的方针政策。在做好新冠肺炎疫情防控的基础上，坚持线上通报交流，组织收听、收看中组部举办的全国离退休干部网上专题报告会，传达学习有关文件精神；每月结合收取药费单据，定期与老同志沟通交流，听取他们的意见和建议，推动工作落实。

【举办春节团拜会】2020年1月3日，中心机关在北京市西城区南纬路办公区二楼多功能厅举办了机关离退休人员春节团拜会。李新华书记代表中心班子向老同志们拜年，并通报了2019年中心的工作情况，老同志们自编自演了歌唱、舞蹈、诗朗诵等文艺节目，机关老同志和有关处室负责人110余人参加。

【开展走访慰问】为体现党和政府对老同志的关怀和照顾，做好重要节日期间和重点人群的走访慰问工作，春节前夕，中心领导带队重点走访慰问11位生活困难党员、老党员、老干部，中心机关实现了走访慰问送温暖全覆盖；全中心还走访慰问9位抗战及之前参加工作的老同志，17位参加抗美援朝的老战士、老同志；中心机关走访慰问大病重病住院、生活困难老同志3人次，为27位老同志庆贺生日，送上生日的祝福和蛋糕。

【组织文体活动】中心机关喜迎“七一”开展知识答题活动，有130多位离退休老同志参加；结合八一建军节，组织征文纪念活动，约27位复转军人参加。开展“二十四式太极拳”培训13期次，累计有500余人次参加；全年有限开放潘家园老干部活动室80余次，共接待750余人次；为老同志订阅报刊100余人份，做好老干部活动室报刊宣传专栏。

【提供医疗健康服务】撰写致老同志的一封信，提示做好新冠肺炎疫情防控，强调要落实中心和属地化要求，做好离退休人员相关信息的统计上报。全年共收到离退休老同志医药费报销单据 500 余人份，200 余万元；为 29 位离退休人员办理就近自选医院变更手续。协助做好部分医疗照顾人员定点医院调整申请变更事宜，为 2 名医疗照顾人员更换定点医院和补办医保卡。协助做好离退休人员体检，2020 年，共有 95 位老同志参加健康体检；积极协调北京市民政部门，协助做好曾毅院士的送别工作；协助 2 位去世老同志的家属办妥逝者告别，完成抚恤金、丧葬费发放等事宜。

【召开工作例会】根据需要，组织召开中心直属单位离退休干部工作交流座谈会，传达学习国家卫生健康委离退休干部工作会议精神，促进交流借鉴和互动学习；积极组织中心直属单位参加国家卫生健康委培训，不断加强离退休工作部门能力建设。

【完善统计年报】指导中心直属单位完善更新“全国离退休干部信息管理系统”信息数据，认真完成中心离退休干部统计年报工作。

【开展其他工作】加强与老同志沟通联系，通过微信平台（机关离退处通知群），及时发送通知提示和健康知识，强调疫情防控要求等；协助中国疾控中心机关第一党总支做好离退休党支部的相关工作，帮助发放学习资料和收取党费。

（王晓锋、黄建军）

安全保卫管理

【综合治理工作】在中心党政领导的直接领导下，中国疾控中心保卫处围绕“确保中心绝对安全”的总目标，积极贯彻“预防为主、单位负责、突出重点、保障安全”的工作方针。在中心新冠肺炎疫情一级响应工作框架下，保卫处继续贯彻“管行业必须管安全、管业务必须管安全”的总要求，切实履行好安全生产主体责任。实现全年无火灾、无责任事故、无重大刑事案件的“三个零”工作目标，为中心新冠肺炎疫情应急响应期间各项疾控事业的稳定运行提供了坚强保障，较好地完成了上级交给的各项任务。

【安全教育工作】贯彻“确保中心绝对安全”的总目标，不断提升中心消防“四个能力”建设及安全生产意识，全面加强安全教育。一是加强人员安全意识教育，中国疾控中心保卫处分别于2020年9月和12月完成了新招收研究生及新入职职工的安全培训工作。二是加强安保队伍能力建设，于2020年6月组织在京中心直属单位及相关处室的安全保卫干部及保安骨干60余人，开展反恐怖暨安全生产工作培训，并开展反恐怖相关工作；2020年11月，组织实验室管理处、传染病所、病毒病所等单位与北京市公安局昌平分局，昌平区卫生健康委、应急管理局、消防救援支队、交通支队、特警支队、警犬中队，百善镇人民政府、百善派出所等多部门成功开展反恐应急综合演练活动。三是加强消防安全意识教育，宣传消防安全走入生活，印制消防安全宣传材料2 000余份。

【安全管理工作】增强职工安全意识，修订《中国疾病预防控制中心关于加强中心北区人员及车辆出入管理的通知》（中疾控保卫便函〔2020〕1183号），启动升级园区车辆管理系统，规范中心园区人员及车辆出入安全管理，确保门禁及车辆管理系统良好。按照地方交通委员会的要求，在国家、地方重要活动期间，做好车辆限行工作。加强安全保卫管理，采取技术手段，利用巡更系统规定点位，加强园区和大楼内巡查。保卫处配合中心办公室及有关处室妥善处理上访事件4起，自行处理南大门其他突发事件10余起，配合各地公安机关及北京市国家安全部门核实调查情况5起。保障消防管理，按计划完成中心北区消防器材的维护及更新，完成园区消防设施和电器防火检测。

【安全督导检查】通过定期检查、随机抽查、专项督查等方式，及时了解安全生产工作情况，确保各项保障措施落实到位。针对保安队伍值班、守卫、巡逻等常规安全措施，每月定期开展一次中心北区安全检查，每季度会与相关部门开展一次联合检查。在重要节日、重大会议、重点时期提前下发通知，提示各直属单位、机关处室做好相关安全保卫工作，督促大家开展安全自查。对检查中发现的问题，填写安全检查工作记录，明确整改时限和整改期间采取的临时措施，同时建账立册、制定隐患台账，确保安全隐患能够被及时消除。全年累计开展各类督导检查 15 次，填写安全检查工作记录 12 份，及时发现和消除安全隐患 6 处。

【新冠肺炎疫情内部防控】在中心新冠肺炎疫情一级响应工作框架下，保障中心安全生产，严格按照疫情防控相关要求管理人员、车辆及物品出入。审核报备人员及车辆 3 500 余份，检测体温近 30 万人次，妥善处理疫情相关上访事件 6 起，清理流浪动物 100 余只，搬运防疫物资 30 余次。

在防汛期间，与相关部门进行防汛抢险演练，及时配合处理汛期艾防中心地下室漏水事件，发现、报告并协助处理其他部位跑水事件 12 起。

成功申请“中国疾控中心生物安保建设项目”。

【制度化建设】以中心出台《中国疾病预防控制中心绩效考核指导意见》为契机，将“实现年度安全生产目标，无火灾、无责任事故、无重大刑事案件，内部安全秩序良好”作为单独一条，列入《中国疾病预防控制中心绩效考核指导意见》。进一步加强制度建设，健全相关规章制度，持续加大日常工作管理力度。加强监督检查、培训、宣传教育等各方面工作。

（王海东、汪聿坤）

后勤管理与园区运营

【后勤行政工作】完成 8 辆车的车辆资产处置及 4 辆公务用车指标申请；按相关手续，发放机关职工按月补贴、未达标住房补贴、级差补贴累计 210 余万元。全年累计受理机关职工审核医药费约 996 人次，组织完成机关职工体检 503 人；完成集体户口管理 458 人，办理户口迁入 43 人、迁出 171 人；组织“幸福工程——救助贫困母亲行动”善款筹集，筹集善款 42 105 元。

【南北办公区、研究生院学生后勤保障工作】完成通勤、保洁、绿化、收发、专家公寓、会议服务、物业维修、工程管理及北区餐厅的运营管理和安全生产工作，全年南北区各项后勤维护保障系统运行正常。

完成研究生院学生后勤保障工作，主要负责中心南纬路 2 号院、天坛西里、潘家园三处研究生宿舍的管理工作，修订完善《学生公寓管理办法》，提升规范化管理水平，全年服务保障平稳正常。

【公共卫生事件后勤保障工作】确立保障支持组的组织架构，即以运管中心、财务处的主要负责人为组长，下设经费保障、物资保障、生活保障、车辆保障、捐赠管理及内部防控 6 个工作小组，分别负责相应的保障工作，涉及财务处、资产处、保卫处、群团处、运管中心、应急中心 6 个处室。

通过制定《新型冠状病毒疫情一级响应保障支持组工作实施方案》，对应急期间各项保障工作进行相应要求，并严格按要求落实。同时，协调发布《中国疾病预防控制中心关于应对新型冠状病毒感染肺炎疫情防控工作紧急采购管理办法的通知》《关于加强新型冠状病毒感染的肺炎一级响应期间中心办公区出入管理的通知》《中国疾病预防控制中心关于应对新型冠状病毒感染的肺炎疫情期间职工个人防护要求的通知》等多个相关规定，并认真组织实施和执行。

面对内部无储备、外部市场物资难求的状况，积极发动职工，寻求货源。在努力面向市场寻求采购物资的同时，积极向国家卫生健康委保障组提出请求，积极协调，打通了国家应急物资保障渠道。为确保应急物资及时调配，与国家卫生健康委、国家发改委、中华人民共和国工业和信息化部（以下简称工信部）建立了点对点式的物资调配工作机制，确保物资及时到位。认真思考、积极行动，利用多形式、多渠道保障了中心疫情防控应急防护物资的需求。经多方努力，累计采购并办理入库防护物资（N95 口罩、防护服、测温仪、消毒药品、免洗手消毒液等）和生活物资 163 批。向各工作组及机关职工分发个人防护物资，向赴湖北省疫情现场和国际援助的专家配备及发放个人携行物资，向参与新冠病毒研究的直属单位发放防护服、N95 口罩，向各直属单位发放免洗手消毒液、额温枪、医用外科口罩，向各单位在岗人员发放慰问品等，共计 498 批次。

北区餐厅共保障了 23 912 人次的加班就餐，专家公寓保障了 3 158 人次的加班住宿；累计接送往返国家卫生健康委报送材料的工作人员、赴湖北省等地专家和运送应急物资等 310 车次，共计 2.6 万千米。

【内部疫情防控工作】加强与属地管理部门的联系，积极配合落实疫情防控的各项工作。同时，组织开展了各项疫情防控技术培训，保证措施有效落实。

每日收集汇总本级各处室工作人员的个人健康情况，并按要求报送有关部门，每日定时对中心各物业服务人员进行体温监测并记录，严格执行乘坐班车体温监测制度、乘坐人员须全程佩戴口罩、上车前出示园区卡并自觉配合体温检测及登记等多项工作措施，保证对各工作人员的健康情况及时了解、及时报备。

组织培训由相关服务人员组成的消杀工作分队，重点针对通勤班车、电梯、会议室、卫生间、走廊、餐厅、公寓、候车厅、外环境等区域，每天进行至少 3 次定时定点消毒，并组织专人每日对消毒情况进行巡查。同时，积极购置消毒药品，科学、规范地开展消毒技术指导。每日南北办公区的消毒面积约为 10 万平方米，为中心公共卫生安全提供了有力保障。

根据《中国疾病预防控制中心新冠肺炎防控工作实施方案》，成立 2 个检查小组，每日对环境消杀、体温检测等疫情期间的防控措施进行检查；不定期对临时应急库房进行盘点，确保库存物资账账相符、账实相符；中心领导刘剑君副主任及各位组长不定期对南北办公区的各项应急保障工作巡视检查。与各驻楼单位、服务公司签订疫情防控责任书，将疫情防控责任落实到每一位职工和服务人员。

【大型修缮项目管理工作】

1. 公共卫生科普基地改造项目

根据全民爱国卫生运动、公共卫生发展历程，利用传染病所的旧大门、广场、主干道等现有设施，结合一期、二期的设计，统一规划，旨在体现中国防疫的历史底蕴与现代科技发展，传达健康信念。已完成图纸设计。

2. 潘家园辖区市政热力改造项目

为保证潘家园辖区冬季供暖的日常运行，实现供暖清洁化的目标，根据国家机关事务管理局和北京市人民政府的要求，潘家园辖区供暖将被并入市政热力工程。已完成图纸设计，施工方、监理方均已招标到位。按照北京市市政工程建设规范的要求，组织实施，预计 2021 年竣工。

3. 天坛西里研究生宿舍改造项目

根据中国疾控中心主任办公会决议，自 2020 年 1 月起，原预医宾馆房产使用权交回中心并被修缮改造为研究生宿舍。各项修缮改造工作和前期入住准备工作均顺利完成，2021 年正式启用。

（谷鑫、陈同年、王晓雪）

党群工作

【提升政治功能，发挥党组织作用】起草制定《中国疾控中心党委意识形态工作责任制实施办法》，筑牢防范和化解政治风险的基础。组织中心各级党组织积极创建“模范单位”，开展自查和评审工作。发挥党组织的政治保障作用，在疫情防控中，组织慰问一线工作人员；负责中心内部疫情防控组织协调工作；负责编写中心抗疫大事记；组织全国疾控系统在学习强国等平台上宣传抗疫先进事迹；指导成立3个一线临时党支部，发展了14名党员。完成党建扶贫工作任务，助力“十三五”规划脱贫攻坚圆满收官。

【强化理论武装，坚定理想信念】把学习习近平新时代中国特色社会主义思想作为中心组学习的主题主线，组织开展党的十九届五中全会精神、习近平总书记系列重要讲话精神、全国两会精神的集中学习。在2020年召开的44次党委常委会中，29次开展了中心组集中学习。发挥中心组学习龙头作用，组织全体党员参加习近平新时代中国特色社会主义思想学习和“四史”网络培训班，组织专兼职党务干部参加工委专题培训班。组织开展强化政治机关意识教育，组织全体党员学习强化政治机关意识教育内容汇编，中心59名基层党组织书记讲专题党课，所有64个在职党支部开展主题党日活动。组织开展“读讲一本书”活动。

【加强基层组织建设，增强政治能力】起草制定《中国疾控中心落实全面从严治党主体责任清单》。组织召开专题民主生活会和组织生活会，压实整改责任。印发《全面推进党支部标准化规范化工作的通知》，贯彻落实全面从严治党要求。开展“灯下黑”问题专项整治工作，着力解决中心党建工作中存在的问题。组织筹备中心第三次党代会的换届工作，指导4个直属单位党组织完成换届工作。组织中心党委主要领导与各直属单位、机关处室开展30场谈心谈话。按要求，2020年，共组织发展党员24名。

【落实全面从严治党主体责任，加强党风廉政建设】提高政治站位，从严从实抓好2018年委党组巡视整改任务的“清零”工作任务，5项任务中“清零”3项。制定印发《中国疾控中心2020年全面从严治党 党风廉政建设和反腐败分工意见表》，完成中心和直属单位党风廉政建设组织机构调整。

【以疾控系统为平台，做好思想政治工作】组织疾控系统党员干部认真学习党的十九届五中全会精神。组织疾控系统在学习强国上刊发抗疫宣传稿件111篇。召开常务理事会，4个省级疾控中心交流抗疫斗争中的党建工作经验。开展主题征文活动，征集59篇讲述抗疫感人故事的文章，并计划汇编出版专著。在全国疾控系统中，开展了党内法规知悉现状和党建学习培训调研工作。

【监督首都新冠肺炎疫情防控工作落实情况】中国疾控中心纪委协助党委落实首都新冠肺炎疫情防控责任，对照《新冠肺炎疫情防控工作巡查报告清单》，开展监督检查，在京直属单位和机关处室建立每日巡查及日报告制度。中国疾控中心纪委成立4个巡查小组，抽查新冠肺炎疫情防控工作落实情况，印发4期落实首都新冠肺炎疫情防控责任巡查情况通报。

【坚决制止餐饮浪费行为】中国疾控中心纪委按照《关于贯彻落实习近平总书记重要批示精神坚决制止餐饮浪费行为切实培养节约习惯的通知》要求，不定期抽查直属单位及中心部门制止餐饮浪费行为的落实情况，压实管理部门责任，倡导干部职工坚决制止餐饮浪费行为，提醒餐厅合理准备食品数量，防止剩饭造成浪费。

【印发《中国疾病预防控制中心党支部纪检委员工作规范（试行）》】中国疾控中心纪委根据《中国共产党章程》《中国共产党党内监督条例》《国家卫生健康委直属机关党支部纪检委员工作规范（试行）》等党规条例，起草印发《中国疾病预防控制中心党支部纪检委员工作规范（试行）》。

【建立纪检干部工作日出题制度】中国疾控中心纪委建立工作日出题制度，设立辅导员、领学员，每名纪检干部通过钉钉办公软件顺序出题，全员作答，围绕《中国共产党纪律检查机关监督执纪工作规则》《中国共产党纪律处分条例》《纪检监察组干部应知应会100条》等政策法规持续学习，不断丰富理论知识和提升业务能力。

【配合疫情防控工作】2020年，中国疾控中心工会印发《关于在新型冠状病毒感染的肺炎疫情防控工作中切实发挥工会组织作用的通知》，设立疫情防控工作专项资金100万元，慰问疫情防控工作人员和家属1 321人次；向中心各直属单位工会和机关工会一次性下拨防控专项资金31.7万元；2020年9—12月，收集159名援鄂队员的“战疫风采录”材料，整理并上报国家卫生健康委直属机关工会；推荐抗疫队员子女申办入学、参加国家卫生健康委为抗疫一线队员和相关工作人员组织的参观故宫博物院活动。

【推进家庭建设】2020年4月，中国疾控中心工会推荐1个职工家庭申报并获评全国抗疫最美家庭；2020 年 6 月，开展“童心画战疫　情满疾控人”儿童书画摄影展活动，356 名职工子女参加。

【加强先进典型选树】2020 年，中国疾控中心工会组织推荐并获得全国三八红旗集体 1 个、全国三八红旗手 2 人、中央和国家机关优秀工会工作者 1 人、全国抗疫最美家庭 1 个。

【活跃职工文体生活】2020 年，中国疾控中心工会结合疫情防控不举办大型聚集性活动的要求，组织基层工会 7 000 余人参加国家卫生健康委线上、线下书法美术展、观影及文艺演出等活动。

【开展温暖人心职工活动】2020 年，中国疾控中心工会慰问援外派出服务干部、院士、知名专家、困难职工、复转军人军烈属、班子成员、党务干部、纪检干部、群团干部等 432 人次，申报残疾重病女子信息，完成国家卫生健康委直属机关工会困难职工申报工作。

【加强工会组织建设】2020 年，中国疾控中心工会指导改水中心、妇幼中心工会完成换届选举工作，指导慢病中心完成补选工会主席等工作；印发《2020 年中国疾控中心工会工作要点》；召开工会会员代表大会，选举产生中心出席国家卫生健康委直属机关工会第一次会员代表大会代表；印发《中国疾病预防控制中心职工代表大会提案工作规则（试行）》。

【加强干部队伍建设】2020 年 10 月，中国疾控中心工会组织开展 2020 年工会统计年报调查工作培训及上报工作；2020 年 12 月，组织中心 20 余名工会干部参加国家卫生健康委直属机关群团（统战）干部培训班，并组织开展 2020 年工会代表暨职工代表培训，发放《习近平关于防范风险挑战、应对突发事件论述摘编》《中国工会章程》和《怎样当好职工代表：职工代表履职知识问答》（第 2 版）等书籍；全年召开中心工会委员会 13 次。

【规范工会经费管理】2020 年，中国疾控中心工会督办各级工会组织经费使用及 2021 年度工会经费收缴工作；完成向国家卫生健康委直属机关工会上缴 2020 年度工会经费、接收回拨工会经费工作。

【开展青年主题教育活动】2020 年 5 月，中国疾控中心团委开展第七届“与信仰对话”主题团日活动，邀请李群主任讲线上微团课；开展致敬抗美援朝 70 周年主题教育，

140余名团员青年参加；与北京卫星制造厂有限公司团委联合举办“青春逆行，大爱无言”青年抗疫道德讲堂活动，110余名团员青年参加。

【深化青年理论学习工作】2020年，中国疾控中心团委围绕习近平总书记重要讲话、党的十九届五中全会精神等，组织青年理论学习3次；组织团干部学习《习近平谈治国理政》（第三卷）并撰写学习体会13篇，党委办公室的张宇被推荐为团工委青年理论学习标兵；3名青年被评为国家卫生健康委青年理论学习先进。

【发挥“战疫”期间团组织作用】2020年，建立一线队员沟通群，畅通队员需求渠道；组织线上文工团，援鄂战疫青年突击队被评为全国向上向善好青年（集体）。

【开展联学联讲活动】2020年，中国疾控中心团委与中国核工业集团有限公司、中华人民共和国水利部预算执行中心、人民大学书报资料中心、上地学区团组织等开展联学活动6次，累计60余人参加。

【开展共青团组织宣传工作】2020年，中国疾控中心团委指导2个基层团组织完成换届；中国疾控中心网站刊登稿件4篇；与《健康报》联合组织“我的战疫青春故事”快手直播1场；推荐黄保英参加中共中央宣传部、共青团中央、中国共产党中央军事委员会政治工作部（以下简称中央军委政治工作部）联合主办的“青年在战疫中绽放”全国巡讲活动；参与编写团中央多本书稿。

【开展“恒爱行动——百万家庭亲情一线牵”公益活动】2020年7—11月，组织参加“恒爱行动——百万家庭亲情一线牵”公益活动，82名干部职工为新疆维吾尔自治区少数民族贫困儿童编织毛衣等爱心编织品178件。参加国家卫生健康委扶贫工作推介会，全年采购定点扶贫地区农副产品约121.5万元。

【组织“三八”国际劳动妇女节慰问活动】2020年3月，在“三八”国际劳动妇女节，组织慰问中心女职工。

【推进“母婴港湾”建设】2020年3月，在中国疾控中心各办公区设置8个“母婴港湾”，配置8箱物资，为孕产期女职工发放新生儿关爱礼包48份，关爱孕期、产期、哺乳期女职工。

（路凯、曾彦、项春、陈思）

第二部分 直属单位工作概况

传染病预防控制所

【工作概况】2020 年，新冠肺炎疫情突然暴发，对传染病防控造成了空前压力，在国家卫生健康委和中国疾控中心的正确领导下，传染病所突出自身业务优势，新冠应急与本职业务齐抓共管，秉承“人民至上，生命至上”的政治品格，发挥疾控人的专精强干，强化科研与应急相结合，以人为本，在多方面工作上取得成绩。

1. 积极投入新冠应急和救灾防病，历练和提升了快速响应能力，为新冠肺炎疫情防控做出了贡献

面对 2020 年多省市突发的新冠肺炎疫情，积极派遣专家前往湖北省武汉市、黑龙江省牡丹江市、吉林省吉林市、北京市丰台区、新疆维吾尔自治区乌鲁木齐市和喀什市、内蒙古自治区满洲里市、天津市等多地开展病原学检测、流行病学调查、溯源及社区防控等工作，共计派出高等级移动实验室及检测人员 96 人次、督导专家 52 人次，锻炼和培养了一批年轻的检测、流调、社区防控骨干力量，同时积极开展培训交流，在当地迅速建立了新冠病毒核酸检测能力和防控能力，切实提高了各地对抗新冠肺炎疫情的能力，为有效保障人民安全、社会稳定做出了贡献。多次获得国家应急反应机制、国家卫生健康委、派驻地政府的表彰和赞扬。截至 2020 年年底，传染病所应急队员总数达到全所职工的 21.6%，在一线发展党员多名，充分发挥了党组织的战斗堡垒作用和先锋模范作用。

2020 年，内蒙古自治区及云南省西双版纳傣族自治州勐海县分别突发人间鼠疫疫情，传染病所立即派驻专家前往当地进行疫情的调查及处置工作。

2. 稳步推进国家致病菌识别网实验室工作，启动全国病媒生物监测直报网络，推进细菌性疫苗可预防疾病控制体系建设

2020 年，围绕传染病监测职能，作为国家致病菌识别网的组织单位，积极推动完成全国 31 个省（自治区、直辖市）266 个地市（含以往扩展地市）入网，网络建设和监测工作有序开展。2020 年，中心数据库纳入致病菌 78 656 株、耐药检测 21 000 余株、分子分型 16 000 余株、全基因组测序数据 800 余株的分析结果和信息记录 33 余万条，并完成跨区域暴发疫情溯源及局部疫情应急处置 20 余起。

2020 年，通过全国病媒生物监测直报网络，完成 6 类病媒生物生态学监测和 3 类病媒生物抗药性监测，并组织完成 2019 年度《中国重点传染病和病媒生物监测报告》中的重要细菌性传染病和媒介生物监测分析总结。

进一步完善了细菌性疫苗可预防疾病病原学、耐药监测和血清学检测的实验室技术和质量控制体系，丰富了菌株和样本库，并在新疆维吾尔自治区、广东省深圳市等地开展健康人群带菌调查和血清学抗体调查 1 000 余人次。

3. 加强国际交流合作，提升中国话语权

媒介生物控制室成功续任第三届“世界卫生组织媒介生物监测与管理合作中心”，在全球病媒生物监测控制领域持续发挥作用，并将我国病媒生物防控的先进理念、策略和技术向世界卫生组织成员国推广。

受外交部和国家卫生健康委委托，传染病预防控制国家重点实验室第五次参加联合国秘书长生物反恐实验室网络机制能力测评，取得了考核满分的成绩，综合考验了业务部门应对突发生物恐怖事件的病原学诊断能力，为我国在全球生物安全治理中发挥决策、支持作用做出了重要贡献。

4. 在科研教育培训方面持续发力，助推科研成果的实际应用

2020 年，在研课题为 175 项，发表论文 289 篇，获得省部级科技成果奖 2 项，新获得专利授权 20 项，技术转化 6 项。

援助塞拉利昂实验室能力建设、药物敏感性检测监测质量管理与控制技术培训、中国幽门螺杆菌耐药地图发布等工作，为“科研给疾控服务”提供了有力助推，为基层实际工作的高质量发展提供了有效支撑。

【深化“不忘初心、牢记使命”主题教育成果】2020 年，传染病所党委制定了中心组理论学习计划，认真组织中心组学习，以学习习近平新时代中国特色社会主义思想为“第一议题”，系统学习了党的十九届四中全会、党的十九届五中全会精神，认真学习习近平总书记在专家学者座谈会上发表的重要讲话精神。组织召开“七一”主题党日活动和“让党旗在战疫一线高高飘扬”主题党日活动。强化理论武装，不断巩固主题教育成果。

【发挥基层党组织的战斗堡垒作用和党员的先锋模范作用】2020 年，传染病所党委凝心聚力，应对新冠肺炎疫情，在派往一线的人员中，党员共计 41 名。在抗疫一线成立临时党支部，发展党员 7 名。广大党员在抗疫一线积极践行初心使命，为全国有效防控新冠肺炎疫情提供具体指导和技术培训，切实提高了各地对抗新冠肺炎疫情的能力，有效保障了人民安全、社会稳定，充分发挥了基层党组织的战斗堡垒作用和党员的先锋模范作用。

【推进国家致病菌识别网实验室建设和监测工作】2020 年，推动全国 31 个省（自治区、直辖市）266 个地市（含以往扩展地市）入网并开展工作，网络建设工作有序开展。完成跨区域暴发疫情溯源及局部疫情应急处置 20 余起。

【推进细菌性疫苗可预防疾病控制体系建设】2020 年，完善细菌性疫苗可预防疾病病原学、耐药监测和血清学检测的实验室技术与外部质控体系，进一步丰富细菌性疫苗可预防疾病实验室菌株、样品库。

【启动全国病媒生物监测直报网络】2020 年，通过全国病媒生物监测直报网络，在 102 个国家级病媒生物监测点完成了蚊、鼠、蝇、蟑、蜱、臭虫 6 类病媒生物生态学监测，蚊、蝇、蟑 3 类病媒生物抗药性监测，蚊媒病毒及鼠携带病原的监测工作，开展发生登革热本地病例地区的媒介伊蚊生态学和抗药性监测专项研究工作。

【开展新冠肺炎疫情防控工作】2020 年，先后派出专家 96 人次前往湖北省武汉市、黑龙江省牡丹江市、吉林省吉林市、北京市丰台区、新疆维吾尔自治区乌鲁木齐市、辽宁省大连市、新疆维吾尔自治区喀什市、内蒙古自治区满洲里市、天津市等多地，开展新冠肺炎的实验室检测、流行病学调查、溯源及社区防控等工作，派出专家 52 人次参与全国多地新冠肺炎疫情防控督导工作，为有效防控新冠肺炎疫情提供具体指导和技术培训。

【驰援新冠肺炎疫情一线】2020 年新冠肺炎疫情发生以来，派出传染病所移动 P3 实验室驰援一线，转战湖北省武汉市、黑龙江省牡丹江市、吉林省吉林市、北京市直接提供核酸检测服务，发挥了国家队“一锤定音”的参比实验室作用。

【因新冠应急工作突出荣获多项集体奖项】2020 年 3 月，传染病所的核酸检测移动实验室、疾控系统驻黄冈市防控小分队、疾控系统驻孝感市防控小分队、防控组驻武汉市社区防控小分队、防控组驻武汉市流调工作队荣获“全国卫生健康系统新冠肺炎疫情防控工作先进集体”称号。

【因新冠应急工作突出多人获个人荣誉】2020 年 4 月，卢金星同志、姜海同志获全国卫生健康系统新冠肺炎疫情防控工作先进个人。

2020 年 9 月，陈霞同志获一线女医务人员“抗击新冠肺炎疫情全国三八红旗手”称号。

【援助塞拉利昂实验室能力建设和媒介生物监测工作】2020 年，派遣 4 名专家执行援塞拉利昂固定生物安全实验室二期项目，完成细菌学监测工作和病媒生物监测工作。

【处置云南西双版纳勐海人间鼠疫疫情】2020 年 9 月 21—28 日，派出专家赴云南省西双版纳傣族自治州勐海县处置突发人间鼠疫疫情，进行疫情的调查及处置工作。

【参加联合国秘书长生物反恐实验室能力测评】2020 年，受外交部和国家卫生健康委委托，作为代表中国的三家实验室之一，参加联合国秘书长生物反恐实验室能力测评，并取得优异成绩。

【续任第三届“世界卫生组织媒介生物监测与管理合作中心”】2020 年，传染病所媒介生物控制室续任第三届“世界卫生组织媒介生物监测与管理合作中心”，刘起勇研究员继续担任合作中心主任。第三届的任期自 2020 年 10 月 22 日至 2024 年 10 月 20 日。

【发布中国幽门螺杆菌耐药地图】2020 年 9 月 12 日，中国幽门螺杆菌耐药地图正式在网上发布。发布当日，新华社客户端的访问量超过 113 万人次。中国幽门螺杆菌耐药地图系统可动态展示全国各地幽门螺杆菌抗生素耐药情况及其变化，供全国公共卫生和医务人员查询及参考。

【召开全国细菌性传染病防控研讨会暨国家致病菌识别网工作会】2020 年 12 月 18—19 日，全国细菌性传染病防控研讨会暨国家致病菌识别网工作会在北京市召开。这次会议就传染病，尤其是细菌性传染病防控工作的方向、发展策略及实施进行了报告研讨，就国家致病菌识别网建设发展、重点传染病流行形势和需要加强的工作、媒介生物控制等进行了阐述。

【举办“病原菌药物敏感性检测质量控制与管理培训班”】2020 年 10 月 20—24 日，国家级继续医学教育项目“药物敏感性检测监测质量管理与控制技术培训班”［J51–20–17（国）］在北京市开班。此次培训班规范了药物敏感性检测流程，提升了一线人员的能力，促进了我国疾控系统耐药性检测监测工作的顺利开展。

【开展健康扶贫、援疆、援藏工作】2020 年，选派专家 2 人次赴新疆维吾尔自治区喀什地区结核病防治所，为实验室建设提供技术支持，采用线上讨论方式，为新疆维吾尔自治区提供质谱耐药检测领域应用培训和卫生应急核心技术及疑难细菌鉴定关键技术培训。为西藏自治区鼠疫菌基因组溯源分析技术能力在西藏自治区鼠疫防控中的应用提供支持和指导。派出结核病室的许达同志作为中组部援疆干部，赴新疆维吾尔自治区喀什地区任中心驻南疆工作站副站长兼喀什地区肺科医院副院长。

【开展科学技术研究】2020 年，在研课题为 175 项，其中，国家科技重大专项为 44 项（牵头 4 项），国家科技资源共享服务平台项目为 1 项，国家重点研发计划为 20 项，国家自然科学基金项目为 31 项，国际合作项目为 6 项，传染病所自主课题为 7 项，国家卫生健康委及其他项目为 66 项；申请中标课题共计 14 项；发表论文 289 篇（被 SCI 收录 140 篇），1 篇获得中国科学技术协会优秀科技论文奖；获得省部级科技成果奖 2 项；申请国家发明专利 15 项，新获得专利授权 20 项；技术转化 6 项（含 1 项专利）。

【开展教育培训】2020 年，在读硕、博士研究生共 103 人，在站博士后 3 人；新招收硕、博士研究生 31 人；新招收联合培养硕、博士研究生 20 人；毕业博士研究生 6 人、硕士研究生 14 人，授予学位 20 人，获得奖学金一等奖的有 5 人，获得奖学金二等奖的有 6 人。举办国家级继续医学教育普通项目培训班 1 项，培训学员 200 余人次；举办基地项目培训班 2 项，培训学员 100 余人次。完成 6 名地方疾控、医疗单位人员的进修培训。

【《中华流行病学杂志》被国内外著名检索系统和数据库收录】2020 年，《中华流行病学杂志》荣获年度“百种中国杰出学术期刊”“中国国际影响力优秀学术期刊”“第 5 届中国精品科技期刊”“RCCSE 中国权威学术期刊（A+）”。该杂志被中国科技核心期刊、中国科学引文数据库（Chinese science citation database，CSCD）、中文核心期刊要目总览（北大核心目录）、中国生物医学文献数据库，以及 Medline/PubMed、Scopus、*Chemical Abstracts*（《化学文摘》）、Europe PMC 等多种国内外著名检索系统和数据库收录。

（阚飙、卢金星、陈霞、姜靖伟）

病毒病预防控制所

【工作概况】2020年，在国家卫生健康委和中国疾控中心的坚强领导下，病毒病所领导干部与各科室同志一起真抓实干、团结拼搏，使各项工作取得积极进展。病毒病所党委充分发挥党建引领作用，自新冠肺炎疫情发生以来，病毒病所职工进入24小时应急状态，动员全所力量完成病毒鉴定，设计完成了用于新冠病毒快速检测的引物和探针，完成了病毒溯源、检测试剂盒评价、疫苗研发、药物筛选、人员培训等各项疫情应对工作任务。先后派专家156人次赴多地执行抗击新冠肺炎疫情任务；配合做好新冠应急项目调研和现场检查，成立"新冠肺炎变异适应与感染免疫研究专班"，规范新冠样本审批流程，完成新冠病毒毒株运输、新冠样本的接收和结果报送；组织开展以"做好生物安全　保障新冠防控"为主题的第十六届生物安全周活动。同时，还派出多名骨干专家，圆满完成多次援外防控任务、重要活动保障任务和培训任务。党和国家领导人也高度关心病毒病所的新冠肺炎疫情防控工作，2020年，李克强总理、孙春兰副总理先后到病毒病所考察疫情防控科研攻关、实验室工作，高度肯定了病毒病所的工作成绩。

在参与新冠肺炎疫情防控工作的同时，发挥专长，开展病毒病应急技术的准备和推广，培训和培养应急技术队伍，坚持"平战结合"，圆满完成了多种病毒性疾病的监测与防控工作。成功处置广西壮族自治区、辽宁省、安徽省等地的病毒病疫情。

2020年，精心组织、扎实开展规章制度修订工作，对原有的各项规章制度进行了全面梳理和修订，推动各项工作制度化、规范化、科学化发展，促进病毒病所的各项管理工作有章可循。制定了多项科研管理规定，开通运行中心协同办公平台外事管理模块，完成了科研自查摸底、科研自查报告和承诺书、科研自查专项抽查筹备、科研自查专项总结和整改，成立了第一届人类遗传资源委员会等。

2020年，共发表论文288篇，其中SCI收录论文为154篇，总影响因子为1 425.168，平均影响因子为9.254。主编著作1部，副主编著作2部，参编著作1部。授权专利为5项，其中作为第一完成单位的为4项，作为第二完成单位的为1项；获得计算机软件著作权4项。董小平研究员等申报的"我国人朊病毒病疾病特征和朊病毒致中枢神经损伤机理研究"荣获华夏医学科技奖二等奖。

截至2020年11月底，共有正式职工250人，其中，专业技术人员为221人，管理人员为20人，工勤人员为9人。在专业技术人员中，具有高级专业技术资格的人员占56%，具有中级专业技术资格的人员占31%，具有初级专业技术资格的人员占13%。

【接待国家领导人调研考察】2020 年 1 月 30 日，李克强总理到病毒病所考察疫情防控科研攻关工作。李克强总理高度肯定了病毒病所于 2020 年 1 月 7 日从样本中分离到新冠病毒并检测出病毒全基因组序列的工作成绩。他强调，要争分夺秒地查明病毒源头和传播致病机制，抓紧研制疫苗，为不断完善诊疗方案提供技术支撑，及时解疑释惑，提高公众的自我防护意识和能力。

2020 年 12 月 3 日，孙春兰副总理到中国疾控中心病毒病所考察 P3 级生物安全实验室和新冠病毒二代测序实验室，了解新冠病毒分离培养、基因测序等工作情况。她强调，要深入贯彻习近平总书记重要指示精神，落实党中央、国务院决策部署，充分发挥疾控系统的专业优势，全面提升应急防控能力和水平，为疫情防控提供有力支撑。

【筹办曾毅院士告别仪式】2020 年 7 月 13 日，著名病毒学家、原中国预防医学科学院（中国疾控中心）院长、病毒学研究所所长、病毒病所资深专家曾毅院士在北京逝世。为缅怀和弘扬曾毅院士胸怀祖国、服务人民的爱国精神和追求真理、严谨务实的治学精神，2020 年 7 月 19 日上午，曾毅院士遗体告别仪式在北京八宝山殡仪馆大礼堂举行，来自上级单位、疾控系统的领导和社会各界人士，以及曾毅院士的家属和生前同事、学生、亲朋好友近千人参加了告别仪式。

通过筹办此次告别仪式，弘扬了老一代科学家精神，鼓舞了青年工作者淡泊名利地投身疾控事业，同时也提高了病毒病所、中国疾控中心的良好社会声誉。

【完善科研项目管理规章制度】2020 年 9 月 14 日，为维护科研活动中的合法权益，进一步加强和规范科研外协管理工作，印发了《病毒病预防控制所科研外协管理办法（试行）》（中疾控病科技发〔2020〕11 号）；2020 年 11 月 17 日，为规范和加强人类遗传资源的管理，有效保护我国人类遗传资源的合理利用，制定并印发了《病毒病预防控制所人类遗传资源管理办法（试行）》（中疾控病科技发〔2020〕14 号）；2020 年 12 月 9 日，为进一步加强科研诚信建设，规范学术行为，印发了《病毒病预防控制所科研诚信管理办法（试行）》（中疾控病科技发〔2020〕16 号）；2020 年 12 月 9 日，为进一步规范学术论文发表管理，印发了《病毒病预防控制所学术论文管理办法（试行）》（中疾控病科技发〔2020〕17 号）；2020 年 12 月 11 日，为加强科学技术研究档案管理，有效保护和利用科研档案，印发了《病毒病预防控制所科学技术研究档案管理规定》（中疾控病科技发〔2020〕18 号）。

【完成重大科技项目的查重工作】2020 年 7—12 月，按照委党组和驻委纪检监察组关于加强科研工作规范管理的要求，根据中国疾控中心科研自查工作阶段工作方案，完成科研自查摸底、科研自查报告和承诺书、科研自查专项抽查筹备、科研自查专项总结和整改

4个工作阶段，成立领导小组、科研自查专项办公室和协调推进专项办公室。2020年7月22日，党委召开扩大会议，讨论并通过了科技处起草的《中国疾病预防控制中心病毒病预防控制所科研自查摸底工作方案》；组织完成《中国疾控中心科研工作问题自查表》填报工作，涉及科研项目117项，梳理了科研项目管理制度，针对科研自查摸底阶段发现的主要问题制定了整改措施。根据科技处《关于开展课题科研自查报告和科研自查承诺书工作的通知》要求，完成科研自查报告和科研自查承诺书总结工作，根据科研项目管理工作中存在的问题提出了整改措施。2020年10月19日，中国疾控中心第三抽查工作小组对病毒病所的科研项目进行抽查，采取现场听取汇报、访谈交流、查阅资料等方式，对病毒病所承担的7个科研项目进行检查，对发现的问题提出了整改意见。

【配合做好新冠应急项目调研和现场检查】2020年4月28日，就科技部重大专项司新冠应急项目研究进展调研进行了会议应答。病毒病所许文波所长主持会议。中国疾控中心高福主任对新冠应急项目实施情况进行了总体介绍，随后王大燕教授、毛乃颖教授分别就新冠相关研究做了进展汇报，卫生应急中心、全球公共卫生中心、传染病预防控制处也分别就各自在新冠应急项目实施中的工作进展做了汇报。科技部领导就项目实施细节与各位专家进行了交流，提出了要求，指出了未来工作的重点。调研活动对新冠应急项目的顺利实施、按期完成起到良好的推动作用。2020年11月2日，按照科技部工作部署，规范应急项目资金管理和使用，科技部监管中心到病毒病所召开新冠应急项目资金管理与使用现场检查和调研服务工作会，对病毒病所牵头承担的3项国家重点研发计划新冠应急项目进行了现场检查。病毒病所高度重视，项目负责人向与会领导做了汇报，科技处积极配合做好检查工作。

【成立“新冠肺炎变异适应与感染免疫研究专班”】2020年9月7日，成立了病毒病所“新冠肺炎变异适应与感染免疫研究专班”，组长由许文波研究员、何广学研究员担任，副组长由王世文研究员、韩俊研究员担任，成员包括所长助理、各科室负责人。专班的日常管理设在科技处，专班秘书为朱娜。病毒病所专家就新冠肺炎病毒基因组变异和感染后人群免疫持久性研究两个专项实施方案内容进行了论证和修订。

【成立人类遗传资源委员会】2020年3月5日，为加强人类遗传资源管理工作，成立了第一届人类遗传资源委员会，负责为人类遗传资源管理及采集、保藏、利用、对外提供等相关活动提供指导与监督，参与开展人类遗传资源管理培训工作，对利用人类遗传资源开展科学研究提供咨询意见等。科技处作为人类遗传资源的日常管理机构，按照《病毒病预防控制所人类遗传资源管理办法（试行）》（中疾控病科技发〔2020〕14号）要求，认真审核业务科室提交的人类遗传资源申报材料，并做好备案工作，共办理人类遗传资源项目审批 15 项。

【国家卫生健康委员会重点实验室】2020 年 4 月，根据中国医学科学院《关于报送国家卫生健康委重点实验室 2019 年年报的通知》（医科科发〔2020〕135 号）要求，组织卫生部医学病毒和病毒病重点实验室与卫生部微生物学基因组中心编写 2019 年度国家卫生健康委员会重点实验室工作年度报告。

【获奖和成果情况】2020 年 12 月 12 日，病毒病所董小平研究员等申报的“我国人朊病毒病疾病特征和朊病毒致中枢神经损伤机理研究”荣获华夏医学科技奖二等奖。2020 年，共发表论文 288 篇，其中中文论文为 92 篇，英文论文为 196 篇，SCI 收录论文为 154 篇，总影响因子为 1 425.168，平均影响因子为 9.254。主编著作 1 部，副主编著作 2 部，参编著作 1 部。授权专利为 5 项，其中作为第一完成单位的为 4 项，作为第二完成单位的为 1 项；获得计算机软件著作权 4 项。申请各级各类课题 98 项，获准课题为 28 项，获准课题经费为 5 362 万元，在研课题为 120 项，到位课题经费为 13 832 万元（不含国际合作项目）。申请国际合作项目 8 项，获准项目为 7 项，在研项目为 6 项，结题项目为 1 项。

【开展宣传工作】大力开展宣传，制作党委“抗疫攻坚、党旗飘扬”微视频；完成病毒病所 29 名队员在“国家援鄂医疗队战‘疫’风采录”中图文资料的收集和汇总，组织向《致敬最美战“疫”疾控者》投稿 7 篇，组织向《逆行之光——最美疾控人》投稿 21 篇，组织参加国家卫生健康委组织的“读讲一本书”和“我的战疫青春故事”，推出的 6 名同志全部获奖；组织迎“七一”新冠肺炎疫情防控先进事迹报告会；全年向中心网站和中心报投稿 76 篇，被采纳 43 篇，其中有 3 篇被党建网、旗帜网、学习强国平台采用。

【完善外事管理制度】2020 年 9 月 14 日，为加强和规范国际合作项目管理工作，依据《中国疾病预防控制中心国际合作项目管理办法》的有关规定和要求，制定了《病毒病预防控制所国际合作项目管理办法》，该办法通过了第 26 次所务会审议，正式印发。

【开展因公出国（境）工作】截至 2020 年 12 月 31 日，审批、审查、审核和办理短期 30 天（含）以下因公出国人员共计 13 批 27 人次，其中因疫情未成行的为 5 批 14 人次；完成新冠肺炎疫情援助任务 2 批次 2 人次；因新冠肺炎疫情援助需求办理延期手续 2 批次 2 人次；参加国际会议 2 批次 3 人次；线下会议转为线上视频会议备案 2 批次 3 人次。办理短期 30 天（含）以上因公出国人员共计 1 批 1 人次；因新冠肺炎疫情援助需求办理延期手续 1 批次 1 人次。受全球新冠肺炎疫情影响，2020 年，因公出国计划仅执行 2 批次 3 人次，执行援非埃博拉疫情防控 2 批次 6 人次；执行新冠肺炎疫情援助任务 3 批次 3 人次；共计办理签证手续4批次7人次。收缴管理护照75本，新办护照2本。

【开展外事管理信息系统建设】2020年9月21日，根据中心外事管理信息系统建设进度安排，经多次征求意见与测试，完成中心协同办公平台外事管理模块的功能开发和测试，并开通运行。因公出国、护照借还、出访汇报上传、外宾来访及国际会议审批等相关申请流程全面升级为线上办理，大幅提高了科研人员上报与科技处审批的效率和质量。

【配合援塞拉利昂固定生物安全实验室第二、第三期项目和新冠肺炎疫情防控国际援助任务】援塞拉利昂固定生物安全实验室第二期技术援助项目第六批专家张曙霞、宋金华于2020年9月6日，专家段招军、芜为、蔡琨于2020年9月20日完成援助任务，顺利回国。2020年9月4日—2021年8月31日，病毒病所专家刘铁柱赴塞拉利昂执行援塞拉利昂固定生物安全实验室第二期、第三期技术援助项目。

2020年2月28日—3月26日，马学军赴伊朗为中国红十字会援助伊朗新冠肺炎疫情防控行动提供技术援助任务，指导伊朗方面开展新型冠状病毒实验室检测。同时，对伊朗的疫情研判提供技术支持，利用我国已初见成效的防控策略和经验，帮助伊朗卫生部门提高应对能力，遏制疫情在全球的扩散，防止对我国反向输入。

2020年4月11—19日，许松涛副研究员赴俄罗斯执行中国政府抗疫医疗专家组赴俄罗斯帮助应对新冠肺炎疫情任务。在俄罗斯期间，许松涛副研究员作为实验室检测领域专家，通过政策咨询、技术交流、实地走访、讲座和培训等方式，积极分享中国抗疫经验，协助俄罗斯控制新冠肺炎疫情。

2020年11月4日—2021年3月30日，雷雯雯副研究员赴巴布亚新几内亚执行世界卫生组织应对巴布亚新几内亚新型冠状病毒肺炎大流行技术专家任务。在巴布亚新几内亚期间，雷雯雯副研究员作为世界卫生组织技术专家顾问，开展了应对巴布亚新几内亚的新型冠状病毒肺炎大流行工作，并充分利用疫情防控的中国经验、充分发挥我国专家的技术特长，为当地疫情控制做出贡献。

【开展全国重点病毒性疾病监测工作】2020年，按照监测方案和防控工作要求，积极开展各项工作，圆满完成了流感、禽流感、脊灰、手足口病、麻疹、病毒性脑炎、狂犬病、出血热、发热伴血小板减少综合征、登革热、病毒性肝炎、病毒性腹泻、克－雅病等病毒性疾病的监测与防控工作。

（1）开展标本检测、鉴定和病原学监测。2020年，完成13万余份标本/毒株的检测、鉴定或复核等工作。

（2）提供检测试剂。向全国省级疾控中心提供各类检测试剂12万余人份、各类细胞57瓶，向全国410家网络实验室提供1万毫升各亚型标准抗原、1万毫升各亚型标准羊抗血清、200毫升雪貂血清。

（3）积极开展疾病防控培训。举办了病毒性疾病检测、监测等防控技术培训，2020年，培训病毒性疾病防控人员1 000余人次。

（4）继续开展疾病防控能力考核。流感、脊灰、麻疹、风疹、乙型脑炎、狂犬病等实验室通过世界卫生组织参比实验室的盲样考核，制备并完成对全国省级和部分地市级网络实验室的盲样考核，为提升我国病毒性传染病监测水平、增强病毒性传染病暴发应对能力奠定了坚实基础。

（5）累计派出10人次各领域专家到广西壮族自治区、辽宁省、安徽省、上海市等地执行疫情现场处置、防控督导、调研或技术指导及重大活动保障任务。

（6）作为主要负责单位，主持或参与《全国流行性感冒防控工作方案（2020年版）》《新型冠状病毒肺炎的实验室检测指南》和《农贸（集贸）市场新型冠状病毒环境监测技术规范》（WS/T 776—2021）等病毒性传染病相关指南、防控文件、技术规范的编写和修订共计27次。

【完成新冠肺炎疫情应对任务】自新冠肺炎疫情发生以来，进入24小时应急状态，动员全所力量，圆满地完成了病毒鉴定、检测试剂研发与推广、病毒溯源、疫苗研发、药物筛选、专家派出、人员培训等各项疫情应对工作任务。

（1）新冠病毒鉴定。2020年1月2日，接收到湖北省疾控中心送检的4例武汉不明原因病毒性肺炎疫情病例临床标本，利用通用型冠状病毒的引物探针对样本进行实时荧光定量核酸检测，3小时后提示为冠状病毒。进一步使用高通量测序技术，历时24小时，完成首批标本的序列测定，从临床标本中获得了病毒的全长基因组序列，其与SARS（severe acute respiratory syndrome，严重急性呼吸综合征）冠状病毒的相似性为82%，判断其为一种新型冠状病毒。在电镜下观察到典型的冠状病毒的颗粒形态，证实病毒分离培养成功，为确定新型冠状病毒感染是引起武汉市聚集性病毒性肺炎的病因提供了最重要的实验证据，向全球发布了第一株新冠病毒毒株信息。

（2）新冠病毒检测试剂研发与推广使用。新冠病毒鉴定完成后，设计完成了用于新冠病毒快速检测的引物和探针，指定用于全国疾控系统新型冠状病毒肺炎的实验室诊断。在疫情初期，向全国调拨了20万余人份新型冠状病毒检测试剂。在《新型冠状病毒肺炎实验室检测指南》及病毒病所官方网站上及时公布了新型冠状病毒核酸检测引物和探针序列，为在全国乃至全球范围内研制新型冠状病毒核酸检测商品化试剂提供了指导。

（3）国内外疫情处置溯源工作。先后派专家156人次赴湖北省、黑龙江省、吉林省、北京市、新疆维吾尔自治区、辽宁省、山东省、天津市等地执行抗击新冠肺炎疫情任务。组织开展实验室建设、流行病学调查、核酸检测与基因组溯源、专业人员培训等工作。成功锁定了病毒输入源头，提高了当地的检测能力，留下了一支带不走的队伍。

（4）输入病例、本土病例及环境样本测序工作。累计测序样本 2 000 余份，检测样本 8.5 万余份。

（5）动物模型、药物筛选、疫苗研发等研究工作。与中国医学科学院医学实验动物研究所和中国农业科学院哈尔滨兽医研究所合作，建立新型冠状病毒的小鼠、大鼠、恒河猴、食蟹猴等动物模型；开展新型冠状病毒灭活疫苗、mRNA 疫苗以及腺病毒载体疫苗的研发工作；完成 50 余种药物或化合物的筛选及药物的细胞水平抗病毒效果评价。

（6）人员培训。培训非洲国家专业技术人员 100 余人次；为我国援外医疗队培训 100 余人次，期间，撰写完成“技术援疆项目 – 新型冠状病毒全基因组二代测序方案”；生物安全三级实验室组织开展了实验室生物安全培训，共培训 20 批次 101 人次。

【完成多项病毒病相关应急工作】完成广西壮族自治区桂平市孤儿院腹泻疫情现场调查与处置；完成辽宁省大连市甲肝疫情流行病学调查及实验室检测；完成安徽省发热伴血小板减少综合征聚集性疫情现场调查与处置。

【开展病毒病应急技术的准备和推广】

1. 储备和完善应急技术

一贯注重实验室生物安全管理和应急技术储备，坚持“平战结合”，生物安全三级实验室工作人员 24 小时值班，确保应急工作按时按质完成。

2. 培训和培养应急技术队伍

多次举办实验室检测监测技术培训班，包括乙脑病毒、病毒性出血热、病毒性腹泻、狂犬病、诺如病毒、脊灰、克 – 雅病、呼吸道病毒、麻疹、风疹、出血热腺病毒、流感及病原体核酸检测技术等。

【完成两会、中国国际进口博览会新冠应急保障任务及北戴河参暑保障工作】根据中央保健委员会办公室统一部署和中国疾控中心统一安排，积极安排抽调病毒性出血热室、流行性感冒室、病毒性腹泻室、麻疹室和病毒资源中心 20 余人完成了两会期间人大代表、政协委员新冠核酸检测工作。检测期间，共完成 4 次检测任务，采样单位 29 次送检，检测人数累计超过 1 442 人。两会期间，同时接受了国家卫生健康委保健局 4 次检测任务，采样单位 24 次送检，检测人数累计 6 865 人。

派张勇等技术专家赴上海市成功完成中国国际进口博览会应急保障任务。

派王世文副所长赴北戴河完成参暑保障工作。

【规范新冠样本审批流程】2020 年 3—5 月，根据国家卫生健康委的指示和疫情期间扁平化管理要求，运往病毒病所的样本由病毒病所办理准运证。依据《可感染人类的高致病性病原微生物菌（毒）种或样本运输管理规定》，疫情期间，共办理92个新冠样本准运证。

【完成新冠样本的接收和结果报送工作】接收35个省、市疾控机构和医院295次新冠样本的接收工作，累计接收各种新冠样本24 696份。

接收23家疾控、医院单位140次送检境外输入病例3 049份，送测序1 231份，并及时将测序分析结果反馈给送检单位。

北京新冠肺炎疫情期间，完成丰台区新发地隔离人员和北京市疾控中心、通州区疾控中心、朝阳区疾控中心、延庆区疾控中心、密云区疾控中心及北京市普仁医院送检样本24次，其中人的咽拭子为15 771人份，环境样本为5 492份。

【完成新冠病毒毒株运输工作】为进一步做好疫情防控工作，2020年1月21日和2月1日，分别完成了对中国医学科学院病原生物学研究所和中国农业科学院哈尔滨兽医研究所的新冠病毒毒株运输工作。

【完成抗疫援助物资运送工作】为保证顺利完成援助武汉市、绥芬河市、舒兰市的新冠肺炎疫情应急工作，完成抗疫援助物资运送工作，确保能够迅速开展工作。

【完成两会保障任务】制定两会保障工作检测方案，完成1 442人份两会期间人大代表、政协委员新冠核酸检测工作。同时，完成两会期间国家卫生健康委保健局任务，检测人数累计6 865人。

【完成保健保障任务】疫情期间，制定保障检测方案、采样和检测流程，对公安部、国家卫生健康委等单位进行新冠核酸检测350批次15 043人份。进行病毒病所人员检测21批次，共计681人份。

【完成新冠病毒检测试剂盒评价工作】分别对上海伯杰医疗科技股份有限公司、湖南圣湘生物科技股份有限公司、上海捷诺生物科技有限公司和广州达安基因股份有限公司4家公司的4类29批次新冠病毒检测试剂盒进行评价。结果显示，以上新冠病毒检测试剂盒检测结果的灵敏度与特异性验证均符合实验要求。

【制作《新型冠状病毒核酸检测及个人防护》U盘及完成人员培训】2020年2月，为有效应对湖北省武汉市新冠肺炎疫情，制作《新型冠状病毒核酸检测及个人防护》U盘，确保实验室人员熟练掌握新冠病毒核酸检测方法，组织召开实验室人员新冠病毒核酸检测培训。

【完成各类专项培训】2020 年 10 月，组织参加实验动物从业人员岗位培训班，55 人报名，51 人取得证书。2020 年 10 月，参加病原微生物运输管理培训班，6 人报名，6 人取得证书。2020 年 11 月，参加实验室主任和安全员培训班，41 人报名。

【组织开展第十六届生物安全周活动】2020 年 4 月 26—30 日，组织开展以“做好生物安全　保障新冠防控”为主题的第十六届生物安全周活动。开展全所性的宣传和培训等多项活动，并邀请相关专家进行昌平园区和迎新街实验区的实验室生物安全检查。

【规范动物伦理和 CMA 质量认证工作】2020 年，完成 65 份实验动物伦理审查和 348 份实验室质量检测报告工作。

【完成援非专家行前培训工作】2020 年 8 月 24—28 日，组织完成了中塞友好固定生物安全三级实验室技术合作二期项目专家行前培训。

【人员基本情况】截至 2020 年 11 月底，共有正式职工 250 人，其中，专业技术人员为 221 人，管理人员为 20 人，工勤人员为 9 人。在专业技术人员中，具有高级专业技术资格的人员占 56%，具有中级专业技术资格的人员占 31%，具有初级专业技术资格的人员占 13%。

【完成法定代表人变更工作】完成事业单位法定代表人变更工作。按照《中国疾病预防控制中心党委关于许文波等同志职务任免的通知》（中疾控党发〔2019〕99 号），许文波同志任病毒病所所长。按照《中国疾病预防控制中心党委关于武桂珍和倪方同志免职的通知》（中疾控党发〔2020〕30 号），免去武桂珍同志病毒病所党委书记职务。病毒病所法定代表人由武桂珍同志变更为许文波同志。

【完成人才选拔推荐工作】完成了人才工程建设项目 2020 年出国（境）培训项目的推荐工作；完成了 2020 年国家百千万人才工程国家级人选选拔推荐工作；完成了 2020 年享受政府特殊津贴人选推荐工作。

【开展党建工作】认真落实党风廉政主体责任，制定《病毒病预防控制所党委关于印发中共中国疾病预防控制中心病毒病预防控制所委员会工作规则（试行）的通知》《病毒病预防控制所党委关于印发中国疾病预防控制中心病毒病预防控制所“三重一大”决策制度（试行）的通知》《病毒病预防控制所党委关于印发病毒病预防控制所党委落实全面从严治党主体责任清单的通知》等；协助组织协调科研自查摸底整改和经济活动专项治理工作；全年召开党委会（扩大会）8 次、党委理论中心组学习 4 次，研究制定各类制度、方案、办法等 63 份，促进党建工作制度化、科学化、规范化。在抗击新冠肺炎疫情中，充分发挥党建引领作用，制定《病毒病所党委关于在新型冠状病毒感染的肺炎防控工作中发挥党组织和党员作用的通知》《病毒病所党委关于在新型冠状病毒肺炎防控工作中发挥党组织和党员攻坚克难作用的号召书》《病毒病预防控制所党委关于进一步强化落实首都新冠肺炎疫情防控责任的通知》《病毒病预防控制所党委关于做好所内部新冠疫情常态化防控工作的通知》等。在新冠肺炎疫情防控关键阶段，组织“冲锋的号角　党员的心声”党员集体抒发抗疫决心活动，号召党员冲锋在前，让党旗高高飘扬在抗疫战场上。积极宣扬抗疫精神和事迹，投稿 70 余篇，有 3 篇稿件被党建网、旗帜网、学习强国平台等媒体采用。“七一”前夕，所党委以网络视频会议形式召开迎“七一”新冠肺炎疫情防控先进事迹报告会，宣扬先进，鼓舞斗志，激发广大职工立足岗位，守初心、担使命的内在动力。积极开展党建课题研究，1 项党建课题荣获全国党建研究会科研院所专委会优秀课题成果二等奖。

（苏晓婷、李旭彬、王晓芳、赵秀军、李静）

寄生虫病预防控制所（国家热带病研究中心）

【工作概况】

1. 参与完成新冠肺炎疫情防控应急支持任务

根据中心统一部署，参与完成新冠肺炎疫情防控应急支持任务，包括援鄂现场防控（8人）、防控督导（9人次）、援意大利防控指导（1人）、中心应急响应疫情分析（9人次）及分析支持团队（12人次）和寄生虫病所内部防控，获上海市抗击新冠肺炎疫情先进集体1个和先进个人1名。

2. 基本完成寄生虫病所"十三五"规划目标任务

基本完成寄生虫病所"十三五"规划目标任务，其中，异地扩建工程完成选址工作，项目建议书通过国家卫生健康委专家论证，上报国家发改委。组织开展"十三五"规划终期自评估和外部评估。组织全所职工参与编制寄生虫病所"十四五"规划，提出"十四五"期间增强型发展模式，明确今后五年发展目标与任务。

3. 强化寄生虫病控制消除技术支撑

组织推进棘球蚴病（又称包虫病）、血吸虫病、土食源性寄生虫病等重点寄生虫病的"十三五"规划执行评估及"十四五"规划编制，形成重点寄生虫病"十三五"评估报告和"十四五"规划初稿。向中央建言献策，根据中央领导批示，组织洪涝灾害期间血吸虫病防治工作。四川省甘孜藏族自治州（以下简称甘孜州）石渠县包虫病综合防治试点顺利通过国家多部委组织的终期评估。

参与辽宁、湖南、云南3省消除疟疾终审评估，全国所有疟疾流行省份通过消除疟疾终审评估。参与完成《国家消除疟疾报告》，出版《中国消除疟疾地图集》，完成中国疟疾典型案例总结培训与视频拍摄。2020年11月，向世界卫生组织申请对我国消除疟疾考核认证。结合全国疟疾日"消除疟疾控新冠　同防输入再传播"主题活动，举办2020年"全国疟疾日"主题网络研讨会。

开展全国寄生虫病监测预警，建设媒介生物监测中心。完成疫情周报100余期、月报24期、年报4份、年度监测报告6份。加强防治基地和防治示范区建设，包虫病防控甘孜州工作站通过国家卫生健康委疾控局评估。加强寄生虫病参比实验室网络管理，做好健康教育。完成全国两会、第三届中国国际进口博览会等重大活动期间寄生虫病应急值班轮守。组织云南省德宏傣族景颇族自治州（以下简称德宏州）盈江县输入性疟疾疫情、安徽省急性血吸虫病疫情、大兴安岭地区和海南省包虫病疑似疫点等应急事件处置。

完成健康扶贫活动，包括委级西藏自治区包虫病防治研究重点实验室建设、西藏自治区包虫病样本库、西藏自治区土食源性寄生虫病调查、新疆维吾尔自治区黑热病防控等工作，以及当地专业人员培训。

4. 加强科研教育

加快国家热带病研究中心建设，与上海交通大学医学院共建全球健康学院，共同成立热带病和寄生虫病诊疗联盟。协助海南省建设国家热带病研究中心海南分中心，协助建设上海交通大学医学院附属瑞金医院海南医院（博鳌研究型医院）。在湖北省荆州市公安县建立国家寄生虫资源库钉螺与血吸虫保藏基地。

组织开展重要寄生虫病及媒介相关基础和应用性研究，参与申请课题 59 项，获国家自然科学基金面上项目等各类课题 15 项，在研课题为 31 项。以第一作者或责任作者发表 SCI 论文 66 篇，总影响因子为 265.2，获授权专利 3 项。组织申报国家科技进步奖。招收研究生 25 名，毕业研究生 14 名。举办国家传染病基地继续教育项目 6 项。

5. 开展全球健康合作

加强世界卫生组织热带病合作中心、国家级热带病国际联合研究中心建设，完善 5 个国际合作网络，召开第五届消除热带病监测响应体系研讨会、“从三千万到零病例：中国经验助力非洲国家消除疟疾”国际网络研讨会。启动中非血吸虫病和疟疾防控一期项目。继续开展中坦疟疾试点项目。组织申请中国—赞比亚疟疾控制和消除合作项目。细化中国布基纳法索疟疾和血吸虫病防控合作计划，选派专家执行中塞实验室合作，推动中非合作。

6. 加强内部管理

学习贯彻习近平新时代中国特色社会主义思想。完成科研、经济活动、生物安全、教学 4 个专项整改活动，根据问题线索提出整改措施与台账，推进全所治理能力提高。招录新职工 11 名，推进 11 个 PI（principle investigator，学术带头人）团队培养，选派 10 余名骨干外派驻点或借调。推进精神文明和文化建设。

【开展新冠肺炎疫情应急防控工作】参照中国疾控中心一级响应工作制度和要求，2020 年 1 月，启动寄生虫病所新冠肺炎疫情应急响应，成立领导小组和办公室及工作组，召开应急响应例会，组建寄生虫病所新冠肺炎疫情应急支持队伍，紧急采购并发放防护物资，实行错峰上班，开展日报告、入所体温检测、所内消毒等工作，加强捐赠物资管理，举行新冠肺炎疫情防控知识竞赛，慰问防控人员及家属，开展诗朗诵、征文征稿活动，讴歌先进典型事迹，认真做好寄生虫病所疫情防控工作。寄生虫病所 114 名党员捐款 30 406 元，支持新冠肺炎疫情防控。

根据上级统一部署，参与完成新冠肺炎疫情应急支持任务，包括 8 名专家援鄂，9 人次专家赴北京市、河南省、浙江省、四川省、新疆维吾尔自治区等地参与国务院联防联控机制、国家卫生健康委组织的疫情现场指导与督导，1 名专家援意大利开展疫情防控技术支持，9人次专家参与中国疾控中心应急响应疫情分析，12人次专家参与疫情分析支持团队，1名专家参与上海市疫情防控应急物资保障。寄生虫病所援鄂应急队获“上海市抗击新冠肺炎疫情先进集体”，肖宁同志获“上海市抗击新冠肺炎疫情先进个人”，8名援鄂专家为“全国卫生健康系统新冠肺炎疫情防控工作先进集体”成员。

新冠肺炎疫情常态化防控后，12名专家被列入应对新冠肺炎疫情防控国家专家队，4名专家参与国务院办公厅、国务院联防联控机制组织的疫情督查，其中1名专家获优秀督查员。

【举办“从三千万到零病例：中国经验助力非洲国家消除疟疾”国际网络研讨会】 2020年12月7—8日，与美国哈佛大学、世界卫生组织共同举办“从三千万到零病例：中国经验助力非洲国家消除疟疾”国际网络研讨会。国家卫生健康委李斌副主任以视频形式出席了研讨会并做了开幕式主旨发言。

李斌副主任认为，2020年是人类发展史上不平凡的一年，尽管全球新冠肺炎疫情仍在蔓延，传播风险不断加剧，但是各国和人民秉持着人类命运共同体的理念，守望相助、抗击疫情。在国际社会支持下，中国政府和人民经过艰苦卓绝的努力，创造了人类同疾病斗争史上的又一个英勇壮举。李斌副主任强调中非友谊历久弥新，中非卫生领域合作历史悠久，中方将不断推进中非控制疟疾合作项目的实施，共享中国经验。李斌副主任指出，疟疾作为全球重大传染病，一直威胁着人类的健康。中国曾是疟疾流行大国，中国政府高度重视疟疾防控，经过70年几代人的努力，2017—2020年，已连续近4年无本地原发感染疟疾病例报告，达到世界卫生组织疟疾消除标准。2020年11月，正式向世界卫生组织申请国家消除疟疾认证。中国从数百种中草药中发现并提取出抗疟特效药青蒿素，为世界疟疾防控和消除做出了重大贡献，建立了全国疟疾网络报告系统和实验室检测网络，完善了疟疾媒介监测和疟原虫抗药性监测体系，制定了“线索追踪、清点拔源”的工作策略，探索总结了疟疾报告、调查和处置的“1-3-7”及边境地区的“3+1防线”等工作模式。其中“1-3-7”工作模式作为全球消除疟疾工作新范式，被正式写入世界卫生组织的技术文件向全球推广应用。中国希望与非洲国家加强疟疾合作，将其作为中非卫生健康合作的重要内容进一步深入推广。最后，李斌副主任提出中国将与国际社会齐心协力、携手应对，共同抗击新冠肺炎疫情和推进全球消除疟疾进程，共同构建全球人类命运共同体。

中国科学院院士、中国疾控中心高福主任，世界卫生组织全球疟疾项目主任佩德罗·阿隆索（Pedro Alonso）教授，哈佛大学国际事务副教务长欧立德（Mark Elliott）教授，清华大学万科公共卫生与健康学院院长、世界卫生组织名誉总干事陈冯富珍博士，瑞士科学院院长马塞尔·坦纳（Marcel Tanner）教授出席了会议。中国疾控中心寄生虫病所所长周晓农教授和哈佛陈曾熙公共卫生学院戴安·威尔特（Dyann Wirth）教授联合主持会议。

会议通过中英文在线直播的方式举办，共享中国消除疟疾经验，共商将创新技术应用于疟疾等传染病防控工作。国家卫生健康委、中国疾控中心、各省疾控机构，世界卫生组织、亚太消除疟疾网络、亚太领导人疟疾联盟成员、比尔及梅琳达·盖茨基金会、帕斯适宜卫生科技组织（Program for Appropriate Technology in Health，PATH）基金会，以及国外疟疾防控、研究机构、高等院校等专家900人线上参会。

【举办建所70周年纪念活动】“砥砺七十年，奋进新时代”，2020年10月22日，在全国医学寄生虫学学术研讨会开幕式上举办了中国疾控中心寄生虫病预防控制所建所70周年纪念活动。

国家卫生健康委疾控局贺青华一级巡视员，中国科学院院士、中国疾控中心高福主任，世界卫生组织驻华代表处代办乔建荣女士，中华预防医学会刘霞副秘书长，上海市卫生健康委衣承东副主任，瑞士热带病与公共卫生研究所优格·尤辛格所长致辞或在线致辞。国家卫生健康委疾控局寄生虫病与地方病防控处（以下简称国家卫生健康委疾控局寄地处）焦振泉处长、中国疾控中心寄生虫病所周晓农所长、中华预防医学会医学寄生虫分会第六届委员以及寄生虫病所领导、中层干部参加活动。中国疾控中心寄生虫病所陈晓红党委书记主持活动。

国家卫生健康委疾控局贺青华一级巡视员高度评价了寄生虫病所在我国寄生虫病控制消除伟大征程中发挥的重要作用，希望寄生虫病所围绕健康中国2030年目标和任务，依靠科技创新，巩固防控成果，为消灭一批、减少一批、控制一批寄生虫病危害做出新的、更大的贡献，把寄生虫病和热带病防控与整个疾病预防控制、健康中国建设、扶贫攻坚结合起来，牢牢记住习近平总书记对疾控战线提出的厚望，扎扎实实做好工作。

中国疾控中心高福主任代表中心，对各位领导、专家的到来表示热烈欢迎，对寄生虫病所在疾病控制、科学研究、教育培训、国际交流等方面取得的卓越成绩表示热烈的祝贺。他认为，寄生虫病所70年发展历程也是中国寄生虫病防控事业发展70年缩影，为推动寄生虫病和热带病控制消除，高福主任提出三点要求：一是加强科技创新，坚持目标导向、问题导向，用结果说话，把科技创新推向新台阶；二是加强全球健康合作，为构建人类卫生健康共同体贡献智慧；三是加大改革力度，抓住疾控改革机遇，突破瓶颈、弥补短板，谋划好“十四五”规划，全面提升技术能力。新时代开启新征程，高福主任希望寄生虫病所干部职工牢记使命，加强防控研究和国际合作，为维护国家生物安全、构建健康中国、推进国家“一带一路”倡议贡献力量。

七十年栉风沐雨，数代人薪火相传，始终以控制消除寄生虫病和热带病为使命，发挥技术支撑作用，获国家科技进步奖一等奖等科技奖项80余项，推动我国医学寄生虫学学科发展，促进我国2006年在全球率先消除丝虫病，2015年全国实现血吸虫病传播控制，2017年起全国连续三年无本地感染疟疾。在1998年特大洪灾、2008年汶川地震、2014

年埃博拉出血热疫情、2020 年新冠肺炎疫情等应急处置中，派出了大批专家和技术骨干，他们投身一线，做出贡献。

【国家热带病研究中心与上海交通大学医学院共同成立“热带病和寄生虫病诊疗联盟”】为进一步提升上海市医防结合与疾病防控能力，建设国际一流的热带病和寄生虫病诊疗联盟体系，2020 年 6 月 16 日，国家热带病研究中心与上海交通大学医学院共同成立“热带病和寄生虫病诊疗联盟”。上海交通大学医学院附属瑞金医院、附属仁济医院、附属第九人民医院、附属新华医院、附属儿童医学中心、附属第一人民医院和上海市精神卫生中心 7 家上海交通大学医学院附属医院成为“热带病和寄生虫病诊疗联盟”首批成员，联盟成立了首家联合门诊“国家热带病研究中心 – 瑞金医院热带病与寄生虫病联合门诊”。

联盟将通过创新医防协作新机制，疾病预防控制机构和临床机构共享医疗资源、共同开设联合门诊，并以“病人”为中心增加新的输入性热带病检测与治疗项目等，探索新形势下医防协作新模式。联盟还以热带病和寄生虫病的科学研究、临床诊疗、人才培养等为主要内容，积极发挥高水平研究机构和高质量临床机构之间的聚合联动效应，联合开展热带病与寄生虫病前瞻性、针对性、储备性研究，着力提升公共卫生服务和应急储备能力，推动我国热带病与寄生虫病医防队伍和资源有效融合，使联盟成为服务上海市、辐射长三角、兼顾全国的热带病及寄生虫病诊疗和研究中心，实现热带病与寄生虫病公共卫生服务多维网络化和综合信息化，为降低热带病和寄生虫病对民众健康和经济社会发展的潜在影响提供技术保障和医疗服务。

【中国疾控中心包虫病防控甘孜州工作站顺利通过专家评审】2020 年 8 月 20—21 日，在国家卫生健康委疾控局的组织下，中国疾控中心包虫病防控甘孜州工作站评审专家组于四川省甘孜州康定市，对工作站进行了建站 5 年（2015—2020 年）运行情况评审。评审专家组组长由青海省人民医院田青山主任担任。

评审专家组听取了工作站王旭站长对 2020 年度工作站项目执行情况的介绍，检查了工作站办公情况，查阅了工作站运行资料。中国疾控中心冯子健副主任对工作站的设立背景、意义及目标进行了阐述，对多年来始终如一支持工作站运行的四川省、甘孜州和石渠县各级部门表示衷心的感谢。工作站前任站长田添助理研究员代表工作站，汇报了建站 5 年以来的运行情况及取得的成效，针对在场专家的提问进行详细解答。评审专家组成员对工作站的工作开展情况展开内部讨论，并进行现场评分，形成最终评审意见。经过评审专家组细致全面的评审，甘孜州工作站最终获得 94.57 分的优秀等级评价，顺利通过此次评审。四川省卫生健康委谢仁兴处长、四川省疾控中心吴先萍主任、甘孜州卫生健康委徐克均副主任对工作站在甘孜州包虫病防控事业中做出的贡献表示肯定和感谢，并祝贺工作站通过评审。

在评审反馈座谈会上，中国疾控中心冯子健副主任、甘孜州人民政府罗晓民副秘书长、甘孜州疾控中心李伟主任和中国疾控中心寄生虫病所周晓农所长共同探讨了工作站的运行机制、功能定位和“五年规划”等内容，为工作站未来的建设指明了方向。

【完成湖区五省洪涝灾害后血吸虫病传播风险评估工作】2020年10月18—26日，组织各地血吸虫病防治专家赴湖区五省（安徽省、湖南省、湖北省、江西省、江苏省）开展洪涝灾害后血吸虫病传播风险评估工作。专家组听取了各省被评估县2020年洪涝灾害期间及灾后血吸虫病防控工作情况汇报，查阅和收集了被评估乡镇及村2016—2020年的血吸虫病疫情和防治资料，对省内抽取的流行村开展了灾后血吸虫病传播风险现场调查，以了解2020年洪涝灾害后的人群感染风险，掌握洪涝灾害后钉螺滋生及扩散情况和有螺洲滩野粪污染情况等。

2020年洪涝灾害以来，湖区五省高度重视血吸虫病防治工作，启动应急预案，根据当地的受灾情况因地制宜地开展药物灭螺、易感水体消杀、发放防护药膏、预防服药等一系列的防控措施，为维护疫区内人民群众生命安全、“灾后无大疫”提供有力的保障。在湖区五省10个县被调查的20个行政村中，均未发现感染性病人。部分地区钉螺密度仍处于较高水平，发现核酸检测阳性的钉螺，在3处历史无螺环境中发现钉螺，其中2处环境的钉螺核酸检测结果呈阳性。虽然有螺洲滩野粪的密度不高，但是在个别有螺环境中发现阳性粪便。以上结果提示，局部地区仍存在血吸虫病传播风险。

本次风险评估显示，湖区五省汛期人群的防控工作比较扎实，而家畜的管理尚存在一定的漏洞。部分流行区有螺环境水淹面积较大，钉螺易发生扩散，应当引起重视。由于洪涝灾害对血吸虫病传播的影响具有滞后效应，灾后血吸虫病传播风险较大，专家组建议各地加强血吸虫病疫情监测和螺情处置工作，结合各地实际，强化传染源的管理和控制，提高基层防治队伍的应急响应能力，加速血吸虫病监测预警技术的转化和应用。

【召开第五届消除热带病监测响应体系研讨会】为深化消除热带病网络合作伙伴关系，2020年10月21—23日，第五届消除热带病监测响应体系研讨会采用以线上为主、线上线下相结合的形式顺利召开。本届研讨会的主题为“通过合作与伙伴关系，维持控制消除热带病监测反应系统的成果”。本届研讨会以6个分论坛形式，在延续前四届研讨会精髓的基础上，深入探索在新冠肺炎疫情防控常态化的情况下，加强“亚洲血吸虫病及其他重要蠕虫病网络”“中非消除血吸虫病合作网络”“中非疟疾消除机构合作网络”“澜湄次区域疟疾消除网络”等网络建设，加强热带病防控、研究和国际合作。

来自中国、瑞士、柬埔寨、印度尼西亚、老挝、缅甸、菲律宾、泰国、越南、坦桑尼亚、赞比亚、南非、苏丹、喀麦隆、科特迪瓦、纳米比亚、布基纳法索等国家的相关机构，以及世界卫生组织、非洲领导人疟疾联盟、比尔及梅琳达·盖茨基金会等国际组织的相关代表出席了本届研讨会，并就消除热带病相关问题发表学术演讲。本届研讨会在全球实时直播，共吸引6 000余人次上线观看，直播平台收集观众关心的问题并向专家提问，实现了专家与观众的互动交流，提高了本届研讨会的影响力，进行了对相关热带病消除问题的深入探讨。

【中非疟疾和血吸虫病防控合作Ⅰ期项目启动会在北京召开】 2020年10月13—15日，由寄生虫病所主办的中非疟疾和血吸虫病防控合作Ⅰ期项目启动会在北京市召开。中国疾控中心党委严俊副书记、国家卫生健康委疾控局寄地处焦振泉处长、国家卫生健康委国际司非洲处（援外处）丁杨二级调研员出席会议并致辞。中国疾控中心寄生虫病所周晓农所长主持开幕式。

会议成立了中非疟疾和血吸虫病防控合作项目专家组。国家卫生健康委国际司、疾控局、国际交流与合作中心、项目资金监管服务中心，商务部国际贸易经济合作研究院，中国疾控中心及寄生虫病所，山东、河南、湖南等项目合作省卫生健康委及疾控机构，中非疟疾和血吸虫病防控合作专家组代表，相关企业，以及世界卫生组织驻华代表处、比尔及梅琳达·盖茨基金会等的40余位领导和专家参加会议。

中非疟疾和血吸虫病防控合作Ⅰ期项目将在有限的资源和现行制度与规则下，充分利用既有经验与做法，依托专家团队的智库作用，把中非疟疾和血吸虫病防控合作打造成具有示范效应的公共卫生援外项目，为未来更多的中国公共卫生“走出去”积累经验。

【完成云南、湖北两省血吸虫病传播阻断达标技术评估工作】 受国家卫生健康委疾控局委托，组织专家分别于2020年11月10—16日和22—27日赴云南省和湖北省开展省级血吸虫病传播阻断达标技术评估工作。根据血吸虫病传播阻断达标技术评估方案，采用分层随机抽样原则，分别选取云南省丽江市永胜县、大理白族自治州南涧彝族自治县和剑川县，湖北省荆州市公安县、荆州市开发区和武汉市东西湖区作为达标技术评估的现场调查县。评估专家组根据《血吸虫病控制和消除》（GB 15976—2015）中的“以行政村为单位，连续5年未发现当地感染的血吸虫病病人；连续5年未发现当地感染的血吸虫病病畜；连续5年以上查不到感染性钉螺；以县为单位，建立和健全敏感、有效的血吸虫病监测体系”为考核指标，采取听取报告、查阅和审核资料、现场调查等形式开展评估。其中，查阅和审核的资料包括两省及抽查县卫生健康、农业农村、水利、林草和健康宣传等部门关于病情（人、畜）、螺情及监测和相关血吸虫病防治项目规划、投入、方案与验收等工作情况的资料。

根据考核方案，结合历史疫情，在抽查县（区）各选择一个乡镇，在每个乡镇选择一个行政村开展现场调查，包括人群查病、家畜查病、螺情调查等。人群查病要求血清学检查每村不少于 1 000 人，对血清学检查阳性者进行病原学检查；家畜查病要求每村检查家畜不少于 100 头，不足者全部检查；螺情调查采用系统抽样和环境抽样调查法，抽查不少于 500 框，并采用压碎镜检方法检查检获的活钉螺。此外，现场还开展了血吸虫病监测能力评估，内容包括省级和抽查县的保障措施、检测能力水平、巩固措施和档案管理等。

（周晓农、王汝波、陶苾颖、罗恒锋、周丹丹）

性病艾滋病预防控制中心

【工作概况】2020 年，在国家卫生健康委和中国疾控中心领导下，以习近平新时代中国特色社会主义思想为指导，围绕健康中国行动和健康扶贫战略，认真落实《中国遏制与防治艾滋病“十三五”行动计划》和《遏制艾滋病传播实施方案（2019—2022 年）》措施，以遏制性传播为主攻方向，突出重点地区、重点人群和重点环节，强化科研和技术支撑，大力推进防治措施落实，防治工作取得显著成效。

1. 应急响应能力达到新高度

面对突如其来的新冠肺炎疫情，迅速做出响应，坚持抗疫防艾双线作战。一方面，紧急协调 3 000 瓶洛匹那韦 / 利托那韦片剂于除夕在 24 小时内送至武汉主战场，累计调拨近 4 万瓶保障全国新冠肺炎治疗。同时，集中核心技术力量，成立 60% 的职工参加的一级响应工作队，共派出 10 余批队员参加武汉市、湖北省、北京市、新疆维吾尔自治区等保卫战及赴伊拉克和意大利提供国际支援，深入开展疫情分析、流调溯源、核酸检测、社区防控等，大力开展防控知识宣传并做好内部防控。另一方面，协调保障全国抗病毒治疗和社区戒毒药物维持治疗药品供应，第一时间部署异地借药，指导异地取药、送药上门等，公布全国抗病毒治疗点信息，开发网上处理患者求助信息程序，确保疫情期间治疗不中断，得到联合国艾滋病规划署的高度赞誉。

2. 艾滋病防治工作取得新成效

积极应对新冠肺炎疫情，进入疫情防控常态化后，持续加大艾滋病防治工作力度，各项防治指标持续稳定地回升。继续扩大检测和治疗，2020 年，全国共检测发现感染者和病人 13.2 万例。截至 2020 年年底，报告存活感染者 105.1 万例，抗病毒治疗比例和治疗成功率均达到 90% 以上。全国疫情持续保持在低流行水平，被联合国艾滋病规划署誉为全球抗艾事业的重要引领者。

3. 重点地区支持结出新成果

持续加大对凉山州艾滋病防治和健康扶贫攻坚行动的技术支持，安排高年资技术人员全天候进驻凉山工作站，深入推进地方、专家、爱心企业和其他社会力量对口支援，凉山州的主要指标呈现“三升三降”的良好态势，治疗覆盖率、治疗成功率、诊断发现率分别提高 130.7%、64.9%、10.8%，新发感染率、母婴传播率、单阳家庭配偶传播率分别下降 68.8%、59.3%、87.9%，艾滋病疫情上升势头得到有效遏制，为打赢脱贫攻坚战提供了坚实的健康保障。同时，加大援疆、援藏和对“三区三州”等贫困地区的技术支持与指导。

4. 科研和创新实现新突破

艾防中心牵头的复制型 DNA–rTV 疫苗成为全球首个Ⅱ期临床试验该类疫苗，中和抗体、基于互联网尿液传递检测、干血斑检测及其质控体系等科研取得重大进展。研发利用自我检测和新发感染检测技术、促进主动检测、发布最新检测技术规范推进早发现，推动基于互联网新媒体平台宣传干预和检测服务，制定并印发《艾滋病病毒暴露后预防技术指南（试用）》《互联网 + 艾滋病干预工作指南（试行）》等技术指南，填补国内空白，改进并完善疫情估计方法，完成 2020 年疫情估计，推进 8 个省开展基于分子网络的传播网络精准干预试点。积极将最新科研成果转化为防治实践，促进早检测、早发现、早干预、早治疗。

5. 技术支撑培训达到新高度

支持开展政策防治宣讲、培训和重要活动，起草和开展“十三五”终期评估，起草《中国遏制与防治艾滋病“十三五”行动计划终期评估工作方案》，开展终期评估工作，谋划和起草《中国遏制与防治艾滋病“十四五”行动计划（讨论稿）》。多措并举，提升地方技术能力，通过远程、面授等方式培训地方防治人员，内容涵盖艾滋病、丙型肝炎（以下简称丙肝）各项最新防治技术。深入开展全国防治技术督导和技术支持。全面启动第四轮示范区工作，发挥引领带动作用，分片区举办全国 120 个示范区培训和技术指导办公室、专家组会议，覆盖全部省和示范区。组织专家开展对山西省、湖南省、四川省等示范区的现场技术支持。

6. 宣传教育工作掀起新高潮

举办“世界艾滋病日”主题宣传活动，推进全国艾滋病检测咨询月宣传活动，推出艾防核心信息。制作并展示“十三五”期间防治成效的宣传片、检测知识动画片及重点人群宣传材料，充分利用电视、报纸与健康中国平台和商业直播平台开展公益宣传，扩大艾滋病防治宣传的覆盖面和影响。利用微信公众号和网站开展防治宣传。更新艾滋病防治宣传材料资料库，组织防治宣传材料评选和媒体宣传采访活动，营造良好的防治社会氛围。

【艾滋病防治工作进展】

1. 宣传教育与信息交流

举办“世界艾滋病日”主题宣传活动，推进全国艾滋病检测咨询月宣传活动，推出艾防核心信息。制作并展示“十三五”期间防治成效的宣传片、检测知识动画片及重点人群宣传材料 11 部，充分利用电视、报纸与健康中国平台和商业直播平台开展公益宣传，扩大艾滋病防治宣传的覆盖面和影响。利用微信公众号推送的科普短文达 200 篇。更新艾滋病防治宣传材料资料库，组织防治宣传材料评选和媒体宣传采访活动，营造良好的防治社会氛围。做好艾防中心门户网站运维及内容建设工作。2020 年，网站上发布信息 474 篇；建立抗击新冠肺炎疫情专栏，发布中心疫情防控相关原创稿件 46 篇；建设2020年“世界艾滋病日”专版，及时上传发布“世界艾滋病日”相关宣教材料和主题活动开展情况。

2. 监测与检测

（1）哨点监测。全国运行艾滋病监测哨点共1 836个，覆盖8类监测人群。其中，吸毒者（drug users，DUS）、男男性行为者（men who have sex with men，MSM）、卖淫妇女（female sex worker，FSW）、性病门诊男性就诊者［男性性传播疾病（sexually transmitted disease，STD）］、男性长途汽车司乘人员（男性长途卡车司机）、男性流动人口和青年学生共有1 420个哨点被纳入分析，完成问卷调查548 155人，其中完成HIV（human immunodeficiency virus，人类免疫缺陷病毒）、梅毒和HCV（hepatitis C virus，丙型肝炎病毒）抗体检测的人数分别是546 310人、546 254人和546 174人；孕产妇哨点从2020年开始调整为收集哨点所在妇幼机构的检测信息，HIV抗体检测的人数为1 462 917人，梅毒抗体检测的人数为1 478 555人；HIV、梅毒和丙肝的粗阳性率分别为0.3%、1.0%、5.3%。

（2）咨询检测。2020年，全国开展HIV抗体检测284 307 712人次，较2019年检测数量（276 825 600人次）增加了2.7%；新报告HIV/AIDS数量为131 671例，较2019年（151 250例）减少了12.9%；检测发现病例比例为0.046%，较2019年（0.055%）有所降低。

（3）实验室网络建设。全国艾滋病检测实验室网络建设持续加强，其中确证兼筛查中心实验室、筛查实验室、检测点、CD4细胞检测实验室、HIV病毒载量检测实验室增加较多。截至2020年年底，全国共有艾滋病检测确证实验室715个（包括确证中心实验室35个、确证兼筛查中心实验室472个、确证实验室208个），覆盖了91.9%的地市；艾滋病检测筛查实验室47 166个（包括筛查中心实验室215个、筛查实验室12 872个、检测点34 079个），覆盖了97.5%的县区。已开展艾滋病相关CD4细胞检测、HIV病毒载量检测、HIV基因型耐药检测的实验室分别有1 138个、364个、52个。针对全国艾滋病检测实验室网络，开展血清学、病毒学、免疫学、耐药、丙肝等检测项目的能力验证工作，并积极参加相关检测项目的国际能力验证或室间质量评价活动；完成2020年全国HIV抗体诊断试剂临床质量评估工作。

（4）全国艾滋病疫情分析和估计。为了摸清我国艾滋病疫情实际情况，与联合国艾滋病规划署、世界卫生组织共同开展2020年中国艾滋病疫情估计。将联合国艾滋病规划署和世界卫生组织推荐的、目前国际上使用最为广泛的Spectrum/EPP方法作为疫情估计基本方法。基于我国艾滋病流行地区差异大的特点，2020年，在国家层面，根据艾滋病疫情流行特点和地域特征进行分区估计，得到全国估计结果。

3. 艾滋病随访管理与抗病毒治疗工作

（1）随访管理。2020年，各项随访管理考核指标继续保持在较高水平。截至2020年

12 月底，艾滋病病毒感染者 / 艾滋病病人随访及 CD4 检测比例达 93.6%；艾滋病病毒感染者 / 艾滋病病人的配偶 / 固定性伴 HIV 检测比例达 93.0%；艾滋病病毒感染者 / 艾滋病病人接受至少一次结核病相关检查的比例达 97.6%。

（2）抗病毒治疗。截至 2020 年 12 月底，报告存活感染者治疗比例达到 92.9%，在治病人的病毒抑制率达到 96.1%。在国家临床进修基地，组织为期 2 个月的医生进修培训班 28 期和为期 45 天的护理培训班 5 期，累计培训 28 个省（自治区、直辖市）的 324 名医生和 99 位护理人员。开展线上培训 5 期，覆盖“三区三州”地区多个省份的基层艾滋病治疗医务人员培训，累计上线听课总登录量达 12 715 人次。

（3）耐药检测。依据《艾滋病抗病毒治疗耐药工作框架（2017）》和《国家免费艾滋病抗病毒药物治疗手册》，全面推动抗病毒治疗失败病人的耐药检测，指导耐药检测和临床应用。举办 2020 年抗病毒治疗耐药工作培训班，总结广东省、广西壮族自治区、江苏省、安徽省、山东省、江西省、福建省、湖北省、重庆市、新疆维吾尔自治区、海南省、宁夏回族自治区、内蒙古自治区等省（自治区、直辖市）获得性耐药评估工作进展。采用病例对照调查方法，在安徽省、重庆市、广东省、广西壮族自治区、湖南省、江苏省、四川省 7 个省（自治区、直辖市）开展耐药对 HIV 感染者死亡的影响调查，共收集 19 235 例 HIV 感染者，其中，病例组（死亡）合计 5 719 例，对照组（存活）合计 13 516 例。调查结果经综合分析后显示，相对于不耐药人群，耐药（AOR=4.25，95%CI：2.10 ~ 8.62）、病毒载量不低于 1 000 拷贝 / 毫升且耐药未检测（AOR=4.65，95%CI：1.74 ~ 12.39）、病毒载量和耐药均未检测（AOR=17.52，95%CI：8.73 ~ 35.19）与 HIV 感染者死亡有统计学关联性。

（4）做好新冠肺炎疫情防控期间艾滋病药品供应保障。配合做好调拨洛匹那韦 / 利托那韦片剂支持新冠肺炎治疗工作，要求各省抗病毒治疗机构确保艾滋病治疗药物不断供。为确保因疫情防控措施在异地滞留的艾滋病病毒感染者能够及时获得抗病毒治疗药物，下发通知协调异地借药，并在艾防中心网站和微信公众号上对外公布信息，开发求助程序，该程序收到 1 280 条求助信息，均已协调处理。及时梳理药品使用情况，组织做好药品调配和解决预案，及时协调解决药品供应中存在的问题。

（5）重点省份治疗服务链分析。利用艾滋病综合防治数据，对新疆维吾尔自治区、贵州省、江西省、重庆市和四川省 5 个省（自治区、直辖市）的数据进行了分析，以了解 HIV 感染者随访管理和抗病毒治疗现状，并对 5 个省份分别开展了现场调研和座谈，对 5 个省份在感染者随访、抗病毒治疗转介、病毒载量检测及治疗质量等方面存在的问题进行了分析，提出了建议并与当地共同探讨了下一步工作计划。完成了《重点省份 HIV 感染者随访管理和抗病毒治疗服务链分析报告》。

（6）药品采购。修订并印发了《国家免费艾滋病抗病毒治疗药品及盐酸美沙酮原料药艾防中心采购管理办法》，进一步明确了国家免费艾滋病抗病毒治疗药品采购预算及采购方式确定的原则，使采购工作更加规范，建立了一套高效、规范、稳定运行的药品采购、进口、供应保障体系，该体系在新冠肺炎疫情防控中发挥了不可替代的作用。

4. 高危人群干预工作

（1）经吸毒传播途径的干预。截至2020年年底，30个省（自治区、直辖市）开展戒毒药物维持治疗（以下简称维持治疗）工作，共有791个门诊，其中包括22辆流动服药车，约9.1万人正在接受维持治疗，治疗人员的年保持率为83.0%。全国门诊平均在治人数为115人，其中重庆市、四川省的门诊在治人数为200人及以上，占全国开诊省的6.7%。在治人数为200人及以上的门诊共有136个，占全国开诊门诊总数的17.2%；开诊时间在1年以上、在治人数不足50人的门诊有274个，占全国开诊门诊总数的34.6%。在治人员HIV、HCV和梅毒检测率分别为81.5%、77.6%和80.6%，与2019年同期（三项检测率分别为90.7%、89.8%和89.7%）相比明显下降，其中20个省（自治区、直辖市）的三项检测率均在75%以上。

参加维持治疗的吸毒人员的艾滋病病毒新发感染率从2006年的0.95%下降到2020年11月的0.07%，下降幅度为92.6%。2004—2020年，维持治疗工作共避免了约1.8万名吸毒成瘾者感染艾滋病病毒，累计减少海洛因滥用约150吨，减少毒资交易约990亿元。

在针具交换工作方面，截至2020年年底，全国月均有605个针具交换点开展工作，覆盖388个县（区），参加针具交换的月均人数为19 242人。参加针具交换的吸毒人员月均超过千人的省（自治区）有云南省、广西壮族自治区、四川省、贵州省、湖南省和广东省，这6个省（自治区）月均参加针具交换人数占全国月均参加针具交换人数的95.1%。2020年，参加针具交换的吸毒人员进行HIV抗体检测21 827例，报告HIV抗体检测阳性82例，阳性检出比例为0.4%。

（2）经性传播途径的干预。在卖淫妇女人群干预方面，2020年，继续围绕实现“三个90%”的工作目标，采取以安全套推广使用及检测促进为主的综合干预措施。2020年，全国31个省（自治区、直辖市，不含新疆生产建设兵团）共有2 879个县（区）开展了高危人群干预工作。全国月均干预卖淫妇女29.9万人，较2019年同期（41.3万人）下降27.6%；月均干预覆盖率为71.8%，较2019年（82.7%）下降较多；卖淫妇女人群HIV阳性检出比例为0.06%（=482/838 098），较2019年0.09%（=859/956 366）有所下降；全年累计发放安全套约2 287万只、宣传材料约569万份。

在男男性行为人群干预方面，2020年，全国月均干预男男性行为者20.1万人，较2019年（23.1万人）有所降低；月均干预覆盖率为69.9%，较2019年（77.4%）有所降低。2020年，男男性行为人群HIV阳性检出比例为2.5%（=12 540/493 936），较2019年同期2.9%（=16 228 /557 114）有所下降。

2020年，完成了在北京等六省市开展的男男性行为人群HIV暴露前后预防试点，在试点基础上制定了《艾滋病病毒暴露后预防技术指南（试用）》，并印发全国。

（3）探索HIV传播网络精准干预试点。2020年，HIV传播网络监测和干预扩大试点范围，将试点地区从 2019 年的 5 个扩大至四川省（广元市、自贡市）、浙江省（嘉兴市、湖州市）、北京市、上海市、天津市、广东省（深圳市）、广西壮族自治区（柳州市、钦州市）、江苏省（南京市）8 个省（自治区、直辖市），进一步强化了分子网络分析能力建设和 HIV 传播网络工作体系建设，并获得了更多的基线分子网络数据，为优化适合我国国情的 HIV 传播网络监测和干预的综合防治工作体系积累了经验。试点工作结果表明，HIV 分子网络监测在有效节约公共卫生资源、及时发现高风险传播者和高风险人群、开展针对性的干预措施、减少 HIV 新发感染等方面发挥了重要作用。该工作是基层开展防控工作的有力落脚点，能更为准确地描述疫情流行特征，溯源病例感染来源，为精准干预和多部门协作提供技术支持。

5. 艾滋病综合防治示范区工作

在国家卫生健康委疾控局的领导下，一是进一步理顺管理机制，组织起草《第四轮全国艾滋病综合防治示范区评估方案》，于 2020 年 6 月 4 日由国家卫生健康委疾控局印发；印发《关于成立第四轮全国艾滋病综合防治示范区技术指导办公室和专家组的通知》（中疾控办便函〔2020〕755 号），明确国家级示范区技术指导办公室和包括多部门成员在内共计 87 人组成的示范区技术指导专家组组成；组织起草《第四轮全国艾滋病综合防治示范区技术指导办公室和专家组工作方案》，明确工作方式，建立畅通的沟通渠道。二是完成了基线数据和各示范区年度工作计划收集、整理工作，掌握了各示范区的基本情况。三是组织来自宣传教育、干预检测、治疗、综合治理、预防母婴传播等领域的专家编写了《第四轮全国艾滋病综合防治示范区技术指导手册》，规范现场技术支持工作流程，为示范区的工作开展提供了技术指导和参考。四是分别在山西省太原市、吉林省长春市、湖南省长沙市和四川省成都市组织技术指导办公室和专家组会议与示范区分片培训，来自 31 个省（自治区、直辖市）120 个示范区的代表近 500 人参加了培训，指导各示范区在完成规定工作的基础上，创新探索工作模式和策略、方法。五是组织对山西省、湖南省和四川省等部分示范区开展现场技术支持工作，了解示范区的工作开展情况、面临的困难和挑战，并为未来工作提供了建议。

6. 凉山州艾滋病防治和健康扶贫攻坚行动及重点地区防治

全年组织召开 2 次凉山工作站例会，推进攻坚行动深入开展和做好评估工作，召开 1 次攻坚行动专家组会议，审议攻坚第一阶段行动评估报告和第二阶段指标设计。协调在流行病、实验室检测、治疗等领域提供专项技术支持，协助制定完成评估方案和评估报告；组织专家赴凉山州昭觉县、布拖县开展儿童抗病毒治疗现场培训和技术支持工作；组织国家卫生健康委艾滋病医疗专家组专家赴凉山举办艾滋病治疗技术培训班，培训 41 名基层医务人员。继续指导布拖县开展联学联建艾滋病综合防治示范乡镇试点工作，推进县级以下机构科学、规范地落实艾滋病工作。协调、组织召开国家卫生健康委 – 盖茨基金会支持凉山州艾滋病防治与健康扶贫项目（以下简称中盖凉山项目）现场协调会、工作组会和总结会，落实项目工作。完成健康扶贫和重点地区、联系点工作，具体包括每月“三区三州”健康扶贫工作总结及下月计划的收集和汇总工作，援疆援藏工作总结和计划的收集、整理工作；对云南省德宏州和四川省凉山州、广西壮族自治区柳州市 2 个艾滋病重点工作联系点和 1 个省部共建省份的艾滋病防治工作和能力建设提供支持；赴西藏自治区开展艾滋病防治和扶贫工作调研，接收云南省德宏州的 3 名工作人员进修、培训。

7. 国际合作和社会组织参与

（1）加强国际合作交流，唱响中国声音，分别举办 2020 年度中国 – 东南亚和中国 – 非洲艾滋病防治南南合作技术交流线上视频会议，来自东南亚和非洲共计 9 个国家与非盟组织的代表参加了此次会议，对于发展中国家在艾滋病防控领域加深了解、相互学习好的做法和经验起到了积极作用。

（2）完成《2020 年中国艾滋病监测》并在线提交。组织有关部门、单位和机构收集填报数据并分析，形成《2020 年中国艾滋病监测》指标结果表、2019 年经费矩阵表、2019 年十项承诺的主要工作进展、国家承诺与政策问卷 A 等。经国家卫生健康委领导同意，向联合国艾滋病规划署在线提交《2020 年中国艾滋病监测》和抗病毒治疗的数据。这是我国作为负责任大国的应有之举，也展现了我国开放的姿态。

（3）加强社会组织防治工作沟通和交流，举办 2020 年度社会组织参与艾滋病防治工作沟通交流会，中国性病艾滋病防治协会、中国社会组织参与艾滋病防治基金会以及来自北京市、安徽省、贵州省、山东省、浙江省、湖北省、湖南省、福建省、四川省、重庆市、广东省等省（直辖市）的部分社会组织代表参加会议，就社会组织参与艾滋病防治工作进行政策分析解读，讨论与交流社会组织基金项目、社会组织能力建设、新冠肺炎疫情期间感染者治疗关怀等重点和热点工作等。

8. 承担国务院防治艾滋病工作委员会办公室多部门协调

（1）协调六大工程牵头部门制定《遏制艾滋病传播实施方案（2019—2022 年）》年度计划和考评方案。收集汇总了牵头部门中国共产党中央委员会政法委员会（以下简称中共中央政法委）、国家卫生健康委、中国疾控中心妇幼中心提交的年度工作计划。

（2）组织国家卫生健康委疾控局、艾滋病防治专家以及基层防治专家组成宣讲团，赴山西省开展领导干部艾滋病防治政策宣讲活动，有关领导干部等 1 000 余人接受了宣讲教育。

（3）制定“十三五”行动计划评估方案，并组织开展评估。根据“十三五”行动计划考核内容和中心要求，结合防治工作实际需要，通过视频会议，与 10 余个省的领导和专家讨论，完成终期评估方案，以国务院防治艾滋病工作委员会办公室的名义，向各省和国务院防治艾滋病工作委员会成员单位印发《关于开展〈中国遏制与防治艾滋病“十三五”行动计划〉终期评估工作的通知》，组织开展落实评估工作。起草评估报告框架，撰写完成《“十三五”行动计划终期评估报告（草稿）》。召开“十三五”行动计划评估报告研讨会，征求相关领导和专家的意见，论证评估报告。

（4）组织起草“十四五”行动计划，形成《中国遏制与防治艾滋病“十四五”行动计划（讨论稿）》。结合我国艾滋病防治情况和专家意见，起草“十四五”行动计划框架，在总结防治形势、梳理问题、分析原因、借鉴国际经验的基础上，根据健康中国战略和领导指示精神，形成“十四五”行动计划相关思路和基本策略，起草《中国遏制与防治艾滋病“十四五”行动计划（讨论稿）》，召开“十四五”艾滋病防治策略研讨会进行讨论完善。

【性病防治工作进展】完成 2020 年全国艾滋病 / 性病综合防治数据信息中高危人群干预性病就诊者 HIV 检测相关内容。在海南省五指山市和琼中黎族苗族自治县开展性病诊疗现状及梅毒、艾滋病病毒和丙肝人群感染状况调查的培训和现场调查工作。协助性病控制中心完成性病管理规范的起草和修改。

【丙肝防治工作进展】根据国家卫生健康委要求，协助免疫规划中心完成中国病毒性肝炎防治规划终期评估工作。开展全国慢性病毒性肝炎流行现状研究部分培训及现场调查技术指导工作。完成全国丙肝感染、诊断和治疗情况分析报告。协助国家卫生健康委起草和修改消除丙肝公共卫生危害行动方案。在天津市、四川省成都市、浙江省宁波市、吉林省长春市等地开展消除丙肝危害前期试点工作，促进丙肝药物医保政策落地。

完成 2020 年全国法定传染病发病与死亡报告的丙肝相关内容。撰写完成 2019 年全国传染病监测报告的丙肝部分。

2020 年，全国运行丙肝监测哨点共 87 个，覆盖 5 类监测人群，包括体检人员、计划生育门诊就诊者、医院侵入性诊疗患者、肾透析患者和无偿献血人员，共完成 HCV、梅毒和 HIV 抗体检测 117 861 人，其粗阳性率分别为 0.4%、0.3%、0.08%。

继续开展以医院为基础的丙肝哨点监测工作，覆盖天津市、辽宁省、吉林省、浙江省、河南省、湖北省、湖南省、广东省、云南省、甘肃省、四川省、广西壮族自治区和新疆维吾尔自治区 13 个省（自治区、直辖市）33 个县区的 65 家医院，完成丙肝病例调查 2 972 例。

【艾滋病信息系统建设】

（1）2020 年 1 月，戒毒药物维持治疗数据信息系统重新上线、运转正常。这是监测、检测、戒毒药物维持治疗和药品等工作数据相关子系统功能停用 3 年多后，艾滋病综合防治数据信息系统全面恢复上线、运转。

（2）疾控信息化为基层减负工作。组织对戒毒药物维持治疗数据信息系统、艾滋病防治工作信息系统中的哨点监测、自愿咨询检测、抗病毒治疗药品管理、实验室信息管理 4 个子系统，以及艾滋病基本信息系统中未被纳入全民健康保障信息化一期工程的高危人群干预和艾滋病病毒抗体检测份数表 2 个子系统进行了多轮次深入的梳理和精简，整改后，只保留一个业务系统，相应的系统数、指标项、报表数对比整改前分别减少了50%、41.2%、33.3%，达到了国家卫生健康委和中国疾控中心的减负标准要求。

（3）全国公共卫生信息化建设标准编制工作。根据《全国公共卫生信息化建设标准与规范》编制工作的要求，在国家卫生健康委规划司、疾控局的统一组织下，开展艾滋病公共卫生信息化建设标准与规范的编制工作，经过10次编制工作研讨，在征求意见进一步修改、完善的基础上，形成了《全国公共卫生信息化建设标准与规范（征求意见稿）》的艾滋病部分。

【会议培训、基层调研、技术指南、应急事件处理情况】培训艾滋病防治人员2 581人次。赴基层调研、提供技术指导1 123人次。制订并印发《艾滋病病毒暴露后预防技术指南（试用）》《互联网+艾滋病干预工作指南》《全国艾滋病检测技术规范（2020年修订版）》《国家免费艾滋病抗病毒治疗药品及盐酸美沙酮原料药艾防中心采购管理办法》《艾滋病病毒感染者随访工作指南》《国家艾滋病免费抗病毒治疗药物手册》《消除丙肝公共卫生危害行动试点工作方案》等技术文件。完成艾滋病及丙肝的疫情分析报告、哨点监测报告、全国艾滋病数据质量评估报告、我国HIV/AIDS死亡分析报告、全国艾滋病诊断试剂临床质量评估报告和技术报告。完成并印发艾滋病综合防治信息月/季/年报12期。印发5期《国艾委工作动态》。全面参与新冠肺炎疫情防控工作。

【科研与学术交流】新获准科研项目/课题7项（合作研究为4项），总经费约为441.655万元。其中，国家自然科学基金项目为2项（合作研究为1项），科技部国家科技资源共享服务平台项目为1项，省部级资助项目为4项（合作研究为3项）。新获准国际合作课题为5项。

在研科研课题为29项（合作研究为15项），总经费达16 316.77万元。其中，传染病国家科技重大专项为14项（合作研究为10项），国家自然科学基金项目为9项（合作研究为3项），其他国家级重点项目为4项，其他省部级项目为2项（均为合作研究）。在研国际合作课题为4项。

获准专利2项，分别为"一种用于艾滋病检测的器件以及包括其的样品存放盒"（No.2020207438639）、"复制型痘苗病毒载体艾滋病疫苗"（Zl201410558649.5）。出版书籍3部，其中主编书籍2部，分别为《艾滋病防治策略研究》《艾滋病病毒感染状况知情交友干预法手册》，参与编辑书籍1部，即*HIV/AIDS in China Epidemiology*，*Prevention and Treatment*。

获奖5项，其中，"我国HIV的传播规律耐药特征免疫因素和疫情动态研究及应用"获得北京市科学技术进步奖一等奖，艾防中心为第一完成单位；"中国艾滋病治疗策略和关键技术研究的推广与应用"获得华夏医学科技奖一等奖，艾防中心为第二完成单位；

“中国艾滋病治疗策略和关键技术研究的推广与应用”获得北京市科学技术进步奖二等奖，艾防中心为第二完成单位；“中国艾滋病诊疗策略和关键技术的建立与推广”获得华夏医学科技奖二等奖，艾防中心为第二完成单位；“我国 HIV 的流行起源传播规律和免疫应答研究与应用”获得中华医学科技奖三等奖，艾防中心为第一完成单位。

发表论文 63 篇，其中，中文论文为 40 篇，英文论文为 23 篇，包括 SCI 论文 14 篇，平均影响因子约为 4.137，其中 SCI 的影响因子不小于 10 的文章为 1 篇，影响因子为 13.116，SCI 的影响因子不小于 5 的文章为 2 篇。

【国际交流】

1. 外事出国

办理因公出国（境）6 批次，总计 6 人次，其中 3 批次为新冠肺炎疫情援外出访，2 批次为驻国际组织长期工作同志的任务延期，1 批次未成行。

2. 外事接待

2020 年，无接待外宾来华访问任务。

3. 线上交流

举办线上国际会议 1 次，即艾滋病防治南南合作技术交流会议，这次会议交流了新冠肺炎疫情下各国的艾滋病防控形势、工作经验以及面对的挑战。参加在线国际视频会议 2 次，分别为中俄艾滋病防控和新冠防控经验交流会议、全球病毒网络研讨会。

【研究生教育】导师总数为 30 人，其中博士研究生导师为 12 人，硕士研究生导师为 18 人，包括公共卫生硕士研究生导师 3 人。在读研究生共 85 人。共组织 4 场硕士研究生招生网络远程复试，博士研究生招生 2 场考核、4 场网络远程复试，录取硕士研究生 23 人、博士研究生 10 人。毕业博士研究生 5 人、硕士研究生 15 人，其中在职公共卫生硕士研究生为 2 人。

【文秘工作】2020 年，共发上报文 72 件、平行文 27 件、便函 248 件，收文 1 732 件，处理内部请示 2 289 件。

【固定资产管理】2020 年，对日常固定资产的登记进行核对。截至 2020 年 12 月 31 日，固定资产在用设备为 4 852 台（件），资产总值为 9 139.84 元。2020 年，新增资产 122 台（件），价值为 815.84 万元。处置资产 403 台（件），价值为 470.59 万元。对所有固定资产标签进行了更新。

【实验室管理】完成实验室质量管理体系认可复评审；完成生物安全三级实验室定期

监督评审；完成二级实验室实验活动备案和变更备案工作；完成实验室安全监督检查共计 25 次；完成质量和生物安全体系文件修订；完成菌（毒）种保藏软件的安装使用；完成 2 次实验室生物安全培训，组织实验室人员进行内外部培训百余人次。完成全国 HIV 抗体快速检测试剂质量评估抽取工作；完成包括二级、三级实验室设备强检 62 件；完成生物安全三级实验室各项设施设备维护记录单 71 份，保障实验室设施设备安全运行；全年无生物安全事故发生。

【采购工作】完成“艾滋病防治技术指导与能力建设”项目试剂耗材等及“实验室设备购置”项目设备采购，金额共计 690 万元。组织实施 18 项采购项目，采购金额合计 562 万元。

保障抗病毒治疗药品采购供应（含母婴阻断药品）：一是完成了 2019 年中转经费美沙酮 562 千克采购任务，中标总额为 329 万元；二是完成了 2020 年中转经费 3 种 6 个规格进口药采购任务，成交金额合计 5.7 亿元，节约资金 1 000 多万元 ；三是完成了 2020 年中转经费除 100 毫克齐多夫定片剂外的其余 6 种 10 个规格国产药采购任务，成交金额为 13.4 亿元，节约资金 3 600 多万元。2020 年，中转经费合计采购药品 9 种 16 个规格 19.1 亿元，节约预算资金 4 600 万元，这是自 2003 年“四免一关怀”政策实施以来采购数量最多、金额最大的一年。

【纪检监察审计】开展新冠肺炎疫情防控常态化工作的监督检查和巡查；开展经常性纪律教育，在重要节点传达、转发违反规定的通报及典型案例，每逢节假日对党员干部进行廉政提醒，在党风廉政建设平台上发布主流媒体文章；开展利用特殊资源谋取私利专项整治，规范与企业交往自查及对餐饮浪费进行专项检查；关口前移，严把中心对外签署合同、委托 / 合作协议类审核关；签订《党风廉政建设目标责任书》；梳理问题线索，制定整改方案，推进专项治理；有计划、有重点地开展内审工作，积极配合协助外部审计及督促完成不符合项的整改。

【人事管理】截至 2020 年年底，在职工作人员为 138 人（除学生外），其中，编制内职工为 109 人，聘用 29 人。编制内人员进出 11 人（调入 1 人，调出 6 人，退休 4 人）。编制外人员进出 6 人。完成干部任免 5 人。

【党、团、群、工会工作】完成党委会会议工作 21 次。组织召开职工座谈会 1 次。开展六一儿童节亲子活动、午间论坛等。

（陈清峰　王俊杰）

慢性非传染性疾病预防控制中心

【工作概况】

1. 继续推进慢性病相关监测工作

全年收集和分析死因数据 807 万条，开展线上线下相结合的全国死因监测培训班，出版《中国死因监测数据集（2019）》。完成数据清理和分析，并形成《中国慢性病及危险因素监测报告（2018）》。继续完成 2019 年全国居民慢性阻塞性肺疾病（以下简称慢阻肺）监测工作，进行数据清理和分析。开展 2019 年度心脑血管事件报告工作总结，完成 2019 年度心脑血管事件数据的整理和初步汇总。为国家卫生健康委《中国居民营养与慢性病状况报告（2020 年）》提供基础数据。

2. 促进慢性病综合防控

（1）受国家卫生健康委委托，组织开展国家慢性病综合防控示范区建设评价指标体系的修订工作，启动第三批国家级示范区复审。开发社区诊断报告辅助生成工具模块，完成对 5 批次示范区年度动态管理资料的收集、数据分析和报告撰写工作。改造示范区的官方网站，并上线示范区支持推广平台网站。完成慢性病防控优秀案例征集与评选。研制居民慢性病核心知识知晓率调查问卷。

（2）开展山东省部联合减盐防控高血压项目 2011—2016 年干预效果评估工作，在 4 个省开展减盐防控高血压推广，实施人群减盐干预。规范慢性病高风险人群健康管理技术与模式，组织专家制定健康管理信息化标准。开展糖尿病前期预防、高危人群生活方式干预、患者管理与评估。继续开展淮河流域癌症综合防治项目，开展叶酸干预人群长期健康效应调查。参与中央抗疫国债项目基层呼吸系统疾病早期筛查干预能力提升子项目，推动慢阻肺高危人群的肺功能检查以及慢阻肺等慢性呼吸系统疾病患者的早期诊断、干预和随访管理。组织开展第五届“万步有约”健走激励大赛。

3. 开展重点人群健康促进，加强科普宣传

完成深圳试点青少年牙周疾病早期干预评估现场工作，完成健康口腔助成长项目评估工作，维护管理全国儿童口腔疾病综合干预项目信息系统。继续开展老年人心理关爱项目、老年期重点疾病预防和干预项目，开展阿尔茨海默病、帕金森病的科普宣传。在全国肿瘤防治宣传周和全民健身日期间，组织系列线上、线下专家访谈，促进科普宣传。

4. 扎实推进伤害防控

（1）继续实施全国伤害监测工作，编写出版《全国伤害监测数据集（2019）》。开展伤害专项调查，收集全国 81 个县 / 区 2018—2019 年的伤害死亡病例信息及 243 家医疗卫生

机构2018—2019年的住院病例信息。在上海市等7个地区启动预防社区老年人跌倒健康教育小组活动项目，继续开展2016—2020年儿童伤害预防项目。

（2）开展预防老年人跌倒和儿童伤害的科普宣传。参与编写《小学生健康教育读本》。受国务院妇女儿童工作委员会（以下简称国务院妇儿工委）委托，起草完成《中国儿童发展纲要（2021—2030年）》中的儿童安全领域内容。受国家卫生健康委人口家庭司委托，编制完成《托育机构婴幼儿伤害预防指南（试行）》。

5. 科研合作交流

2020年，组织申请国家自然科学基金项目8项、重点研发计划项目课题5项，在研科研项目为113项。与西安交通大学全球健康研究院共建科教合作基地，与中国医科大学签署战略合作框架协议。

【疫情保障工作】制定《高血压、糖尿病患者疫情防控期间的防护指南》；完成武汉市死因推断量表诊断新冠肺炎项目，通过电话调查，共收集完成2 400名受访者信息，包括800名新冠死者家属和1 600名其他原因死亡的死者家属。

【死因监测】组织召开线上线下相结合的全国死因监测培训班，共培训学员2.5万余人；抽取死亡卡片1万张，组织专家进行审核和质量核查；截至2020年12月4日，通过全国死亡登记报告系统收集死亡数据570万条个案（不包括实行数据交换的5个省）。协助中国疾控中心信息中心完成人口死亡信息登记管理系统升级改造工作。

【中国居民慢性病与营养相关监测】完成18万余人的慢性病及危险因素监测数据清理，开发数据自动分析平台，供各省和监测点使用，撰写完成《中国慢性病及危险因素监测报告（2018）》。组织举办数据分析培训班2期，共计培训160余人；撰写数据分析手册。推进7个省的中国居民慢阻肺监测现场调查；协调专家进行肺功能质量控制；举办全国培训班2期，培训240余名师资骨干，覆盖31个省（自治区、直辖市）和新疆生产建设兵团；开展2019年慢阻肺监测数据清理和分析，并向各省反馈数据；完成慢阻肺监测主要结果报告。开展2019年度心脑血管事件报告工作总结，完成2019年度心脑血管事件数据的整理和初步汇总。为国家卫生健康委《中国居民营养与慢性病状况报告（2020年）》提供基础数据。

【疾病负担估计工作】启动全国地市级疾病负担估计工作，建立了死亡率估计、死因别死亡率估计、伤残疾病负担估计和危险因素归因疾病负担4个工作组；组织工作组骨干人员培训。基于全国死亡登记报告数据开展中国分省疾病负担研究。

【慢性病综合防控示范区建设工作】受国家卫生健康委委托，组织开展国家慢性病综合防控示范区建设评价指标体系修订工作，启动第三批国家级示范区复审。开发社区诊断报告辅助生成工具模块，完成对 5 批次 488 个示范区年度动态管理资料的收集、数据分析和报告撰写工作。改造示范区的官方网站，并上线示范区支持推广平台网站。完成慢性病防控优秀案例征集与评选，推广示范区优秀经验。开展居民慢性病核心知识知晓率调查问卷研制，持续加强慢性病自我管理方法研究。

【减盐防控高血压项目】在山东省、河北省、浙江省、广东省深圳市和重庆市开展减盐防控高血压经验推广，梳理慢性病危险因素防控适宜技术，开发适宜干预工具。开展中英减盐综合干预项目中期调查数据核查和清洗工作；开展综合减盐干预技术总结，完成技术手册编写；开展数据分析，进行综合减盐干预效果评估。开展卫健策略决心行动，在浙江省、湖南省组织职业人群进行减盐干预工作。

【淮河流域癌症防治项目】完成淮河流域癌症防治项目阶段性成果总结，推广和应用相关肿瘤防控经验，进一步推进淮河流域环境与健康工作。评选出淮河项目 2012—2019 年 30 家业务工作先进集体、30 家组织管理先进集体、229 名先进个人、10 名突出贡献个人。完成 2008—2019 年淮河死因年报分析和撰写，对淮河重点流域地区 2013—2019 年的恶性肿瘤死亡地区分布特征和时间变化趋势进行重点分析。

【基层呼吸系统疾病早期筛查干预能力提升项目】作为 2020 年中央抗疫国债支持的公共卫生体系建设和重大疫情防控救治体系建设项目——基层呼吸系统疾病早期筛查干预能力提升项目技术支持单位，协助制定项目管理方案和培训方案，组织专家撰写论证肺功能等设备技术参数，录制部分线上课程，培训全国骨干和师资，覆盖全国 31 个省（自治区、直辖市）和新疆生产建设兵团。以该项目为契机，推动全国慢阻肺患者登记工作和各省慢阻肺监测信息建设；撰写修订慢阻肺患者登记报告技术规范；基于项目推动高危人群干预和社区患者管理。

【智能化慢性病患者管理项目】依托智能化健康管理平台，在 16 个试点开展智能化慢性病患者管理项目，为糖尿病、高血压等慢性病患者开展个性化管理工作，探索智能化健康管理策略措施和工作模式。已有 2 000 余名医生、护士和超过 20 万名患者使用该慢性病管理平台。该项目为示范区支持推广平台首批项目。

【口腔卫生工作】继续推进全国儿童口腔疾病综合干预项目，完成该项目新增 11 个省项目人员的信息系统使用与数据录入技术培训；为全国各省数据信息系统提供端口服务技术支持；对西藏自治区等地区开展技术援助。完成牙周疾病早期干预项目现场工作，包括问卷调查和牙周健康检查工作。受中华口腔医学会委托，完成“健康口腔助成长”2019年度效果评估的终末调查和2020年度效果评估的基线调查工作。

【老年健康工作】继续推进老年期重点疾病预防和干预项目，完成辽宁、河南、广东3个省14个项目县区120余名工作人员能力建设培训，对各项目点的现场调查、老年人嗅觉及听力障碍筛查开展督导和提供技术指导。组织构建了覆盖基本状况、卫生服务、社会服务、社会环境和政策保障5个方面的老龄健康服务区域指标体系。组织开展全国健康老龄化评估现场调查数据的清理和分析。开展新冠肺炎流行期间社区老年人生活问题及心理状况调查。

【健康促进工作】完成慢性病高风险人群健康管理项目行为干预系列科普材料的开发和制作，包括短视频、折页、H5、图解等；探索适合不同场所、不同人群的管理模式；开展功能单位试点遴选与干预方案专家论证，新纳入职业人群干预对照试点覆盖3个省11个县区。

组织第五届“万步有约”健走激励大赛，包括精英赛和拓展赛两大模块；通过自选赛程和“云端万步”的活动形式，适应各地疫情防控形势。精英赛通过佩戴比赛专用计步器开展职业人群健走比赛，28个省432个区县共计20余万人参赛；拓展赛邀请普通市民利用个人手机参与万步健走，全国参与人数超过20万人。本届大赛的主办地为北京市怀柔区，并评选出山西省临汾市侯马市为第六届“万步有约”健走激励大赛的主办城市。

【伤害监测与干预】继续在全国100个伤害监测点、300家伤害监测医院开展全国伤害监测工作。同时，在复旦大学附属儿科医院开展儿童伤害监测，在首都医科大学附属北京天坛医院开展头外伤监测，在北京积水潭医院开展髋部骨折监测，在北京大学人民医院开展创伤登记与伤害监测，拓展伤害监测工作。完成门急诊产品伤害病例上报约9万例。

成功申请全球道路安全合作伙伴道路安全项目，继续推进全国伤害干预试点项目、世界卫生组织道路安全项目和世界银行蒙自市通学安全干预项目，开展联合国儿童基金会儿童伤害预防项目的五年终期评估，组织开展全国伤害预防能力建设培训班和伤害干预能力建设培训班。

编写出版专著《伤害与暴力预防控制理论与方法》；参与编写《小学生健康教育读本》。受国务院妇儿工委委托，起草完成《中国儿童发展纲要（2021—2030年）》中的儿童安全领域内容；受国家卫生健康委人口家庭司委托，编制完成《托育机构婴幼儿伤害预防指南（试行）》；受国家卫生健康委疾控局委托，起草《社区老年人跌倒预防控制技术指南》；受国家卫生健康委妇幼健康司（以下简称国家卫生健康委妇幼司）委托，参与起草

《3 岁以下婴幼儿健康养育照护指南》。参与起草世界卫生组织儿童溺水预防指南和审定世界卫生组织跌倒预防指南。

【心理健康工作】组织老年人心理关爱项目培训，全国 31 个省（自治区、直辖市）和新疆生产建设兵团各级卫生健康委老龄健康处（科）及项目实施机构负责人、项目社区工作人员共计 200 余人参加了现场培训，各地累计 6 380 多名项目工作人员线上观看了培训直播。开展慢性病患者心理健康项目和老年跌倒患者心理状况评估项目。

【科研合作交流】组织申请国家自然科学基金项目 8 项、重点研发计划项目课题 5 项，在研科研项目为 113 项。通过会议审查和函审的形式，完成 26 个项目的伦理审查工作。完成科研自查与整改工作。完成论文投稿登记审核 88 篇、数据使用备案审核 37 份。发表中文论文 32 篇、英文论文 12 篇。与西安交通大学全球健康研究院共建科教合作基地，分别与中国医科大学和内蒙古医科大学签署战略合作框架协议。组织召开全国糖尿病防治大会和 2020 年全国疾控系统慢性病防控工作会议，邀请国内外知名专家以学术交流季的形式开展学术交流活动 10 余次。

【教育培训】在读研究生为 39 人，其中，2020 年新招博士研究生 2 人、科研型硕士研究生 5 人、全日制公共卫生硕士研究生 9 人、非全日制公共卫生硕士研究生 1 人。毕业答辩 8 人。协助管理 CFETP 学员 9 名；完成 1 名博士后出站报告和出站手续管理工作。接收进修人员 1 人，审核进修报告 7 份，颁发进修证书 7 份。组织硕士研究生导师和博士研究生导师的遴选工作，吴静成为流行病与卫生统计学博士研究生导师；郭浩岩、白雅敏、张梅、徐建伟、姜莹莹新增为公共卫生硕士研究生导师。截至 2020 年年底，慢病中心有研究生导师 18 名，其中博士研究生导师为 3 名，硕士研究生导师为 15 名。5 名教师被聘任为中国医科大学公共卫生专业硕士研究生导师，4 名教师被聘任为包头医学院公共卫生专业硕士研究生导师。有联合培养学生 5 人，其中包括内蒙古医科大学 2 人、山东大学 1 人、武汉大学 1 人、北京联合大学 1 人。

完成中国疾控中心“慢性非传染性疾病预防控制”“社区卫生与初级卫生保健”2 门课程的集中授课任务，以及“专业英语”“慢性病流行病学方法及应用”“慢性病统计分析方法与应用”3 门专业课程的授课任务。组织完成预防医学科住院医师规范化培训、公共卫生医师规范化培训的慢性病与伤害防控方面的命题工作。组织编写并出版《基本卫生保健理论与慢性病社区防控》。执行完成国家级继续教育项目 5 项，申请 2021 年新项目 3 项。

【信息化建设】启动慢性病数据治理平台建设探索工作，利用慢病中心现有数据，初步形成数据展示框架设计。配合全民保障信息化工程中的重点慢性病监测信息系统新版上线和调试工作。受国家卫生健康委疾控局委托，组织专家制定《全国公共卫生信息化建设标准与规范（试行）》中的慢性病防控内容。

【科普宣传】结合慢性病纪念日和项目工作，开展科普宣传工作。设计制作阿尔茨海默病和帕金森病宣传海报、一图读懂和视频，在世界帕金森病日和世界阿尔茨海默病日，组织开展健康宣教和义诊活动；围绕肿瘤防治宣传周和全民健身日，组织专家录制相关主题的专家座谈节目；制作和推广慢阻肺防控和口腔健康的海报、小视频等宣传资料；开展预防老年人跌倒和儿童伤害的科普宣传，《防跌倒，己康健，家心安——预防老年人跌倒》和《儿童溺水预防——有效看护是关键》获2020年新时代健康科普作品征集大赛优秀作品。基于慢性病高风险人群健康管理项目，开发并推广行为干预系列科普材料。2020年，慢病中心微信公众号“慢性病防控与健康”共发布文章477篇，总阅读量为97.6万人次，增设“抗击疫情”栏目。

（吴静、郭浩岩、周脉耕、蒋炜、刘芳、赵一凡）

营养与健康所

【工作概况】2020年，面对重大疫情，营养所领导班子带领全所职工凝心聚力，在中国疾控中心的统一领导下，积极投身新冠肺炎疫情防控工作，发挥营养专业作用，做出了较大贡献。认真贯彻落实《国民营养计划（2017—2030年）》和《健康中国行动（2019—2030年）》中的合理膳食行动各项措施，开展政策研究和人群营养改善行动，组织营养与食品标准体系建设，提出疾控改革建议，撰写“十四五”营养健康工作规划。

按计划组织实施了营养与健康监测、食物成分监测、全国碘缺乏病实验室外部质量控制考核、农村义务教育学生营养改善计划及贫困地区儿童营养改善项目监测评估等工作任务。分别开展了“十三五”国家重点研发计划重点专项“基于我国母乳组分的特需乳制品创制及共性关键技术研究”“儿童、老年个性化营养设计和营养健康食品创制及产业化”“儿童青少年糖尿病患病现况、变化趋势与营养及相关因素研究”“神经系统疾病专病社区队列研究”“人体中农兽药化学污染物与慢性疾病的相关性研究”“中国食物消费参数构建与暴露评估技术研究”“保健食品功能评价的生物模型与人体试食规范及体系”等，科技基础资源调查专项“中国0–18岁儿童营养与健康系统调查与应用”“中国孕产妇营养与健康科学调查”，国家科技重大专项“转基因生物的食用和饲用安全评价技术”等一系列研究项目。2020年，新获准各类科研课题30项，其中包括“十三五”国家重点研发计划重点专项“膳食营养评估和干预技术研究”和“孕产妇膳食状况科学调查”2项、国家自然科学基金3项、国家卫生健康委及其他省部级课题10项、横向课题及其他课题15项。2020年，科研产出包括发表科研论文182篇，其中SCI文章为74篇，平均影响因子为3.72；主编、参编及编译论著共15部。

【推动国家营养政策制定】受国家卫生健康委疾控局委托，完成我国儿童超重肥胖流行趋势分析，整合分析国内外儿童超重肥胖防控的经验、策略和措施，提出符合我国国情的防控目标和策略，起草完成《关于印发儿童青少年肥胖防控实施方案的通知》（国卫办疾控发〔2020〕16号），由国家卫生健康委会同教育部等6部门发布。撰写的《我国儿童营养现状与改善策略研究》和《儿童营养改善相关指标及措施建议》报告为国务院妇儿工委《中国儿童发展纲要（2021—2030年）》的颁布提供了技术支持。

【参与国家营养政策法规议案工作】协助国家卫生健康委完成两会委员和代表的提案答复工作，为“关于大力推动国民营养膳食有效提升全民免疫力的建议”“关于树立大健康理念，科学用盐、大力推广食用健康低钠盐的建议”“关于推动义务教育阶段未成年人健康饮食的提案”“将‘一生饮奶计划’，纳入国家重要战略，为全民健康保驾护航的建议”等16项提案撰写回复意见，为政策制定提供科学依据。

【组织开展国民营养计划实施与推广工作】组织召开合理膳食行动和国民营养计划落实全国推进会，开展以营养健康食堂创建及区域性营养创新平台建设、营养指导员培训与岗位技能要求等为主要内容的经验交流和研讨。协助组建国民营养健康专家委员会；开展营养工作体制搭建，与黑龙江、河北、河南、浙江和江苏5个省合作开展营养科研联盟试点，探索建立绩效考核指标及评估体系并开展评估；开展营养服务能力提升和营养指导员培训试点，推进国民营养计划落实。

【推进营养健康标准体系建设】组织完成《营养健康食堂建设指南》《营养健康餐厅建设指南》的制定，由国家卫生健康委食品司发布［《关于印发〈餐饮食品营养标识指南〉等3项指南的通知》（国卫办食品函〔2020〕975号）］。主持修订食品营养强化（磷脂）使用标准。完成《成年住院患者营养风险筛查和营养不良诊断》和《牛奶蛋白过敏儿童膳食营养指南》2项营养标准会审。参与完成《卫生健康标准编写指南》《中国卫生健康标准化发展报告》《公共卫生领域标准化范例荟萃》等的编写。组织开展“养老机构配餐营养指南”“家庭分餐制营养指导原则”“老年人营养膳食指数”等12项标准的前期研制工作，对我国营养标准体系的完善和工作质量的提升起到重要的推动作用。

【开展全国营养工作能力调查】完成全国范围内3 256家疾控中心（其中包括省级32家、市级365家和县级2 859家）营养工作人力资源调查，分析了省级、市级、县级疾控系统营养工作人力资源及体系情况，为全国营养工作能力建设提供了基础数据信息。

【实施晋陕四县营养扶贫专项】持续开展山西省临汾市永和县、大宁县，陕西省榆林市子洲县、清涧县4个贫困县营养扶贫工作，开展营养品干预孕妇、老年人等人群改善效果监测评估，提供有针对性的营养宣传材料。在陕西省榆林市清涧县开展“乡村健康促进行动”公益扶贫活动。

【开展营养与健康监测工作】完成2015—2017年中国居民营养与健康状况监测项目的数据清理和分析，为中华人民共和国国务院新闻办公室于2020年12月23日发布的《中国居民营养与慢性病状况报告（2020年）》提供膳食营养素摄入量、体格发育、贫血、超重肥胖和儿童营养不良等分析结果；完成发布稿起草，热点问题撰写和指标解读、国际数据比较，舆情风险评估等相关工作。完成《中国居民营养与健康状况监测报告（2010—

2013）之四：血压》《中国居民营养与健康状况监测报告（2010—2013）之五：中国人群血糖状况及十年变化》等专著。

【开展食物成分监测工作】首次在我国范围内实现了食物成分监测省级地域全覆盖，在31个省（自治区、直辖市）建立了33个监测点。组织召开全国食物成分监测培训班。以川渝黔三地为试点，逐步在具有相似膳食模式的区域联合开展监测工作。以湘苏疆为试点，推进省内系统监测培训；以西藏自治区为试点，启动技术帮带模式。完成原型食物572份、成品菜肴432份、预包装食品420份的采样工作，累计完成12 243条信息量和18 901条数据量的采集工作。

【开展“农村义务教育学生营养改善计划”监测工作】汇总2012—2017年“农村义务教育学生营养改善计划”监测评估数据1 000多万条，综合分析学生营养状况、贫血、饮食行为、营养知识和学校食堂食物供应的变迁。出版2012—2017年学生营养健康状况监测评估报告。组织多层次专家会，修改完善2020年度监测评估实施方案。与全国农村义务教育学生营养改善计划领导小组办公室（以下简称全国学生营养办）合作，组织3期400人全国疾控和教育培训班。组织1 500名学生骨代谢相关指标检测。

【开展贫困地区儿童营养改善项目监测评估工作】对22个项目覆盖省152个贫困县的184名工作人员进行培训；在贫困地区儿童营养改善项目覆盖的20个省进行效果监测评估，组织指导完成4.42万名6～23月龄婴幼儿问卷调查、体格测量、血红蛋白检测和数据录入分析工作，完成贫困地区儿童营养改善项目监测评估年度报告。

【开展早期儿童营养包干预长期健康作用评估工作】开展新一轮的现场监测工作，完成10个省15个监测县的4 500名儿童健康状况追踪监测工作，包括身高、体重和血红蛋白的体检及问卷调查等内容，完成1 000份头发、400份唾液、200份粪便等生物样本采集及检测分析。

【开展全国碘缺乏病实验室外部质量控制网络运行工作和技术培训工作】举办全国碘缺乏病实验室检测技术培训班，制备考核盲样和标准物质15 000多套；组织全国31个省（自治区、直辖市）和新疆生产建设兵团的省、地、县三级共2 000多个实验室参加了尿碘、盐碘和水碘检测考核工作，尿碘合格率分别是100%、99.1%和99.1%，盐碘合格率分别是100%、98.9%和99.4%，水碘合格率分别是100%、99.1%和100%；发放考核结果通报和考核合格证书，通报总结考核结果。特别支持西藏自治区疾控中心在山南市举办2020年西藏自治区碘缺乏病实验室检测技术培训班，对7个市（地）40多个县的50位专业人员进行培训，促进该区域实验室能力提升。

【开展农村地区孕妇乳母营养评估与干预工作】持续在贵州省和河南省的4个县开展孕妇乳母补充品干预研究。采购孕妇营养包和乳母营养包共计8 400盒，完成孕妇乳母营养补充品在干预县发放，完成4个项目点的现场调查和血样采集，获得孕妇、乳母的基本信息、妊娠相关信息和分娩数据、膳食数据、体检数据并进行血样采集，完成约1 400份血清的铁指标、维生素D、同型半胱氨酸、叶酸、维生素B_{12}检测工作，并完成数据清理及结果分析。

【开展城镇化过程中居民营养健康变迁评估及干预工作】在基线调查的基础上，完成基线调查数据的清理、核查和建库，并在此基础上，建立身体活动、食物消费量、营养素摄入量等二级数据库。对基线调查采集的2 000人份空腹血样进行了生化指标检测，对200人份粪便样进行了16SrDNA和宏基因组测序分析。建立了完整基线调查数据库。

【完善国民营养与健康评估方法】继续完善营养与健康评估平台，实现血压、血糖、体成分等实时采集、评估和反馈；建立“膳食辅助调查”小程序，实现营养成分查询比较和膳食快速记录、评估、反馈。

【开展儿童超重和肥胖防控的综合干预并建立营养校园】继续在北京市顺义区等8个区/县的部分中小学校开展“营养校园”综合干预，组织完成学生营养健康问卷调查，收集各地工作总结。参与北京市顺义区10万名学生健康体重行动研讨，对顺义区营养教师开展1次现场培训，收集顺义区2所试点学校的学生和家长反馈电子问卷，为项目推进提供技术支持。

【开展营养社区创建工作】开展营养社区第三批试点创建工作，选取了浙江省湖州市德清县、山西省临汾市侯马市、山东省青岛市、辽宁省丹东市四地作为试点，通过多形式的营养促进策略，推动试点居民的营养改善工作。通过有地方特色的营养社区创建，提高当地居民的营养素养和营养健康状况。

【运用新媒体传播营养健康知识】运行维护“中国营养与健康”和“营养进万家”微信公众号、今日头条号、网易号和搜狐号。疫情期间，在微信公众号等平台上发布疫情防控文章69篇，收集抗疫一线、国家卫生健康委和中国疾控中心借调同事的相关工作资料，为中心汇总、上报一线先进事迹，为一线营养宣教提供宣传资料，做好后援支持，总阅读量达133万人次；开展疫情网络调查。开展新冠肺炎疫情期间居民饮食行为和生活方式调查，了解疫情期间我国居民各类食物的摄入量和摄入频率变化情况、身体活动和睡眠情况，以及生活习惯的改变等，为国家制定相应科学应对策略提供重要依据。2020 年，共发布营养科普、工作动态等图文 120 余篇、视频 24 个，阅读量达 200 万余人次，并发布“真真假假”系列辟谣图文，及时解答大众膳食和社会热点等相关问题，将科学、权威的营养健康知识落地到千家万户。另外，利用官方微信公众平台，开展“筑牢免疫基石　为健康加油”线上活动和“食物估重”线上测试，总参与数量近 50 万人次。

【开展中国健康与营养调查】对第 11 轮追访数据进行核对和整理，逐步建立膳食营养、身体活动等二级数据库，并在核对和整理的基础上开展数据分析工作。建立第 11 轮追访生物样本库。在完成第 11 次追访调查的基础上，开展横断面数据清理、纵向数据合并等数据库管理工作。完成对省级调查数据反馈，为数据使用发掘做好准备。

【开展中国母婴营养与健康队列研究】在江苏省苏州市太仓市和河北省衡水市武强县继续随访调查对象，完成 2 500 人次母婴随访、350 人份生化与营养指标检测、160 人份血液样品代谢物检测、300 人份母乳或粪便样本中微生物宏基因组的建库和测序。进一步提升了医务人员的营养与健康服务意识，增强了其开展健康调查、膳食调查与指导、儿童喂养指导、实验室规范操作的知识与技能。

【实施科技基础资源调查专项“中国 0–18 岁儿童营养与健康系统调查与应用”】完成该项目数据平台系统安全测评，组织完成各类问卷测试；完成 6 ~ 17 岁儿童膳食、抽样、血压、身高体重等方面的课件录制、省级培训、现场督导和答疑。继续推进现场调查工作，现场完成率已接近 70%；完成课题中期考核工作；对已录入的数据进行整理。完成吉林省、辽宁省全部现场调查工作，包括膳食调查、体检、问卷调查等内容；完成 80% 的调查数据的录入和上传工作。

【实施“十三五”国家重点研发计划重点专项“基于我国母乳组分的特需乳制品创制及共性关键技术研究”】初步建立母乳功能组分数据库，完成母乳微生物的宏基因组测序。对母乳中含量较高的 24 种寡糖进行了定量分析，采用基因工程方法制备胰蛋白酶，检测完成纯母乳喂养的婴儿肠道菌群 16SrDNA，首次分析了中国乳母的膳食神经节苷脂的摄入量，修订完成并上报《食品安全国家标准　婴儿配方食品》和《食品安全国家标准　较大婴儿配方食品》标准。建立了原辅料开发的关键技术，打破了国外技术壁垒，实现了无乳糖婴儿配方粉上市；早产儿院内 / 院外配方粉、母乳强化剂产品获得注册号。开展多种乳基配方粉创制，推进供给侧结构性改革。该项目开发了添加乳脂肪球膜牛乳基和羊乳基婴幼儿配方奶粉，已投入生产。

【实施"十三五"国家重点研发计划重点专项"儿童、老年个性化营养设计和营养健康食品创制及产业化"】研发老年营养包，进行中试生产，并开展肌少症老年人群干预应用试验工作；研发富含熊果酸枇杷叶提取物的电解质饮料及其动物观察实验；观察苦荞低聚肽对小鼠速肌和慢肌的影响；完成一种载鱼油或藻油微胶囊及其制备的研发。以玉米低聚肽作为功能因子，探索了其对酒精性化学性肝损伤的辅助保护功能。

【实施"十三五"国家重点研发计划重点专项"儿童青少年糖尿病患病现况、变化趋势与营养及相关因素研究"】完成2016—2017年存在糖尿病高风险因素的儿童的回访验证工作。完成儿童糖尿病营养防控专家指导手册撰写，已初步完成专家工作组讨论。

【实施"十三五"国家重点研发计划重点专项"神经系统疾病专病社区队列研究"】完成随访调查培训视频资料制作、河北省和湖南省现场调查人员培训工作，促进随访调查的高效、高质量开展；通过湖南省随访调查现场督导工作，及时发现现场调查中的问题并予以解决，做好现场调查质量控制工作。

【实施"十三五"国家重点研发计划重点专项"人体中农兽药化学污染物与慢性疾病的相关性研究"】已完成队列基础分析库的整合与构建、数据模型算法的建立、人体中农兽药化学污染物与慢性疾病关联框架假说完善、数据信息平台构建所需数据信息确认等工作。

【实施"十三五"国家重点研发计划重点专项"中国食物消费参数构建与暴露评估技术研究"】组织2个督导组赴山西省晋中市平遥县和浙江省宁波市对3个调查点进行了现场督导与质控。

【实施"十三五"国家重点研发计划重点专项"保健食品功能评价的生物模型与人体试食规范及体系"】提出功能评价基础模型4种并使用受试物进行实验、正在完善的基础模型5种。初步构建人体试食试验评价体系1个，初步建立操作规范1套，获得标准1个，初步构建提出功能评价基础模型2种。构建基于微流控技术平台的针对大黄素、橙黄决明素的肾小球内皮细胞评价模型与肝肾共培养细胞评价模型。

【实施国家科技重大专项"转基因生物的食用和饲用安全评价技术"】分析转基因生物食品营养成分数据，整理转基因数据库的数据分析功能的参数与构架。研制转基因食用和饲用安全评价技术标准；系统评价具有明确产业化前景的转基因生物及其产品的食用和饲用安全性。完成4项转基因玉米的营养成分分析、3项亚慢性毒理学评价和2项长期毒性实验。针对转基因生物食用和饲用安全的主要问题，开展毒理学、营养学、致敏性的评价。对转虾青素玉米抗氧化活性进行评价。本课题对转基因生物新品种培育重大专项的顺利开展至关重要。

【实施科技基础资源调查专项“中国孕产妇营养与健康科学调查”】完成全国7个区域14个省城乡调查点工作手册膳食调查实施方案、膳食问卷编制和填写说明，完成国家级工作方案及膳食调查培训，准备现场调查员培训和现场实施。

【实施“十三五”国家重点研发计划重点专项“膳食营养评估和干预技术研究”】通过项目立项申请，启动相关研究工作。

【开展母乳成分介导功能性乳制品对婴儿肠道微生态影响的队列研究】完成现场招募及入组母婴的随访工作，提交季度进展报告和延期申请（已获批），完成生物样本的整理与送检，做好项目结题材料准备。

【开展典型地区农用地土壤质量对人群健康影响研究（膳食镉）】完成3天24小时膳食入户及数据清理工作，形成国家—省—县三级数据库；根据膳食数据，完成食用次数、食物食用量分析结果，完成12个县81种重点食物采样单并发给项目县，已完成9个县729份样品检测；组织总膳食专家会议，介绍工作要点，完成总膳食4个省12个县48个村制样单，对总膳食现场每个县第一个村进行督导，并邀请总膳食专家提供技术支持。2020年，完成1 000份样品检测，按照要求完成项目经费使用报告和阶段工作总结报告。

【开展马铃薯主粮化产品对消费者营养功效分析研究】完成现场招募及入组母婴的随访工作，测定乳样和便样乳铁蛋白各400份，提交季度进展报告和延期申请（已获批），完成生物样本的整理与送检，并顺利通过项目结题验收。

【实施中英减盐项目】召开中期评估视频培训会，对6个省12个项目区县进行调查培训，开展并完成餐馆减盐干预的中期评估。在持续开展餐馆减盐综合干预的同时，引入体验式评估的干预措施，通过消费者驱动方式，促进干预餐馆从消费者体验方面提升减盐参与度，改进减盐服务，共收到170多份评估报告。2020年12月，结束餐馆减盐干预，召开终期调查培训会，启动餐馆减盐干预终期调查评估工作。为了推动餐馆减盐的推广，编写完成“餐馆减盐干预技术手册”，配合厨师减盐培训课件和视频，形成餐馆减盐推广的干预工具包，服务更多机构的餐馆减盐工作。

【组织完成 CNAS 复评审工作】组织完成 2020 年 CNAS 复评审工作，顺利通过 244 项参数的 CNAS 现场考核，取得 CNAS 资质证书，使营养所实验室认可资质得以维持，标志着营养所质量管理体系的常态化和持续有效运行。

【加强实验室能力建设】完成满足 CNAS 能力验证频次要求的 12 次 58 项检验指标的能力验证考核。完成离子色谱仪、原子吸收仪、原子荧光仪、气相质谱联用仪、血细胞分析仪等与资质认定和实验室认可相关仪器设备共 306 台 / 套的量值溯源与归档工作。组织“第十四届实验室安全周”培训及“实验室安全及新冠肺炎防控知识”在线答题、“生物安全知识及体系宣贯工作培训会”及线上线下答题。组织和参加实验动物从业人员、实验室监督员、实验室主任和安全员等相关培训共计 200 余人次，提升了实验室人员的技术能力和水平。

【举办人体维生素 E 和血清锌元素检验培训班】举办人体维生素 E 和血清锌元素检验培训班，来自全国 13 个省疾控中心的学员参加。培训分为两部分，第一部分是理论讲解，包括检验过程中的质量控制与实验室生物安全危害、维生素 E 和血清锌生理活性、标准检测方法等相关内容；第二部分是实验演示和实践，学员们分别对血清样本进行了维生素 E 和血清锌元素检测的实验操作。培训后，学员们全部通过考核，并获得了合格证书。

【开展实验室安全管理工作】坚持“一日两查”的实验室日常管理制度；坚持新冠肺炎疫情期间每周实验室安全巡查；组织实验室骨干参加中心实验室管理处监督检查员培训。迎接国家卫生健康委、北京市西城区安全生产监督管理局及北京市西城区生态环境局的安全检查 3 次；接受中国疾控中心组织的实验室安全检查 4 次，组织整改落实工作。结合新冠肺炎疫情防控需要，为实验室增配泡腾片、酒精棉片、温度计等应急物品和药品；为做好生物安全防护，购置储备防毒面具、防护服及护目镜等应急防护用品。为实验室转移处置医疗废弃物 1 170 千克，确保实验室安全运行，全年零事故。

【召开营养与健康专题研讨会暨重点实验室学术研讨会】本次会议围绕“营养监测与队列研究”“儿童肥胖防控策略与行动”“微量营养素——基础研究与应用”三大主题，邀请国内外相关领域专家进行报告；与会专家围绕营养对临床疾病的作用以及相关政策、宏观因素和微观因素与疾病的关系等展开了讨论；呼吁营养与健康行业将基础研究与应用相结合，在进行营养干预的同时，推动国家相关政策的制定，用社会经济学的相关数据来证明营养研究的长远价值。

【科研项目持续增加】2020 年，新获准各类科研课题 30 项（其中“十三五”国家重点研发计划重点专项为 2 项，国家自然科学基金为 3 项，国家卫生健康委及其他省部级课题为 10 项，横向课题及其他课题为 15 项），新获科研经费 3 400 余万元。

【科研论文及相关成果产出】2020 年，共发表科研论文 182 篇，其中 SCI 文章为 74 篇，平均影响因子为 3.72；主编、参编及编译论著共 15 部。

【加强国际合作与交流】派 10 余名专家前往广西壮族自治区防城港市，参加“第一届中国－东盟食品安全与营养健康合作论坛”，张兵副所长做“中国居民膳食营养变迁与营养政策的发展（Nutrition transition and the development of Nutrition policy in China）”报告，并听取了来自世界卫生组织、国际食品法典委员会以及印度尼西亚、新加坡等国家政府官员的主旨演讲，就食品安全与营养健康展开了深度的交流和研讨。

【开展人才培养工作】2020 年，在读研究生为 73 名（其中博士研究生为 22 名）；1 名博士后出站。录取各类研究生 29 名（其中博士研究生为 6 名）。10 名硕士研究生、3 名博士研究生通过论文答辩并分别获得硕士学位和博士学位。

【加强财务管理】推行中长期规划管理，贯彻落实过“紧日子”工作，全面实施预算绩效管理，提高绩效管理效能，加强内部控制管理，不断完善财务工作管理流程，确保财务数据的准确性。荣获国家卫生健康委 2019 年度部门决算工作考核评比二等奖、部门预算工作考核评比二等奖。

【重新修订印发“三重一大”决策制度】为进一步健全和完善民主集中制，充分发挥集体领导的核心作用，保证决策的科学化、民主化和规范化，营养所党委根据中心党委“三重一大”决策制度，及时调整了营养所“三重一大”决策制度。该制度经营养所党委讨论通过，报 2020 年第 38 次中心党委常委会审议通过，于 2020 年 11 月印发。该制度自下发之日起施行，2010 年 12 月印发的《关于重大事项必须经集体讨论决定的实施办法》同时废止。

【开展新冠肺炎疫情防控支援工作】支援武汉市疫情防控 10 人、吉林省疫情防控 1 人、辽宁省大连市疫情防控 1 人、北京市疫情防控 4 人、新疆维吾尔自治区疫情防控 4 人；借调国家卫生健康委应急 5 人、中国疾控中心 6 人参与疫情防控工作。建立疫情防控后备人员库，形成支援一线和借调国家卫生健康委、中国疾控中心参与疫情防控人员登记备案管理程序，完成疫情防控工作补贴、卫生防疫津贴的测算及公示发放工作；建立职工休假因私离京备案管理流程。

【提供新冠肺炎疫情期间重点人群营养健康指导建议】新冠肺炎疫情期间，深入武汉市社区开展老年人、中小学生人群膳食营养方面的调研，制定《新冠肺炎疫情期间重点人群营养健康指导建议》，由国家卫生健康委疾控局发布，指导各地在疫情防控常态化下科学开展膳食营养工作。开展疫情防控的科普宣传，在微信公众号、头条号等新媒体平台上发布文章 69 篇，总阅读量达 133 万人次。

【联合印发新冠肺炎疫情防控学生膳食指导宣传画】2020 年 4 月，与全国学生营养办联合印发新冠肺炎疫情防控张贴画，一套 4 张，包括均衡膳食、积极运动、正确洗手和良好卫生习惯。向全国中小学免费发放 2 000 套张贴画，并为各省疾控中心和营养办提供电子版。为中小学在抗击新冠肺炎疫情的同时使学生顺利返校入学提供了有力的技术支持，促进了中小学生健康成长。

【开展新冠肺炎疫情防控宣传工作】发布抗疫新闻稿件，其中在营养所网站上发布 17 篇，在微信公众号上发布 23 篇，在中国疾控中心网站上发布 11 篇。撰写并印发慰问信 1 篇、致全体职工一封信 1 篇。收集一线、在国家卫生健康委 / 中国疾控中心借调同事们的工作资料、体会、照片等，将其汇总、整理、编辑成前线故事，向《白衣执甲　逆行出征——致敬最美战“疫”疾控者》投稿。

【积极防控疫情，筑牢战斗堡垒】新冠肺炎疫情发生以来，营养所各级领导高度重视，一是及时研究讨论疫情期间的工作部署，调整职工出勤作息方式，理清关系、做好对接，确定疫情相关舆情监控和上报的责任部门，制定职工离返京工作流程；二是做好前线职工的后勤保障工作，在防控队员出发前细致准备各类随身物资，组织有关部门及时采购必需物资后送去前线；三是开展自愿捐款支持新冠肺炎疫情防控工作，全所 98 名党员和 19 名普通职工自愿捐款 11 126.66 元；四是做好疫情防控常态化工作，印发《关于进一步强化落实首都新冠肺炎疫情防控责任的通知》，积极配合国家卫生健康委和中国疾控中心开展各项新冠肺炎联防联控工作，织密疫情防控网。

【开展经济活动管理专项行动】组建营养所经济活动管理专项行动组，召开 2 次专项行动工作会议，针对涉及单位层面经济活动内部控制自查情况进行讨论，制定《中国疾病预防控制中心营养与健康所经济活动管理专项行动方案的报告》（中疾控营报发〔2020〕80 号）、《中国疾病预防控制中心营养与健康所关于开展经济活动管理专项行动自查的通知》（中疾控营便函〔2020〕81 号）并发至各处室，使其逐条逐项进行自查自纠、分解落实，针对自查自纠阶段发现和暴露出来的问题、短板和不足，立整立改，修订完善各类规章制度，规范工作流程，补短板、堵漏洞，以制度为准绳、以制度管人、按制度办事，从而确保各项经济活动工作形成闭环管理，以制度促管理，促进各项工作健康开展。

【坚持政治站位，聚焦监督职责】将统筹推进疫情防控和业务发展作为政治监督的重中之重。面对突发的新冠肺炎疫情，营养所纪委及时应对，充分发挥监督作用。做到特殊时期不发生特殊问题，全所职工“零感染”。聚焦重点部门、关键岗位，并采取常规监督检查与重点专项检查相结合，堵塞工作漏洞。全年各类监督共 7 次 79 人。坚持开展每周 1 次的警示教育活动，全年共开展“纪法小课堂”教育活动 41 期。在全所范围内开展问题线索梳理工作。经过认真梳理，共梳理出 4 个方面 11 项问题，针对问题线索深入剖析产生原因，制定整改方案，落实责任人。

（黄聪慧、孙静、李天童、张兵、丁钢强）

环境与健康相关产品安全所

【工作概况】2020 年，深入学习贯彻习近平新时代中国特色社会主义思想和党的十九届五中全会精神，加强基层党组织建设和党风廉政建设，严格落实全面从严治党主体责任，以党建促发展，圆满完成国家卫生健康委及中国疾控中心下达的各项工作任务和年度工作计划。

2020 年是《环境所发展规划（2017—2020 年）》实施的收官之年，在国家卫生健康委和中国疾控中心的领导下，全体干部职工共同努力，紧紧围绕《环境所发展规划（2017—2020 年）》，统筹推进新冠肺炎疫情防控和环境所的重点业务，环境健康监测体系、风险评估技术体系、标准和规范体系初步建成并逐步完善；涵盖人才发展、科研管理、采购和资金内部控制等制度的规范化管理体系进一步健全；科研立项、资金支持和成果产出逐年递进；环境与健康专项调查、重大科研攻关以及人才建设、对外合作交流等重点工作取得积极进展，《环境所发展规划（2017—2020 年）》的主要目标任务如期完成。

在积极应对新冠肺炎疫情的同时，稳步推进环境健康重点工作任务、重大科研项目，空气污染对人群健康影响监测与防护项目在全国建成 164 个监测点位；城市饮用水水质监测项目和医院消毒与感染控制监测项目实现全国范围内省市县全覆盖（除港澳台地区外）；国家人体生物监测项目在 10 个省市启动开展第二轮工作，初步形成重（类）金属人体内暴露监测和质量控制体系；公共场所健康危害因素监测网络覆盖全国 132 个城市；生活饮用水中新兴污染物风险监测项目初步建立重点流域和地区生活饮用水中新兴污染物调查监测网络；典型地区农用地土壤质量健康影响专项调查、典型城市室内环境健康影响评估、不吸烟女性肺癌危险因素调查、环境健康风险评估、环境健康综合监测等重点工作进展顺利；组织制定的《大气有害物质无组织排放卫生防护距离推导技术导则》（GB/T 39499—2020）和《新冠肺炎疫情期间重点场所和单位卫生防护指南》（WS/T 698—2020）等 6 项行业标准分别由国家市场监督管理总局、国家标准化管理委员会和国家卫生健康委发布；环境健康宣传和健康促进工作持续深入，启动第四届中国环境健康宣传系列活动；科研项目申报渠道进一步拓展，科研成果产出成绩斐然：2020 年，获批国家级科研项目 8 项，项目总经费为 1 042.5 万元，施小明研究员申报的“老年流行病学”项目入选国家杰出青年科学基金项目，在职职工以第一作者和 / 或通讯作者发表学术论文 176 篇，其中 SCI 收录论文为 54 篇，在《中国疾病预防控制中心周报（英文）》（*China CDC Weekly*）上发表论文 12 篇；科研管理能力进一步提升，制定了《中国疾病预防控制中心环境与人群健康重点实验室管理办法（试行）》，科研管理体系不断健全、完善；科技部重点研发计划重点专项“我国大气污染的急性健康风险研究”和科技基础资源调查专项“我国区域人群气象敏感性疾病科学调查”等科研项目进展顺利，大气重污染成因与治理攻关项目课题“京津冀及周边地区大气污染对普通人群、特定人群的急性健康影响研究”和“重污染天气下人群健康防护与干预研究”顺利通过结题验收；人才建设进一步加强，《环境所人才引进和培养管理办法（试行）》等人才管理制度不断完善；文化建设工作持续深入，《中国疾病预防控制中心环境与健康相关产品安全所志》编撰工作全面完成。

2020 年，获得国家卫生健康委 2019 年度部门决算工作考核评比三等奖、部门预算工作考核评比二等奖、国有资产管理工作二等奖，防控组驻武汉市环境卫生与消毒专家工作队及环境所全体队员所在的工作队均被授予“全国卫生健康系统新冠肺炎疫情防控工作先进集体”。

【新冠肺炎疫情应对工作】按照国家卫生健康委和中国疾控中心统一部署，牵头组建中心一级响应框架下的重点场所防护和消毒技术组，全年共编制各类技术指南、方案 91 项，其中经国务院联防联控机制和国家卫生健康委发布 33 项；调派近 50 人次增援武汉市、绥芬河市、舒兰市、北京市、乌鲁木齐市、满洲里市抗疫一线；完成第三届中国国际进口博览会和援鄂返京人员隔离休整基地等重大活动、重点场所的卫生保障任务；通过中央电视台、人民日报、新华社等权威媒体发布 35 篇科普指引，派出 17 人次参加国务院联防联控机制新闻发布会、11 人次参加专家访谈，编制《重点场所、重点单位和重点人群卫生防护技术指南》等 8 部书籍和视频资料、培训课件；开展热点跟踪和专题研究，在“钻石公主”号游轮新冠病毒感染研究、病毒气溶胶传播与控制研究、新发地新冠病毒环境模拟研究、医用防护服复用研究、低温消毒新技术研究、生活污水中新冠病毒检测技术研究等方面取得积极进展。作为国家级环境卫生和消毒专业指导机构，在全国疫情防控工作中发挥了重要的技术支撑作用。

【中国共产党中国疾控中心环境与健康相关产品安全所委员会、纪律检查委员会第三次换届选举】2020 年 7 月 30 日，召开党员大会，进行中国共产党中国疾控中心环境与健康相关产品安全所委员会、纪律检查委员会第三次换届选举。2020 年 8 月 10 日，中国疾控中心党委批复同意选举结果，环境所新一届党委和纪委正式成立。

【《环境所发展规划（2017—2020 年）》评估工作】为全面检查和梳理《环境所发展规划（2017—2020 年）》的实施情况，客观评价规划实施四年来取得的成效，总结经验，系统分析规划实施中存在的问题及原因，开展了《环境所发展规划（2017—2020 年）》评估工作。在全面评估的基础上，结合国内外环境与健康工作新形势、新需求，组织编写《环境所发展规划（2021—2025 年）》，继续发挥规划引领作用，将环境所建设成机构职能更完善、部门设置更科学、人才结构更合理的国家级环境与健康专业机构和业务指导中心，满足国家对环境健康工作的需求，助力健康中国建设。

【空气污染（雾霾）对人群健康影响监测与防护项目】在全国84个城市建成164个监测点，实现了全国31个省（自治区、直辖市）全覆盖。完成《空气污染（雾霾）人群健康影响监测与防护工作手册（2020）》的编制工作。完成2019年度31个省（自治区、直辖市）总计3 000多万条数据审核，撰写数据审核报告，开展健康影响分析和健康风险评估，编写年度技术报告。开展《大气污染人群健康风险评估技术规范》（WS/T 666—2019）标准宣贯工作，对北京市、河北省、辽宁省、安徽省、湖南省、广西壮族自治区6个地区的监测点进行现场技术指导。组织全国94个项目单位参加实验室比对。组织4次全国性监测技术培训班，召开2次专家研讨论证会。

【全国城市生活饮用水卫生监测项目】城市生活饮用水卫生监测范围实现31个省（自治区、直辖市）全覆盖，包括333个地级以上城市的2 878个县（区、市）和新疆生产建设兵团9个师45个团场；对全国上报的220万余条监测数据和36万条水质检测能力调查数据进行汇总、清洗和分析，编制并上报《全国城市饮用水卫生监测工作技术报告（2019年）》《全国疾病预防控制机构生活饮用水水质检测能力调查报告（2019年）》。编制《全国城乡饮用水水质监测工作方案（2020年版）》。举办2次全国培训，赴河北省、河南省、广东省、天津市、辽宁省、湖南省等地开展现场指导。

【公共场所健康危害因素监测项目】在全国31个省（自治区、直辖市）和新疆生产建设兵团设立了132个监测城市，编制发布《公共场所健康危害因素监测项目2020年度监测方案》和现场工作指导手册。完成2019年度监测数据清洗与统计分析，编制《公共场所健康危害因素监测2019年度技术报告》，公共场所健康危害因素监测项目信息管理系统包含国家和地方疾控机构四级管理系统，覆盖所有项目监测地区的地市级疾控中心，两级用户近300个。参加10余个监测城市的技术培训、现场指导和督导检查，举办1次全国技术培训。

【国家人体生物监测项目】在10个省市启动开展第二轮（2020—2021年）国家人体生物监测项目工作，编制年度项目工作方案，完成1.1万人份18种血生化指标、1 810份邻苯二甲酸酯、7 200份全氟化合物、1 000份双酚A检测工作。组织编写《中国居民体内血铅暴露状况分析报告》和《中国居民邻苯二甲酸酯内暴露水平技术报告》。在4家实验室开展多环芳烃的方法比对工作，在2家实验室开展苯代谢产物的比对工作；采用线上方式，举办1次全国性技术培训，培训项目省各监测点的技术骨干200余人。

【全国医院消毒与感染控制监测项目】项目监测点位实现全国覆盖（除港澳台地区外），省级监测点由 26 个增加至 32 个，新增省（自治区）包括广西壮族自治区、江西省、陕西省、西藏自治区、内蒙古自治区、海南省，哨点医院由 78 家扩增至 96 家，其中一级哨点医院有 23 家，二级哨点医院有 29 家，三级哨点医院有 44 家。完成 2019 年 26 个监测点 2 万余条监测数据的审核和统计分析，编制国家级和省级医院消毒与感染控制年度监测报告。完成医院消毒与感染控制高风险因素数据库及信息管理系统软件平台设计方案编制。

【环境健康风险评估和综合监测】积极推动 5 个省和 5 个市“环境健康风险评估试点”工作，编制《环境健康风险评估工作管理办法》和《化学物质环境健康风险评估技术指南》。环境健康综合监测点位扩增至覆盖 14 个省 30 个市 221 个区县，监测数据质量稳步提升，试点发布了我国空气质量健康指数，为我国环境健康风险评估体系与制度建设提供了必要的技术支撑。

【典型地区农用地土壤质量健康影响专项调查】组织完成贵州省毕节市赫章县 4 个村和浙江省湖州市长兴县 1 个村的 750 人问卷调查、医学检查及生物样本采集分装运输，配合营养所完成 11 个调查市县 39 个行政村的总膳食调查。完成 1.4 万余份血及尿样中重金属检测、6 000 余份血及尿样生化指标检测、7 000 余份尿阴阳离子检测。完成 12 个市县 48 个行政村的 7 000 余份调查问卷、体检数据以及其他基础资料收集，编制《数据审核工作手册》和《数据分析工作手册》，完成《2020 年度委托业务立项论证报告》《典型地区农用地土壤质量对人群健康影响调查项目调研报告》和中期工作报告。

【生活饮用水中新兴污染物风险专项调查】以新兴污染物检验方法研制与调查为主要内容，探索建立生活饮用水中新兴污染物调查监测工作机制，在 17 个省 21 个城市初步建立重点流域和地区生活饮用水中新兴污染物调查监测网络。编制《生活饮用水卫生标准外潜在污染物调查与监测工作方案》，完成生活饮用水中全氟化合物调查监测和数据整理分析，编写并上报《我国重点流域和重点地区生活饮用水中全氟化合物调查与监测工作技术报告》。

【室内环境健康影响专项调查】截至 2020 年，在哈尔滨市、西安市、乌鲁木齐市、宁波市、深圳市、南宁市、盘锦市、石家庄市、青岛市、兰州市、无锡市、洛阳市、绵阳市、攀枝花市、赣州市、佳木斯市 16 个典型城市，开展室内环境健康危害调查评估，编制《2020 年城市居室环境连续监测与健康影响试点调查实施方案》，制定现场工作手册，为项目地区疾控中心提供技术指导，对 2019 年的数据进行整理核实和统计分析，撰写技术报告。修改整理2020年度项目实施方案和现场工作手册，组织全国性技术培训会议。

【不吸烟女性肺癌危险因素调查】在原有葫芦岛市、马鞍山市、西宁市和江阴市4个项目点的基础上，新增佳木斯市项目调查点位。在现有调查方案的基础上，增补了典型区域女性肺癌暴露评估方案，建立暴露风险评估方法，编制数据分析框架，取得初步研究成果。针对中国女性肺癌发病、死亡和寿命损失联合流行趋势的区域性分布特征，初步探索黑龙江省慢阻肺与肺癌时空衍化的共关联特征。

【中国老年健康影响因素跟踪调查】组织实施老年健康生物标志物研究2020年现场调查工作，编制完成《老年健康生物标志物项目方案》《老年健康生物标志物调查员手册》，完成《老年健康生物标志物多组学研究项目方案》编制、问卷系统开发和样本分装系统等工作。

【环境卫生和消毒标准制修订】牵头组织的《生活饮用水卫生标准》（GB 5749—2006）、《生活饮用水标准检验方法》（GB/T 5750.1 ~ 5750.13—2006）、《室内空气质量标准》（GB/T 18883—2002）和《化学物质环境健康风险评估技术指南》制修订工作基本完成；负责起草的《大气有害物质无组织排放卫生防护距离推导技术导则》（GB/T 39499—2020）和《新冠肺炎疫情期间重点场所和单位卫生防护指南》（WS/T 698—2020）等6项疫情防控相关行业标准分别由国家市场监督管理总局、国家标准化管理委员会和国家卫生健康委发布；编制完成《环境卫生工作规范》初稿；组织修订《公共场所卫生管理条例》。发布消毒标准34项（其中国家标准为29项，行业标准为5项）；《内镜自动清洗消毒机卫生要求》和《消毒产品检测方法》完成标准评审；《消毒器械灭菌效果评价方法》《皮肤消毒剂通用要求》《二氧化氯消毒剂卫生要求》《二氧化氯消毒剂发生器卫生要求》完成复审。

【援疆援藏和健康扶贫工作】按照国家卫生健康委和中国疾控中心部署安排，积极选派优秀人才，加强学术指导交流，协助新疆维吾尔自治区和西藏自治区等贫困地区疾控机构开展工作。2020年2月，孙宗科同志圆满完成中组部/团中央第19批博士团援藏任务后返京，张伟同志继中组部第九批援疆干部挂职中国疾控中心南疆工作站站长兼喀什地区疾控中心党委委员、副主任之后，于2020年9月被选派为中组部第十批援疆干部挂职新疆维吾尔自治区疾控中心副主任。编译印制维吾尔语和藏语科普书籍《公民防疫行为准则》，并向新疆维吾尔自治区和西藏自治区赠书4 000余册。协助贫困地区疾控机构提升专业能力，2020年11月，在山西省临汾市永和县举办5个对口扶贫县疾控部门业务培训，在永和县官庄小学开展疫情防控宣教和党建扶贫活动，并捐赠部分防护用品。采购湖北省滞销农产品 3.48 万元，采购对口扶贫地区农产品 20 余万元。

【环境健康宣传和健康促进工作】完成第三届全国中小学生作文绘画大赛作品评选工作，启动第四届中国环境健康宣传系列活动，组织召开“世界水日”“世界环境日”“世界清洁地球日”宣传活动，组织编印《口罩应用与健康防护》《空调与健康科普知识 100 问》等科普图书。在“环境与健康”微信公众号上发表文章 378 篇，关注人数近 5 万人，阅读量近 90 万人次。在江苏省（苏州市和扬州市）和四川省（绵阳市和广安市）启动环境健康素养监测试点，推动环境健康理念和公民健康素养进学校、进社区。

【科研立项和成果产出】2020 年，获批 8 项国家级科研项目（包括 5 项国家自然科学基金项目，其中国家杰出青年科学基金为 1 项），项目总经费为 1 042.5 万元，创历史新高。其中施小明研究员申报的“老年流行病学”项目入选国家杰出青年科学基金项目。徐东群研究员申报的“空气细颗粒物及环境条件对 SARS–CoV–2 等典型冠状病毒传播影响研究”获得重大研究计划重点支持项目资助。获批国家自然科学基金重大研究计划集成项目“我国典型地区大气细颗粒物致机体损伤机制的全链条研究”课题 2 个、国家重点研发计划“新型冠状病毒感染的肺炎应急项目”子课题 2 项，科技基础资源调查专项子课题 1 项。

2020 年，科研产出成果显著。以第一作者和 / 或通讯作者发表学术论文 176 篇，其中英文论文为 66 篇［中科院 JCR 期刊一区收录 29 篇，在《中国疾病预防控制中心周报（英文）》（*China CDC Weekly*）上发表 12 篇］。

【大气重污染成因与治理攻关项目（总理基金）课题结题验收】牵头实施的大气重污染成因与治理攻关项目课题“京津冀及周边地区大气污染对普通人群、特定人群的急性健康影响研究”和“重污染天气下人群健康防护与干预研究”顺利通过结题验收。“京津冀及周边地区大气污染对普通人群、特定人群的急性健康影响研究”基本阐明了大气污染，尤其是重污染天气对人群的健康影响及程度，获得的大气污染对死亡和因病就诊的暴露–反应关系系数、敏感性生物标志物、关键颗粒物组分以及人群健康风险评估和预估结果等研究成果，将为我国大气污染健康防护相关政策的制定与实施提供科学依据。“重污染天气下人群健康防护与干预研究”发现，空气污染越重，对心理健康的影响越大；使用空气净化器可有效降低室内的 $PM_{2.5}$ 浓度及个体暴露水平，对小学生呼吸系统健康及稳定期冠心病患者有保护作用；课题组研发了针对普通公众的《以 $PM_{2.5}$ 为首要污染物的重污染天气健康教育核心信息》及释义。在重大课题研究过程中，通过组建跨学科、多领域的攻关技术团队，拓展了学科方向，培养了一批环境与健康复合型人才。

【代谢组学平台基本建成】建立健全标准化代谢组学平台和检测分析技术体系，有助于开展环境污染物暴露相关小分子代谢产物的鉴定、定量和筛选等工作。用于代谢组学平台的气相色谱－高分辨质谱联用仪和超高效液相色谱－高分辨质谱联用仪等大型仪器已完成实验环境改造、设备安装调试、软件安装升级、人员技术培训等工作，高通量、高灵敏度的代谢组学与脂质组学平台基本建成。下一步拟开展生物样本的非靶向代谢组及脂质组检测分析工作，逐步建立模式动物与人群环境污染物暴露所致毒性或健康损害效应相关代谢产物“识别－定量－筛选－通路解析－分子机制”的标准检测分析体系。建立的代谢组学平台可甄别环境污染物暴露及健康效应相关的代谢生物标志物，为进一步深入了解环境污染物毒性效应及健康影响的分子机制、疾病发生机制以及早期健康损害的预警、疾病诊断和预防控制等，提供先进的检测分析技术平台和关键技术支撑。

（施小明、姚孝元、孙宗科、张伟、朱文玲、孙玥）

职业卫生与中毒控制所

【工作概况】2020 年，围绕疾病预防控制工作，以职业病防治与中毒控制技术支撑为依托，适应新形势，迎接新挑战，在全力应对新冠肺炎疫情防控工作的同时，按照国家卫生健康委有关司局和中国疾控中心工作部署，开展重点职业病监测和职业健康风险评估、职业健康相关规章及标准制修订、职业病防治宣传与健康企业建设、中毒应急处置与能力建设等技术支撑工作，开展卫生公益性行业科研、国家自然科学基金等多类重大专项科研工作，加强国内外合作，推动职业卫生与中毒控制工作稳步有序开展。

【应对新冠肺炎疫情防控】根据国家卫生健康委有关司局要求和中国疾控中心部署，先后派出 13 人次赴武汉市、新疆维吾尔自治区、大连市、北京市、青岛市等地开展现场工作，借调 11 人次在国家卫生健康委、中国疾控中心承担值班值守；编写完成《新冠肺炎工业企业防控指南》《企业新冠肺炎防护攻略》《制造业和采矿业新冠肺炎防护指南》《肉类加工企业新冠肺炎疫情防控指南》《职业健康技术服务机构新冠肺炎疫情防控工作指引》《矿山开采行业防治新冠病毒指南》《新型冠状病毒感染不同风险人群防护指南》《预防新型冠状病毒感染的肺炎口罩使用指南》《预防新型冠状病毒感染口罩选择与使用技术指引》等防控技术指南；中国疾控中心职业卫生首席专家李涛主任医师 2 次参加国务院联防联控机制新闻发布会，解读企业复工复产后如何做好疫情防控。

【推进职业健康技术支撑工作】组织开展《中华人民共和国职业病防治法》修法研究；组织制定《职业性尘肺病随访调查技术方案》《2020 年职业性尘肺病患者随访调查报告》《工作场所职业病危害因素监测报告（2020 年）》《全国职业病危害现状调查方案》《职业病防治技术支撑机构建设指导意见》《职业健康达人参考标准》《健康企业建设评估技术指南》《重点行业劳动者职业健康知识知晓情况调查工作方案》和《职业人群心理健康促进指南》（T/WSJD 13—2020）等技术文件；修订重点职业病监测方案；完成年度全国重点职业病监测与职业健康风险评估报告，序时完成职业病月度、季度和年度报告；组织开展全国重点行业职业病危害现状调查、职业性尘肺病患者随访与回顾性调查职业病危害项目申报等工作；推进职业健康信息化建设。

【依托“健康城市”开展职业健康宣传与促进】组织开展健康企业建设试点及技术指导；承办《中华人民共和国职业病防治法》宣传周和首届职业健康传播作品征集等活动。

【加强职业健康标准制修订和宣贯培训】组织职业健康标准制修订（14 项）、预审（6 项）、复核（14 项）、上报（2 项）、立项（8 项）；完成标准实施评估项目验收（5 项）；征集标准前期研究项目（15 项）；开展标准宣贯培训（2 期，1 073 人）。

【开展职业健康风险评估与专项调查】开展噪声、矽尘、不良工效学因素致肌肉骨骼损伤、苯及苯系物、多环芳烃及硝基多环芳烃职业健康风险评估；开展典型行业噪声危害与女工生殖健康调查、重点人群职业紧张监测、重点行业劳动者职业健康知识知晓情况等专项调查；承担国家职业卫生标准体系建设、职业病和中毒控制检测鉴定及技术储备等项目。

【开展职业卫生质量控制与技术指导】开展化学品毒性鉴定机构质量考核、标准物质和质控样品制备；组织开展职业卫生、中毒卫生应急检测实验室比对，职业健康检查与职业病诊断机构实验室检测能力考核；承担国家职业病诊断与鉴定技术指导委员会职业病诊断与鉴定技术指导组秘书处的日常工作。

【开展职业健康技术扶贫】组织江苏省、浙江省、上海市、山东省、广东省、福建省、四川省等省级职业病防治队伍，对西藏自治区、四川省凉山州开展组团式职业健康技术帮扶工作，通过支援地区职业病防治专业技术人员手把手带教、指导和帮扶，协助西藏自治区、四川省凉山州等地完成工业企业职业病危害调查、工作场所职业病危害因素监测（200 余家企业）等年度职业健康重点工作任务，极大地提升了中西部贫困地区的职业病防治专业能力和水平，助力健康脱贫攻坚。

2020 年，在西藏自治区、四川省凉山州举办职业健康技术扶贫专题培训班 4 期；选派 1 名高级专业技术人员作为中央和国家机关第十批援疆干部，挂职担任中国疾控中心南疆工作站站长兼喀什地区疾控中心副主任；通过消费扶贫（18.3 万余元）、项目合作、爱心扶贫等多种方式，推进脱贫攻坚工作。

【开展中毒应急救治技术指导、监测与风险评估】现场处置河北省、广东省等地突发中毒事件；维护更新国家中毒救治基地系统平台（15 969 条）、有毒动植物数据库（2 460 条）、标本库（2 000 余份）；开展中毒监测与风险评估、应急培训和中毒科普宣贯；持续开展 24 小时中毒咨询热线服务。

【开展科学研究，扩大国际合作】在研课题为 16 项，中标国家自然科学基金项目 4 项、北京自然科学基金项目 1 项、国家重点研发课题 1 项；发表学术论文 97 篇（以第一作者或通讯作者），其中中文论文为 69 篇，英文论文为 28 篇。

成功续展世界卫生组织职业卫生合作中心资质。与世界卫生组织西太区办公室、北京办事处联合举办了“COVID 19 疫情防控中医疗和公共卫生人员保护：从中国汲取的经验”和“企业复工复产劳动者的保护：中国应对 COVID 19 的经验”视频交流会。与国际劳工组织（International Labour Organization，ILO）北京局合作，开展“职业病目录”修订和“161 号职业卫生服务公约（1985 年）批约可行性研究项目”等合作研究。

【完成职业卫生所党委纪委换届】完成中国共产党中国疾控中心职业卫生与中毒控制所委员会、纪律检查委员会换届和支部换届选举工作，张雁同志、寇子春同志分别当选新一届党委书记、副书记，寇子春同志当选新一届纪委书记。

【开展专项行动，推进管理体制机制创新发展】按照中国疾控中心工作部署，开展经济活动管理、政府采购管理、生物安全管理、过“紧日子”等专项行动；编制 2020—2025 年职业卫生所发展规划，继续推进管理体制机制创新发展。

（张文翠、聂武、孙新）

辐射防护与核安全医学所

【工作概况】2020 年上半年，认真积极做好疫情防控工作。2020 年 6 月初，北京新发地疫情得到控制后，及时组织开展了年度工作。在国家卫生健康委和中国疾控中心的领导下，辐射安全所领导班子带领全体职工共同努力，各地放射卫生技术机构积极配合，紧紧围绕重点任务，较好地完成了年度各项工作。

作为国家卫生健康委放射卫生技术支撑机构，以全国职业性放射性疾病监测、全国医疗卫生机构医用辐射防护监测、全国非医疗机构放射性危害因素监测、全国食品和饮用水放射性监测与风险评估 5 项监测为抓手，带动全国放射卫生队伍和能力建设，首次正式上报监测报告；继续开展放射卫生实验室检测能力考核和技术人员继续教育培训，不断提高能力考核的针对性和科学性，提高全国放射卫生队伍能力建设水平；持续深入开展核辐射卫生应急工作，进一步完善核辐射卫生应急技术储备；全面开展放射卫生政策研究和法规标准的修制订及培训工作；精心组织援疆援藏和放射卫生健康扶贫工作，为全面建成小康社会做出了积极贡献；以重大科学工程评价检测和量值传递工作为龙头，对接国家核辐射技术应用中的重要需求，体现辐射安全所作为国家级单位的担当和责任；注重放射卫生科学研究和青年人才培养，编制“十四五”发展规划，凝练科学问题和关键技术，支持成果转化；放射卫生信息交流与专业期刊取得突破性成绩；积极组织全国放射卫生科普竞赛；克服疫情不利影响，积极开展国际合作。同时，不断提高内部管理水平，梳理并明确各部门的职能和责任分工，持续加强制度建设，确保实验室安全和辐射源安全，信息网络平稳运行，后勤和安保为放射卫生各项业务工作的有序开展提供了有力的保障。

【新冠肺炎疫情防控工作】2020 年，新冠肺炎疫情来势凶猛，辐射安全所涉及办公区、家属区、集体宿舍和租房单位等，疫情防控形势复杂。辐射安全所领导班子高度重视，成立疫情防控领导小组，履职尽责，确保各项防控措施的有效落实。

根据中国疾控中心统一安排，2020 年 2 月 17 日，派出刘青杰副所长、刘建香主任、张奇和王拓 4 名专家逆行武汉抗疫，他们为武汉疫情防控工作的最终胜利做出了积极的贡献。之后，这 4 名专家和陈尔东主任又参加了吉林省、北京市、新疆维吾尔自治区、内蒙古自治区、河北省和黑龙江省等地的一线疫情防控工作。同时，吕柯副书记、袁龙主任、冒煦副主任、常纯卉、付熙明、赵骅、李梦雪、张庆召、高刚、梁辰卿和朱卫国 11 位同志先后参加到国家卫生健康委和中国疾控中心的疫情防控工作中，他们同样日夜坚守，连续作战。

在新冠肺炎临床诊断和治疗中，CT 放射检查发挥着重要作用。组织辐射安全所和全省国有关单位专家投身新冠肺炎疫情防控放射卫生防护工作，与北京有关医院和湖北省疾控中心专家撰写了《关于加强新型冠状病毒肺炎病人放射影像检查中医技人员防护的专家紧急建议》，于 2020 年 2 月 1 日提交国家卫生健康委。2020 年 2 月 15 日，辐射安全所、江苏省疾控中心和湖北省疾控中心等的专家起草的《放射卫生相关的职业健康技术服务机构新冠肺炎疫情防控工作指南》由国家卫生健康委职业健康司印发。组织湖北省疾控中心开展 CT 检查室核酸检测，2020 年 2 月 20 日，将阳性结果上报。组织起草了《方舱 CT 放射防护专家共识》，2020 年 3 月 12 日，经中国疾控中心上报。

【机构设置】2020 年度，共设有 7 个行政管理部门，分别是办公室、党群工作处、人事处、财务处、纪检监察审计室、后勤管理处和安全保卫处；6 个专业技术管理部门，分别是科技处、放射卫生检测质控办公室、核事故与放射事故应急办公室、信息中心、政策标准研究室和学术期刊编辑部；8 个业务部门，分别是放射诊疗安全与防护研究室、辐射防护研究室、辐射检测与评价研究室、放射化学研究室、辐射流行病学研究室、放射毒理学研究室、放射生物学研究室和放射生态学研究室。

【人事管理】截至 2020 年年末，在职职工为 157 人，其中所领导为 5 人，中层干部为 27 人；离退休职工为 185 人。年内接收新进“三生”8 人，引进工作人员 5 人。专业技术人员为 138 人，其中具有正高级职称的人员为 28 人，具有副高级职称的人员为 43 人，具有中级职称的人员为 49 人，具有初级职称的人员为 18 人。共有 13 人申报高一级专业技术资格，6 人晋升高一级专业技术资格。

2020 年度，拟定了“辐射安全所‘十四五’人才发展规划”，完成 4 个处室负责人的民主推荐和任命工作，推荐 1 人申报“百千万人才工程”，推荐 1 人申报享受政府特殊津贴人选。

在 2020 年度绩效考核中，经各处室绩效考核评议、所联合评议会绩效考核评议和所务会审议，1 名所领导、4 个处室、5 名中层干部和 25 名职工获得绩效考核“优秀”等次。绩效考核为“优秀”等次的所领导是刘青杰；绩效考核为“优秀”等次的处室为财务处、人事处、科技处、学术期刊编辑部；绩效考核为“优秀”等次的中层干部是张科、杨昌跃、韩艳清、郭鲜花、刘建香；绩效考核为“优秀”等次的职工是王子唯、王拓、王燕君、尹亮亮、付熙明、曲功霖、朱卫国、刘雨欣、李小亮、李则书、李爽、杨宝路、豆晓丽、何志坚、张奇、张琳、陆雪、范振芳、欧向明、周羿、郝述霞、冒煦、姚竹、高刚、崔娟。

【财务预算管理与政府采购】2020 年度，完善内部控制制度，加强经费使用管理。进一步规范财务审批流程和事项，完善科研课题经费管理制度。落实中央关于过“紧日子”的通知要求，制定《中国疾控中心辐射安全所贯彻落实过“紧日子”工作方案》，明确各部门职责，设定执行时限，完成第二季度过“紧日子”落实情况评估工作。2020 年，财政收入总计 5 585.32 万元，受疫情影响，预算执行未达序时进度，截至 2020 年年底，执行进度达到 86.23%。2020 年，批复财政项目 6 项，其中 1 项财政项目年内按期执行完毕。2019 年度财务年报和部门决算工作考评均获三等奖。

2020 年度，完成各类采购 718.5 万元，其中货物类采购为 529.4 万元，服务类采购为 173.1 万元，工程类采购为 16 万元。

【内部管理和制度建设】2020 年度，组织现行规章制度的修订和制定工作，有 9 项规章制度正在修订、6 项规章制度正在制定。截至 2020 年 12 月 31 日，共有 11 大类 87 项现行有效的规章制度。

对于“三重一大”事项，均充分发扬民主，充分讨论，集体决策，主要领导末位发言，纪检监察审计室负责人全程参加。全年共召开了 30 次所办公会议，做出了 318 项会议决定。

【事项审批和公文管理】2020 年度，进一步规范了事项审批和公文管理工作，充分做到了公开、公正，按规定程序办事，加大了权力运行的监控力度。其中，进行了 265 个文件的发文管理和 909 个文件的收文管理，审批各类请示 219 个；通过合同管理系统，对 179 份合同草本进行了审查，财务处、科技处、放射卫生检测质控办公室、后勤管理处、办公室的负责人和审计人员严格把关，依据工作职能，加强了送审合同的相关内容与程序审查，从根本上杜绝了各类违纪违法行为的发生。

【辐射危害监测与风险评估】2020 年度，继续组织完成全国职业性放射性疾病监测、全国医疗卫生机构医用辐射防护监测、全国非医疗机构放射性危害因素监测、全国食品和饮用水放射性监测与风险评估 5 项监测任务。在全国各监测机构的努力下，克服新冠肺炎疫情影响等困难，基本圆满完成了监测方案要求的工作任务。

全国医疗卫生机构医用辐射防护监测全年共监测了 3 087 家医院的 9 427 台放射诊疗设备，其约占全部放射诊疗设备的 6.8%。对 288 家医院的 292 台直线加速器进行了输出剂量核查。

全国职业性放射性疾病监测与职业健康风险评估哨点工作覆盖了全国 5 223 家医院，收集汇总了全国放射工作人员个人剂量监测数据 879 334 条，报告了 13 例职业性放射性疾病，对 20 509 名介入放射学工作人员进行了双剂量计监测，完成了 2 158 名介入放射学工作人员眼晶体剂量监测、1 681 名介入放射学或核医学工作人员在岗期间的染色体畸变分析，在 9 个省完成内照射剂量监测 275 人，在 29 个省（自治区、直辖市）完成过量受照人员随访 1 299 人。

全国非医疗机构放射性危害因素监测改进了监测系统，进一步加强了监测工作质量控制。全年共报告非医疗放射工作单位 13 644 家，放射工作人员 181 209 人；监测了放射工作单位 2 211 家，完成计划数的 148%，地市级覆盖率达到 95%。全国上报射线装置总数为 13 475 台，放射源总数为 17 949 枚，非密封放射性工作场所共 608 个。

全国食品中放射性物质监测与风险评估工作，共上报数据 10 685 个，完成监测数据汇总和分析。承担国家卫生健康委食品中放射性物质限值标准的修订工作。组织全国有关技术机构开展国家饮用水中放射性污染监测工作，共上报数据 614 个，加强饮用水与健康风险关系研究，积极参与饮用水标准的修订工作。全国共有 202 家机构通过个人剂量监测管理系统报告监测数据。

编制完成《全国医用辐射防护监测报告（2019 年）》等 5 个放射卫生年度报告，首次正式上报国家卫生健康委。

以上工作的开展为制修订放射卫生法规标准提供了科学依据，也为制定国家卫生健康委“十四五”发展规划的相关内容提供了科学依据；同时得到国家卫生健康委领导的充分肯定和高度评价，国家卫生健康委将主要监测结果向省级行政部门做了通报，发挥了监测工作在监督执法中的应有作用。

【放射卫生实验室检测能力考核】继续组织实施全国个人剂量监测、放射性核素 γ 能谱分析、总 α 总 β 放射性测量和生物剂量估算 4 项放射卫生技术机构检测能力考核工作。在生物剂量能力考核项目中，不断提高能力考核的针对性和科学性。为了区分放射体检机构和核辐射损伤救治机构不同的能力需求，首次对考核项目进行了调整，将其区分为以生物剂量估算为主的 A 类和以染色体畸变识别为主的 B 类。2020 年度，参加考核的机构增至 536 家，其中外系统机构占 61.4%。4 项能力考核的合格率分别为 92.1%、96.8%、88.3%、73.2%、54.5%。2020 年，对该项工作进行了全面、系统的整理与总结，汇编完成全国放射卫生技术机构检测质控比对或能力考核工作 10 年总结报告。10 年来，能力考核工作已成为全国放射卫生技术机构质量控制和管理的重要平台，是行政部门做好“事中事后”监管的重要抓手，是评价机构检测能力及管理水平的重要手段，成为全国放射卫生技术质量保证的公认品牌，不断促进全国放射卫生技术机构检测能力和技术服务质量的提升，助力打造新时代“健康中国”。

【核辐射卫生应急工作】组织开展核辐射紧急医学救援基地建设工作，指导辽宁、吉林、黑龙江、安徽、海南 5 个省开展核辐射紧急医学救援基地建设及前期验收工作，完善全国核辐射卫生应急救援网络，促进基地建设进程和前期验收工作完成。

2020年5月和7月，多次组织协调国家卫生健康委核事故医学应急中心临床部、江苏省卫生系统及核工业总医院（苏州大学附属第二医院），开展南京放射源事故受照人员救治工作研讨，提出救治相关建议；2020年8月，协调解放军总医院第五医学中心（第三临床部）开展宁夏回族自治区辐射事故人员救治，并上报国家卫生健康委应急办和职业健康司。

受国家国防科技工业局（以下简称国防科工局）委托，承担“核事故情况下应急人员心理沟通与援助（心理危机干预）”课题研究，组织编制《重大核事故救援人员心理援助与危机干预工作方案》，上报国家核事故应急办公室。进一步完善核辐射卫生应急技术储备。

2020年11月，组织相关处室参加第十届中国国际警用装备博览会，甲状腺测量仪、防辐射机器人和人员体表放射性污染检测训练系统3件展品参展。中共中央政法委领导同志参观并表扬了展品，提升了核辐射卫生应急装备水平。

【放射卫生政策研究和法规标准的修制订工作】完成《医用X射线诊断设备质量控制检测规范》（WS 76—2020）和《放射工作人员健康要求及监护规范》（GBZ 98—2020）等多项标准的修订，并且这些标准均已发布实施。完成对《放射性同位素与射线装置安全和防护条例》和《放射工作人员职业健康管理办法》等多项法律法规文件的征求意见反馈。

组织召开放射卫生标准宣贯培训会，就12项标准，对各省（自治区、直辖市）的疾控机构、职防机构、监督机构、科研院所等进行宣贯培训，共有800余人参加，其中包括国家卫生健康委定点扶贫县54人次。

长期坚持开展食品中放射性物质监测，积累了大量数据，并发现了提示系统和行业风险的阳性结果，能力和水平受到国家卫生健康委、国家食品安全风险评估中心和全国同行的高度认可，受国家卫生健康委委托，启动修订《食品中放射性物质限制浓度标准》（GB 14882—1994）。

【援疆援藏和健康扶贫工作】根据国家卫生健康委“组团式”援藏工作方针，2020年8月3—5日，组织7个省级放射卫生机构在拉萨市召开西藏自治区放射卫生监测启动会和援藏工作协调会，举办西藏自治区放射卫生培训班。2020年8月17—23日，3名专业技术人员赴西藏自治区阿里地区开展医用辐射检测，共检测了6家医院的10台设备。2020年12月，组织专业技术人员指导西藏自治区疾控中心开展个人剂量监测实验室建设、实验室资质认证和染色体畸变检测工作。

为提高“三区三州”地区放射卫生工作人员的技术能力，2020年8月17—20日，在四川省凉山州西昌市举办了“2020年三区三州地区放射卫生技术培训班”，共有来自“三区三州”地区的 60 余名放射工作人员参加了培训，对提高“三区三州”地区放射卫生技术能力、增强放射防护意识起到了积极作用。

为响应党中央、国务院批准《河北雄安新区规划纲要》的战略部署，结合《“健康中国 2030”规划纲要》，做好对雄安新区放射卫生工作发展的支持，2020 年 9 月 15—18 日，在河北省雄安新区举办了“2020 年雄安新区放射卫生技术培训班”，共有来自雄安新区和河北省各市、相关县疾控中心的 55 名放射工作人员参加了培训。此次培训受到了河北省放射工作人员的欢迎和好评。

根据青海省疾控中心的放射卫生工作实际，2020 年 9 月 6—12 日，组织专业技术人员赴青海省西宁市开展放射治疗和核医学设备检测技术支持工作。共检测了 5 家医院的 15 台设备，并在工作现场对青海省疾控中心的专业技术人员进行了理论和实际操作培训，对受检医疗机构在辐射防护方面存在的问题提出了科学、合理的建议。

应陕西省疾控中心和子洲县卫生健康局的邀请，2020 年 9 月 22—24 日，组织专业技术人员赴陕西省榆林市子洲县开展放射诊疗设备检测及培训工作，共检测了 4 家医院的 13 台设备。

【全国放射卫生技术培训】举办“全国个人剂量监测与放射病诊断技术培训班”等放射卫生与核应急专业技术培训班 5 期。共培训学员 569 人，发放国家级继续医学教育学分证书 501 本、培训合格证书 328 本。同时，结合疫情防控需要，严格做好常态化防控措施的落实，控制线下培训人数，尝试进行线上培训，为以后开展网络培训做了探索，积累了一些经验。

【“十四五”发展规划】2020 年 8 月，启动了“十四五”发展规划编制工作。2020 年 9 月 18 日，下发了《中国疾控中心辐射安全所“十四五”发展规划》编制工作方案，从主要形势（成绩、问题和挑战）、指导思想和工作原则、规划目标、主要任务、重大工程、保障措施、实施与评价等几个方面对规划编写做出了具体要求。

2020 年 5 月 21 日，召开了专门会议，研究讨论 21 世纪第三个十年放射卫生重要科学问题和关键技术，并于 2020 年 12 月 23 日全国放射卫生技术工作会议上做了报告，目的在于更好地统筹放射卫生科学研究工作，做好顶层设计，发挥新型举国体制的优势。

【放射卫生重点专项、科学研究与学科进展】2020 年，完成 2021—2023 年财政滚动项目库项目调整维护，新增入库编报 2023 年财政项目预算，申报财政项目 4 项，合计申请金额 2 896 万元，保证财政项目正常入库，滚动延续。2020 年，获批“中国疾控中心辐射安全所核辐射突发事件卫生应急能力提升”“中国疾控中心辐射安全所放射卫生标准体系建设”“中国疾控中心辐射安全所辐射危害监测与健康风险评估”“中国疾控中心辐射安全所公共卫生应急反应机制的运行”“中国疾控中心专业公共卫生人才培养项目－辐射安全”“中国疾控中心辐射安全所国家卫生应急队伍演练经费”6 项中央财政支持项目，申请到财政经费 2 432.07 万元。2020 年，项目开展受疫情影响，进度有所滞后。截至 2020 年年底，项目绩效目标基本完成。

2020 年度，承担的 21 项国家重点研发计划、国家重大传染病防治重大专项、国家自然科学基金、北京市自然科学基金、国际合作、国家标准等在研课题按照计划顺利进行。组织申报各类课题 19 项，获批 5 项。

2020 年度，以第一作者共发表论文 54 篇，其中 SCI 论文为 9 篇，并且在 *International Journal of Radiation Biology* 等辐射防护专业一流杂志，以及《中国疾病预防控制中心周报（英文）》（*China CDC Weekly*）上发表论文。全年申请专利 1 项，获批专利 16 项，其中发明专利为 5 项，实用新型专利为 8 项，外观设计专利为 3 项。

【重大科学工程评价检测和量值传递】放射诊疗新技术不断涌现，国家在重大科学工程上的投资巨大。2020 年，承担了安徽省合肥市和山东省质子治疗建设项目、“ZAP-X 自屏蔽放疗设备辐射防护水平研究”合作项目、厦门市硼中子俘获治疗系统放射性职业病危害预评价等建设项目评价和放射卫生检测工作，体现了辐射安全所作为国家级单位的担当和责任，并致力于凝练其中的科学问题，将成熟的检测技术上升为国家放射卫生标准。

【质量体系管理】质量管理体系有效运行，保障科学研究和技术服务开展。2020 年度，结合工作实际需求，完成辐射安全所技术服务 15 个项目的标准变更工作，完成年度内审和管理评审。组织完成北京市卫生健康委、北京市卫生健康监督所和北京市西城区市场监督管理局对辐射安全所开展的放射卫生技术服务机构资质年检和现场监督检查，并完成认监委要求的有关年度数据报送工作，均顺利通过。同时，按计划组织完成了 123 台仪器设备的检定 / 校准工作。

2020 年度，对外检测和校准报告共计 546 份，编写建设项目职业病危害放射防护评价报告 10 份。

【实验室安全管理】2020 年度，牢固树立为科研工作排忧解难的服务意识、恪尽职守的责任意识、安全第一的安全意识，组织开展了第十四届实验室安全周活动。共接受了环保、公安、卫生等主管部门 25 次实验室和辐射安全检查。未发生实验室安全事故和辐射安全事故。

截至2020年12月31日，放射性同位素总计137件，其中非豁免水平放射性同位素为39件，豁免水平以下的放射性同位素为98件；射线装置为3台。

【放射卫生信息交流】为了充分发挥放射卫生监测数据的作用，为全国提供放射卫生权威基础数据，2020年12月，首次整理、编写并印制了《放射卫生基础信息（2020）》，其中整理了近10年来全国各项放射卫生基础数据，已呈送国家卫生健康委有关司局，并在全国放射卫生技术工作会议上发放给全国放射卫生工作同行。该项基础信息计划此后每年按期更新。

作为全国放射卫生与核应急信息中枢，2020年，通过辐射安全所网站、中国疾控中心网站和《中华放射医学与防护杂志》《辐射与健康通讯》《辐射与健康通讯——放射卫生与核应急特刊》《辐射安全所工作通报》等多种信息媒体，及时收集、分析、发布国内外放射医学、放射卫生与核应急发展动态和最新学术成果。共在辐射安全所网站上发布新闻52篇，投稿中国疾控中心网站39篇，《辐射与健康通讯》等共出刊32期。

【放射卫生专业期刊】2020年，《中华放射医学与防护杂志》第三次入选“百种中国杰出学术期刊”，连续7年蝉联军事医学与特种医学学科第一。1篇论文入选“2020年中华医学百篇优秀论文”，3篇论文入选“领跑者5000——中国精品科技期刊顶尖学术论文（F5000）”。该杂志入选第27届北京国际图书博览会“2020中国精品期刊展”，被国际数据库Scopus收录。全年组织7次定稿会，其中包括3次线上定稿会，退稿率平均为40.9%。该杂志积极投身新冠肺炎疫情防控工作，组织相关稿件，刊登了《守土尽责，致敬新冠肺炎疫情防控一线的放射工作者》《新型冠状病毒肺炎放射诊断检查中感染控制与放射卫生防护管理》和《新型冠状病毒肺炎放射诊断检查场所的感染控制与辐射安全监测和分析》等论文，并在中华医学会获得的中宣部数字出版遴选项目“新冠优先发布平台”上优先出版。

经过8年连续申请，2020年，*Radiation Medicine and Protection*［《放射医学与防护（英文）》］入选“中国科技期刊卓越行动计划——高起点新刊”，获得了项目资助，并得到苏州大学的支持。*Radiation Medicine and Protection*［《放射医学与防护（英文）》］在2020年3月正式出刊，此期刊为季刊，全年4期。2020年7月，此期刊进入DOAJ（directory of open access journals，开放存取期刊目录）数据库。

【国际合作与学术交流】2020年度，继续深化与国际原子能机构（International Atomic Energy Agency，IAEA）、世界卫生组织等国际组织，以及英国、日本、韩国等国家的学术交流与合作，多项国际合作项目进展顺利；受疫情影响，全年5人次参加线上国际会议，无来访人员。加强国际学术交流和人才培养，不断提高科研水平，是做好放射卫生工作的重要平台。

2020 年 11 月 2—6 日，组织中国代表团参加联合国原子辐射效应科学委员会（United Nations Scientific Committee on the Effects of Atomic Radiation，UNSCEAR）第 67 届会议（国际网络会议），国防科工局、生态环境部、中国原子能科学研究院、中国辐射防护研究院、中国疾控中心辐射安全所的 UNSCEAR 代表和专家参加了会议。2020 年 10 月，科技处和应急办组织参加国际辐射防护协会年会。以上国际会议的组织促进了国际合作与学术交流，提升了辐射安全所的国际网络会议承办水平。

根据“世界卫生组织辐射与健康合作中心”的工作职责，撰写完成 2020 年度合作中心进展报告，并上报世界卫生组织。

【研究生培养】继续开展研究生培养工作。2020 年度，在职博士研究生导师为 7 名，硕士研究生导师为 13 名。共指导、培养研究生和博士后共 40 名，其中培养硕士研究生 24 名、博士研究生 15 名，指导在站博士后 1 名。毕业研究生为 9 名；新招博士研究生 5 名、硕士研究生 6 名。

【科普竞赛和科普宣传】作为承办单位之一，参加了由中国疾控中心与中国健康教育中心、中华预防医学会及清华大学共同举办的中国健康科普大赛，组织了科普大赛中放射卫生专题作品征集和评选活动。组织报送放射卫生科普作品 37 件。

为加强放射卫生相关知识的宣传和普及，引导人们关注辐射及健康相关信息，编辑制作了“辐射与健康”系列科普展板，于“国际放射日”（每年 11 月 8 日）期间在中国疾控中心大厅展览，后移至辐射安全所展出。这是放射卫生科普宣传方式的新尝试。

及时调整和更新辐射安全所简介，编辑新版并完成印制。

【保密和档案管理】作为国家卫生健康委的保密要害部位，逐年逐级签订保密协议和计算机安全保密责任书，定期组织专人对所内涉密计算机和涉密载体进行安全检查。在辐射安全所保密委员会和全体职工的共同努力下，2020 年度，未发生保密安全责任事故，并按要求完成国家卫生健康委和中国疾控中心布置的保密自查等工作。

为充分利用档案资源，保证档案安全，2020 年度，共归档了 747 件文书档案、26 卷科研档案、156 张声像档案照片、9 件报纸杂志等。

【职工在职教育】积极为在职职工提供多渠道的学习教育机会，每年都有职工考取硕士研究生、博士研究生和获得各类专业技术证书。2020 年度，辐射安全所领导参加新冠肺炎疫情防控知识系列培训，随时根据国家需要，参与疫情防控工作；对全体中层干部进行干部选拔任用知识培训、疫情防控知识培训以及管理能力培训，提高执行力；组织全所放射工作人员进行辐射安全和放射卫生管理岗中复训，加强放射防护能力建设。

【后勤保障与安全保卫管理】作为中国疾控中心独立的办公区域，在后勤保障与安全保卫工作中，除负责辐射安全所业务保障管理职责外，还承担办公区和家属区管理工作，任务重、责任大。2020年度，后勤和保卫人员克服重重困难，保障了辐射安全所的工作正常运转。按计划完成了国有资产管理、公费医疗服务管理、物资供应、供暖、供电、供水、车辆运行、综合治理及安全保卫等工作。

（冒煦、秦斌）

农村改水技术指导中心

【工作概况】2020 年，继续围绕农村饮用水卫生、农村环境卫生、农村改厕以及相关的健康影响和疾病预防控制，组织开展相关检测、监测、科研、技术指导和技术支撑工作。组织完成全国 31 个省（自治区、直辖市）和新疆生产建设兵团农村地区饮用水枯水期和丰水期的水质卫生监测工作，组织开展 2019 年全国 31 个省（自治区、直辖市）和新疆生产建设兵团农村地区环境卫生监测数据收集汇总工作，完成淮河流域重点地区癌症综合防治项目农村饮用水水质卫生监测，继续开展农村饮水安全工程卫生学评价项目。继续做好我国实施“厕所革命”的技术支撑，开展农村改厕宣传倡导效果评估项目，修订《农村户厕卫生规范》（GB 19379—2012），组织参与“厕所革命”有关书籍的编写和标准的编制工作。开展莠去津及其代谢产物残留在饮水中的环境健康风险评价和抗抑郁类药物在水环境中的污染特征及风险评估项目等科研项目。

2020 年，积极参与疫情防控相关工作，先后共派出专家 5 人次，参与湖北省武汉市、北京市丰台区、辽宁省大连市、内蒙古自治区呼伦贝尔市满洲里市等地的疫情防控工作。继续做好党建扶贫工作，完成对口扶贫县山西省临汾市大宁县的党建扶贫工作。完成中央国家机关养老保险参保工作。做好教育培训工作，完成硕士研究生的招生录取、中期考核、学位授予等管理工作，完成国家级继续医学教育培训班培训和执行上报。继续加强和完善科研管理工作，完成伦理委员会日常监督管理自查、伦理审查工作，以及科研项目自查等工作。

【农村饮用水水质卫生监测】农村饮用水水质卫生监测是改水中心负责执行的一项医改重大公共卫生服务项目。2020 年度，协助国家卫生健康委疾控局制定《全国城乡饮用水水质监测工作方案（2020 年版）》，组织完成了 2020 年全国 31 个省（自治区、直辖市）和新疆生产建设兵团的农村饮用水枯水期和丰水期的水质卫生监测工作。共检测分析水样 204 885 份，完成监测任务量的 116.6%；监测覆盖全国 31 个省（自治区、直辖市）和新疆生产建设兵团，监测乡镇覆盖率力争 100%。举办饮水监测西部片区培训班、监测网络培训班和数据审核培训班各 1 个，总计培训农村饮水监测技术骨干 110 人次。为加强饮用水检测质量，组织开展水质监测水样复核工作，在辽宁、黑龙江、甘肃和陕西 4 个省复核水样 400 余份。

【全国农村环境卫生监测】按照国家卫生健康委疾控局的安排，继续组织开展中央财政转移支付全国农村环境卫生监测项目。2020 年 5—10 月，开展了监测数据的收集汇总工作。监测结果：2019 年监测地区范围覆盖全国 31 个省（自治区、直辖市）和新疆生产建设兵团农村地区，监测县占全国同类行政区划的 25.71%，监测乡镇占全国乡镇数量的 11.53%，现场调查行政村占全国行政村数量的 2.12%，入户调查农村家庭占全国乡村户数量的 2.88%。监测内容包括农村基本情况、农村改厕与粪便无害化、农村基础卫生设施建设、乡村规划与村容村貌、农村病媒生物密度与防制、农村人群健康状况与卫生习惯、农村农田土壤卫生状况和农村校园环境卫生状况等。

获取数据：通过全国农村环境卫生监测信息管理系统，共收集、上报有效监测数据超过 11 万条，监测系统直接形成农村环境卫生状况相关指标共 9 类 106 项，编写了技术报告。

【淮河流域重点地区癌症综合防治项目农村饮用水水质卫生监测】2020 年 1—11 月，开展了淮河流域重点地区癌症综合防治项目农村饮用水水质卫生监测工作。监测范围为淮河项目（二期）的 4 个省 14 个项目县（区），每个监测县（区）的监测点不少于 30 个。监测内容包括“监测县和监测点基本情况”和“饮用水水质监测”两部分内容。水质监测指标为 20 项，其中感官性状和一般化学指标为 13 项，毒理学指标为 3 项，细菌学指标为 3 项，与消毒有关的指标为 1 项。每年枯水期和丰水期各监测 1 次。每个项目县（区）每年应监测农村饮用水样品枯水期和丰水期样品各 30 份，全年样品为 60 份，收集有效监测数据 5.16 万条，监测信息通过全国饮用水水质卫生监测信息系统上报。

【农村饮水安全工程卫生学评价项目】2020 年，继续开展农村饮水安全工程卫生学评价项目，在 18 个省（自治区、直辖市）的 66 个县（区）对 180 个农村饮水安全工程开展了卫生学评价，主要是通过对供水工程的设计、建设以及运行管理和监督、检测等各个环节存在的影响水质安全的因素及其危害程度进行评价，提出建议与对策，从而优化农村饮水安全工程的设计、建设和运行管理，在更大程度上保证农村水质安全。2020 年度，共开展现场技术指导 2 次。举办国家级继续医学教育培训班 1 期，共培训省、市、县级卫生学评价技术人员 70 余人。

【农村改厕宣传倡导效果评估项目】通过开展农村改厕宣传倡导，普及厕所相关的卫生健康知识，可以转变农村居民对厕所的观念、意识和行为。只有厕所使用者的观念、意识和行为转变了，农村厕所问题才能从根本上得到解决。2020 年，在湖北、浙江、云南 3 个省开展农村改厕宣传倡导效果评估工作。截至 2020 年 12 月底，完成了湖北省、浙江省的现场调查工作。

【《农村户厕卫生规范》（GB 19379—2012）修订工作】为了更好地促进农村“厕所革命”的开展，2019 年 9 月，国家卫生健康委下达修订《农村户厕卫生规范》（GB 19379—2012）的任务，组织 9 家单位共同完成《农村户厕卫生规范》（GB 19379—2012）修订工作。通过查阅国内外文献、现状调查、专家研讨、征求意见等，2020 年 9 月，完成《农村户厕卫生规范（送审稿）》并提交环境健康标准专业委员会。

【“厕所革命”有关书籍编写工作】2019 年 8 月—2020 年 3 月，主编了由农业农村部农村社会事业促进司组织的《农村改厕实用技术》和《农村厕所革命政策与知识问答》，已由中国农业出版社出版发行。

【农业农村部三个标准编制】2020 年 1—4 月，参与了《农村三格式户厕建设技术规范》（GB/T 38836—2020）、《农村三格式户厕运行维护规范》（GB/T 38837—2020）和《农村集中下水道收集户厕建设技术规范》（GB/T 38838—2020）的编制，这三个标准于 2020 年 4 月 28 日发布。

【疫情防控工作】积极参与疫情防控相关工作，先后共派出专家 5 人次，参与湖北省武汉市、北京市丰台区、辽宁省大连市、内蒙古自治区呼伦贝尔市满洲里市等地的新冠肺炎疫情现场流行病学调查和疫情处置、密切接触者排查、重点场所防疫检查、企业复工复产防疫培训新冠肺炎疫情日报专班、无症状感染者日报等相关工作。协助保障接待中国疾控中心援鄂专家的休整和医学隔离观察工作。

【莠去津及其代谢产物残留在饮水中的环境健康风险评价和抗抑郁类药物在水环境中的污染特征及风险评估项目】2020 年，以河南省周口市的 36 家集中式供水单位为研究对象，分别采集水源水、出厂水和管网末梢水，完成了 100 份水样的采集、检测、结果汇总和项目总结工作。选择河南省和浙江省作为项目点，建立抗抑郁类药物的分析方法，分别采集污水处理厂、地表水和水源水约 60 份水样进行抗抑郁类药物的检测。

【党建扶贫】完成对口扶贫县山西省临汾市大宁县的党建扶贫工作。为深入贯彻党中央、国务院脱贫攻坚决策部署，积极落实国家卫生健康委和中国疾控中心改水中心扶贫工作的要求，2020 年 10 月 28—29 日，改水中心党总支在山西省临汾市大宁县开展党建扶贫工作。主要内容包括：一是总支纪检委员讲党课“解读《中华人民共和国公职人员政务处分法》”；二是给大宁县疾控中心乔迁新址，捐赠技术书籍和体育健身用品；三是为幸福学校（留守儿童）捐赠课外书籍及文体用具。

【人事工作】完成中央国家机关养老保险参保工作。自2020年1月起，重新在中央国家机关养老保险管理中心（以下简称央保中心）参保登记，历时10个月，完成信息采集、人员增减、历年缴费工资基数申报、征缴信息确认、退休人员信息确认、准备期数据确认等一系列工作，通过央保中心网上经办系统，共办理32笔业务，截至2020年12月底，已基本完成单位职工养老保险的工作。

【教育培训】2020年，共招收3名硕士研究生，共毕业3名硕士研究生；按计划有序推进在读研究生的课题开题及中期考核工作；按要求组织开展导师遴选、副导师聘任，完成研究生的日常管理等工作。

2020年9月22—25日，在湖南省长沙市举办国家级继续医学教育项目“农村集中式供水工程卫生学评价技术培训班”，主要内容包括农村集中式供水工程卫生学评价的组织与实施、农村集中式供水工程建设与管理、饮用水水质风险评估方法、现场卫生学评价技术要点、饮用水水质实验室检测技术等，共培训省、市、县级卫生学评价技术人员70余人。

【科研管理】完成改水中心2021—2023年项目预算申报工作，包括农村饮用水与环境卫生调查与评估项目和公共卫生应急反应机制的运行项目；完成重大科研基础设施和大型科研仪器开放共享评价考核，完成年度科技成果转化工作调查，完成伦理委员会日常监督管理自查工作，完成2项科研课题的伦理审查工作，协助开展经济活动管理专项行动自查，撰写相关工作报告5份；完成科研项目自查工作，对改水中心“十三五”以来（2016年以来）承担或参与的在研、立项、结题的2项重点项目课题进行自查。

（丁雪娇、何悦岚）

妇幼保健中心

【工作概况】

1. 应对新冠肺炎疫情，创新工作模式

（1）2020 年，新冠肺炎疫情暴发，第一时间成立防控工作领导小组，制定防控方案，开展多种形式学习，及时跟进防控要求，定期采购防控物资，保障工作有序开展。

（2）先后派出 5 人次参加一线疫情防控工作，抽调 13 人次参加国家卫生健康委和中国疾控中心应急保障工作。组织刊发全国妇幼保健机构和人员的疫情防控先进事迹 16 篇。使用 WeLink、腾讯会议等免费工具，采购多款视频会议软件，应对远程工作状态。

（3）精心打造新型冠状病毒肺炎妇幼防控培训线上课程，近 5 000 名一线妇幼工作者参加在线学习，6 门核心课程被纳入中国疾控中心新冠防控系列在线课程，累计学习超过 10 万人次。

（4）出版《孕产妇新型冠状病毒肺炎防控问答（汉英双语）》，为国际抗击疫情提供中国经验；编制《孕产妇和儿童新冠肺炎防控手册（漫画版）》，指导新冠肺炎疫情防控期间妇幼保健服务规范开展，通过微信公众号发布"新冠肺炎你应该知道的事儿——孕产妇和儿童防控小知识""新冠肺炎疫情期间，生殖健康专家来答疑"等系列妇幼健康科普材料，累计阅读量达到 17 万人次。

2. 助力卫生行政，规范行业管理

协助国家卫生健康委妇幼司制定工作规范、技术指南等技术文件 17 项，包括《预防艾滋病、梅毒和乙肝母婴传播工作规范（2020 年版）》《农村妇女宫颈癌检查工作规范》《学龄前儿童营养状况监测与评估技术规范》和《妇幼保健机构绩效考核操作手册（2020 年版）》等。开展妇幼保健机构绩效考核信息系统模块研究工作。开展孕产期保健、更年期保健和新生儿保健特色专科评审工作。制定并发布行业标准《妇女保健基本数据集　第 8 部分：孕前优生健康检查》（WS 377.8—2020）1 项。承担母婴保健法律证件事务管理和人类辅助生殖技术管理 2 项行政管理工作。

3. 发挥带头优势，提升行业能力

（1）充分发挥国家级妇幼保健机构的优势，引领各级妇幼健康服务机构规范管理，提升能力。实施全国妇幼保健机构监测工作，及时掌握 2019 年度 3 079 家妇幼保健机构建设、发展状况和履职情况。通过线上、线下以及线上线下相结合的方式，举办各类专业技术培训 22 期，直接受益 141.48 万人次；搭建儿童营养与健康在线培训与考试平台；再版《农村妇女乳腺癌筛查培训教材》。继续实施"母婴营养与健康研究项目"，2020 年，为各级妇幼保健机构设立科研课题 35 项。

（2）助力健康扶贫，全年健康扶贫工作投入 1 000 余万元。派出 1 人进行轮换，继续援疆工作，开展线上、线下培训 5 次，在四川省凉山州、陕西省、新疆维吾尔自治区、山西省吕梁市临县、青海省玉树藏族自治州（以下简称玉树州）等地开展现场调查、督导调研、健康指导等活动 23 次。

（3）联合人民网、人民健康网等，组织“宝宝重返幼儿园，宝爸宝妈早准备”六一主题活动和世界母乳喂养周宣传活动，访问量分别达 80 万人次和 300 万人次。

4. 聚焦核心业务，引领行业发展

（1）科研工作取得新突破。2020 年，在国内外学术期刊上发表科技论文 59 篇，其中，SCI 论文为 8 篇。国家“十二五”计划科技重大专项课题“母婴阻断失败后新生儿艾滋病毒清除治疗方案研究”顺利结题。妇幼中心首席专家金曦研究员在第 73 届世界卫生大会上荣获 2020 年世界卫生组织阿拉伯联合酋长国卫生基金奖。

（2）推进孕产妇及新生儿健康监测工作。2020 年，完成新监测点的信息系统对接和监测信息的收集汇总。持续实施新生儿安全项目。开展新生儿早期基本保健（early essential newborn care，EENC）试点活动，累计受益新生儿数量超过 8 万名。在全国 100 个残疾预防综合试验区，开展儿童残疾筛查试点项目。探索和开发在线“关爱青少年健康营地活动”，完善青少年综合保健服务包。

5. 重视平台搭建，增进合作共赢

（1）信息平台。继续完善国家级妇幼健康信息平台建设，打通与全民健保妇幼健康子系统的数据互联。推进国家出生医学证明管理信息系统优化升级。

（2）行业交流平台。组织召开全国省级妇幼保健机构工作年会、办公室管理工作会、儿童保健主任工作会等；通过 8 个行业组织平台开展学术交流；承办《中国妇幼卫生杂志》，促进妇幼保健行业科研交流。

（3）国际交流平台。通过国际视频交流会议，分享在疫情期间保障母婴安全的中国故事。与乔治全球健康研究院联合举办学术交流活动。开展“一带一路”中国妇女儿童健康发展经验研究，形成对外传播最佳实践模式。

6. 完善内部管理，加强文化建设

（1）加强制度建设。2020 年，修订完善 20 项管理制度，组织职工培训 6 次。

（2）创新学习方式，发起“每日 / 每周一学”活动，组织抗“疫”一线人员经验交流分享会、线下线上主题党日活动等学习教育活动。

（3）落实专项整改，加强内部控制工作。加强与规范政府采购管理三年专项行动工作，按要求开展经济活动自查、科研管理自查工作。

（4）圆满完成 9 名研究生招生和 7 名研究生毕业答辩工作。

（5）助力脱贫攻坚，倡导消费扶贫。采购国家卫生健康委定点扶贫县的农产品 12 余万元，动员号召职工自愿购买贫困地区和湖北省武汉市的农产品共计 9 500 元。

【人员情况】2020 年，各类人员共计 107 人，其中在编人员为 60 人，退休人员为 6 人，派遣人员为 24 人，其他（进修人员和学生）为 17 人。在编人员中，具有高级职称的人员为 40 人（其中正高 16 人、副高 24 人），具有中级职称的人员为 19 人，具有初级职称的人员为 1 人；博士研究生为 18 人，硕士研究生为 32 人，本科生为 10 人。

【机构设置】内设机构 16 个。2020 年 4 月 16 日，内设机构调整和更名如下。

（1）8 个内设机构更名：原规划财务处更名为财务处；原人力资源处更名为人事处；原党群工作办公室更名为党群办公室；原科教与发展部更名为科教处；原儿童卫生保健部更名为儿童保健部；原妇女卫生保健部更名为妇女保健部；原人类辅助生殖技术管理部更名为辅助生殖技术管理部；原妇幼卫生政策研究室更名为政策研究室。

（2）4 个内设机构名称不变：综合办公室、纪检监察审计办公室、孕产保健部、信息管理部。

（3）4 个内设机构名称暂时沿用：国际合作项目部、母婴保健法律证件事务管理办公室、妇幼健康监测室、健康教育室。在过渡期内，上述 4 个内设机构的工作职责和人员暂时不做调整。

部分内设机构更名后，其公文编号、简称、公章等也做相应调整。

【基于联合国儿童基金会青少年健康与发展项目服务包开发和开展青少年线上健康营地】2016—2019 年，青少年健康与发展项目开发了综合保健服务包，并探索和开展了 10 余期“关爱青少年健康营地”。2020 年 2—3 月，基于服务包和营地活动，开发了“关爱青少年健康营地”在线版本，并在中国疾控中心妇幼保健中心微信公众号上发布，内容包含积极心理学、减压注意力练习和运动功能训练，形式包括视频、音频等，在线营地覆盖千余名青少年，取得了较好的反响。

【完成青少年综合保健系列丛书出版工作】2016—2019 年，组织国家级专家完成了“青少年综合保健服务包”框架，并完成了“青少年心理与行为发育服务包”和“青少年运动与功能训练”模块的初步开发工作。2020 年，对项目成果进行了整理和专家审核，完成了青少年综合保健系列丛书中 4 本的编写和出版工作。

【完成青少年综合保健系列视频的设计和启动开发工作】2020 年，为提高青少年健康与发展项目综合保健服务包内容对青少年的可及性和适用性，以备在更大范围内推广，组建专家团队，在服务包的基础上，起草、润色和审核了青少年性与生殖健康和心理等方面的视频文字稿，并与专业团队合作开展视频的开发制作工作。截至2020年年底，已经完成10余篇视频文字稿的撰写，并已经完成3个短视频的制作和审核工作。

【完成联合国儿童基金会青少年健康与发展项目5期线上师资培训】2020年，青少年健康与发展项目共计开展了5期线上师资培训，其中包括“青少年健康与发展项目危机干预和减压心理课程”“青少年健康与发展项目生殖健康服务包培训”和3期“青少年团体心理辅导线上培训”，有针对性地培训项目地区的师资，协助解决各地青少年的身心健康问题。在“青少年团体心理辅导线上培训”后，还组织各地开展了10余场针对疫情后返校青少年的心理团体辅导活动，促进了当地妇幼保健机构与学校合作机制的建立，也有助于青少年更好、更快地适应返校后的生活。

【开展联合国儿童基金会青少年健康与发展项目省级月度线上督导】2020年，青少年健康与发展项目创新开展了线上监督指导工作，在项目内形成了有特色的线上督导月会模式，每月召开省级项目管理人员例会，安排本月项目工作核心内容，听取各省项目工作汇报，有针对性地对各地的项目活动进行指导，并提炼核心工作，制作项目画报。全年合计召开8次在线省级督导月会，制作5期项目画报并下发到11个省。该模式有效地加强了国家级和地区之间的联系，增进了地区之间的相互了解，也为地区之间相互学习搭建了平台，促进了工作的开展。

【青少年健康与发展项目开展国家级项目总结自评并辅导各地项目总结报告和典型案例收集工作】国家级项目办公室在收集项目相关数据并起草项目总结报告的同时，积极征集项目地区的总结报告和典型案例，并有针对性地开展了1期“项目总结报告和典型案例撰写”培训班，辅导项目地区更好地完成项目经验、成果的总结工作，为后续推广奠定基础。

【配合联合国儿童基金会开展青少年健康与发展项目终末评估】2020年是联合国儿童基金会青少年健康与发展项目本周期的终末年，从2020年年初开始，配合联合国儿童基金会对终末评估计划书进行修改和审阅，并共同选择、确定评估团队，起草评估方案，制定评估工具，选择4个省作为现场评估地区。积极召开评估方案多方协调会，并协调项目地区配合终末评估工作。

【与联合国人口基金合作完成“新冠肺炎疫情期间，生殖健康专家来答疑”系列长图和视频制作发布】与联合国人口基金合作，组织专家团队选择新冠肺炎疫情期间生殖健康关注热点内容，有针对性地起草答疑文字稿，最终制作了“新冠肺炎疫情期间，生殖健康专家来答疑”7个系列健康宣教长图和4个宣传视频，主题涵盖月经期保健、更年期保健、产后保健、男性生殖健康等，以明快的画风和专业性强、表述简洁的形式，针对社会大众进行了宣传教育，取得了较好的社会反响。宣传视频被投放于微博、新华网等公众平台，播放量超过300万人次。

【组织开展国家妇幼保健特色专科建设工作】为推动各级各类医疗机构丰富服务内涵、改进服务流程、创新服务模式、提高服务质量，2020年，在国家卫生健康委妇幼健康司的领导下，在全国范围内组织开展了第二批国家更年期保健、第三批国家孕产期保健特色专科建设工作。主要工作内容包括组织申报、形式审查、书面资料评审、集中答辩等，最终评审出国家更年期保健特色专科单位24家、国家孕产期保健特色专科单位28家。国家妇幼保健特色专科建设工作将进一步带动各地妇幼保健工作的发展，发挥以评促建和典型引路的作用。

【组织制定“中国孕产妇不同时点心理健康量表常模”】2015—2017年，在全国5个城市开展了“孕产妇心理状况前瞻性随访研究”项目，综合了解孕产妇在孕产期不同时点的抑郁、焦虑、妊娠压力等心理健康状况。在此基础上，2020年，对各时点相关量表（爱丁堡产后抑郁量表、生活满意度量表、气质性乐观量表、妊娠压力量表和焦虑自评量表）进行了项目分析和信效度检验，制定了中国孕产妇常模转换表和常模标准参照表，并开发了量表分数解释体系。“中国孕产妇不同时点心理健康量表常模”的制定，将有助于各地在对孕产妇开展心理健康状况评估的过程中更好地理解和分析量表测评结果，对于更加准确地评估孕产妇的心理健康状况具有重要意义。

【翻译并完成《孕产期抑郁管理手册》培训预实验】2020年，组织专家翻译了《孕产期抑郁管理手册》。该手册是世界卫生组织落实“精神卫生差距行动规划”所开发的首份培训手册，旨在通过“低强度”社会心理干预来帮助有抑郁情绪问题的孕产期女性。2020年11月，邀请具有妇女保健、精神卫生、社区卫生工作背景的专家，通过授课示教、案例演练、小组讨论等形式，开展了该手册的培训与实验，内容包括认知行为疗法（cognitive behavioral therapy，CBT）的介绍、受孕各期及婴儿各期CBT管理等。各领域专家也结合实际工作情况，对进一步完善手册内容、规范培训流程提出了意见和建议。此次培训预实验为后续在我国推广使用《孕产期抑郁管理手册》奠定了基础。

【完善农村妇女“两癌”检查工作规范及配套文件】2019年，农村妇女“两癌”（宫颈癌和乳腺癌）检查项目被划入基本公共卫生服务。为适应新变化，在国家卫生健康委妇幼健康司的领导下，组织专家着手完善2021年工作规范及配套文件（信息管理要求、信息报表、质量评估方案、经费测算标准等），开展了8个省的现场调研，进一步规范了农村妇女“两癌”检查工作。

【探索新周期“两癌”监测项目的开展方法】2019年，农村地区“两癌”监测项目完成阶段性总结。2020年，在总结前期经验的基础上，从多途径积极探索和筹备新一轮监测工作开展方法和下一步实施方案。新冠肺炎疫情期间，组织召开了线上乳腺彩超培训，全国彩超医师8 000余人次参加了此次培训，并取得了良好的效果。

【开展国家卫生健康委－联合国儿童基金会消除艾滋病、梅毒和乙肝母婴传播试点项目】受国家卫生健康委妇幼健康司委托，与3个试点省完成了消除艾滋病、梅毒和乙肝母婴传播项目的系列内容，并于2020年12月，在广东省、浙江省和云南省开展了该项目的终末评估现场调研工作。来自国家卫生健康委妇幼司、联合国儿童基金会驻华办事处、世界卫生组织驻中国代表处、联合国艾滋病规划署中国办公室以及国家级专家组的相关专家听取了省、市州和县区项目进展汇报，现场调研医疗机构，与社区组织代表和感染孕产妇访谈，从项目服务、数据质量与管理、实验室质量与管理和社区参与等方面全面评价项目进展和成效。

【国家“十二五”计划科技重大专项课题通过综合绩效评价】作为牵头单位承担的“母婴阻断失败后新生儿艾滋病毒清除治疗方案研究”课题（课题编号：2015ZX10001001），隶属国家“十二五”计划“艾滋病和病毒性肝炎等重大传染病防治”科技重大专项。该课题自2015年启动，在云南省、广西壮族自治区、四川省、新疆维吾尔自治区和广东省招募艾滋病母婴阻断失败的孕产妇，至2019年，完成病例招募工作。该课题旨在建立母婴阻断失败后新生儿队列，探究不同用药方案对母婴阻断失败后新生儿感染状况是否有影响、是否可以实现艾滋病功能性治愈，探究艾滋病暴露新生儿及早期诊断方案，以及艾滋病毒清除治疗方案。该课题于2020年3月正式启动课题综合绩效评价工作，课题部分结果已应用到国家《预防艾滋病、梅毒和乙肝母婴传播工作规范（2020年版）》中，并申请专利2项。期间，通过财务验收、技术验收和档案验收，最终于2020年9月顺利通过课题综合绩效评价。

【获批“中国孕产妇营养与健康科学调查”子课题】华中科技大学牵头7家单位共同申请的科技基础资源调查专项“中国孕产妇营养与健康科学调查”（2019FY101000）在2020年5月收到科技部批复资助。根据项目申报书约定，负责牵头完成子课题“孕产妇营养健康素养与养育行为科学调查”（2019FY101006），研究内容是对我国孕产妇营养健康素养与养育行为进行调查，提交孕产妇营养健康素养与养育行为数据库和制作可视化图集。2020 年 10 月，提交孕产妇营养健康素养与养育行为标准化调查问卷及质量控制体系，并于 2020 年 11 月 5 日在江苏省南京市启动项目。

【开展危重孕产妇救治网络建设评估工具在项目地区测评】国家卫生健康委与联合国儿童基金会于 2017 年合作开展危重孕产妇救治体系建设评估项目，妇幼保健中心为项目执行单位。2020 年 7 月，完成危重孕产妇救治网络建设评估工具，该评估工具包括危重孕产妇救治网络组织管理、危重孕产妇救治中心建设、危重孕产妇救治中心运行管理和危重孕产妇救治网络救治能力 4 类 A 级指标，按照数据可得、抓住重点、揭示薄弱、有助改进的原则，进一步分类细化。聚焦辖区危重孕产妇救治体系建设进程，由卫生行政部门组织专家对危重孕产妇救治网络建设情况进行评估，引导各地区加快推进辖区危重孕产妇救治网络建设。2020 年 12 月，该项目在四川省进行预实验，评估当地孕产妇救治网络建设水平。

【启动实施“基层产科医师培训”项目】按照国家卫生健康委妇幼司部署，实施“基层产科医师培训”项目。该项目对我国中西部地区 22 个省（自治区、直辖市）和新疆生产建设兵团 3 000 名基层产科医师进行培训。2020 年 6 月，完成国家级培训专家团队组建，妇幼保健中心妇幼保健首席专家金曦研究员担任专家组组长。2020 年 10 月，编订下发基层产科医师培训大纲和考核方案。2020 年 11 月 4 日，完成省级师资在线培训。

【开展孕期过敏状况及影响因素分析研究和 4 600 例孕妇追访】为了解我国部分城市孕妇过敏的发生现状，获得不同妊娠时期孕妇主要过敏性疾病的发生率，了解孕妇过敏性疾病发生的影响因素，2019 年 9 月，开展孕期过敏状况及影响因素分析研究。通过问卷调查孕早期和孕晚期孕妇及家庭基本情况，不同妊娠时期并发症、合并症、生活环境、饮食、过敏物品、烟酒接触、用药、心理情况，孕前过敏性疾病发生情况，孕期过敏性疾病发生及治疗情况等。2020 年，开展不同孕期孕妇追访工作，完成 4 600 例孕早期和孕晚期孕妇问卷调查、数据收集及统计数据在线质控。

【持续开展产前筛查与产前诊断信息管理项目】2019 年 11 月，承担国家卫生健康委委托的“全国产前筛查与产前诊断信息管理”项目。该项目是依托“全民健康保障信息化工程”完成全国产前筛查与产前诊断机构信息管理工作的相关数据收集与评价体系。2020 年，多次组织专家修订完成产前诊断机构工作年度报表和省（自治区、直辖市）级产前筛查与诊断管理情况年度报表终稿，作为建立全国产前诊断信息系统的主要参考依据。依托“全民健康保障信息化工程”，建立全国产前诊断信息系统，完成信息系统设计说明、信息系统填报流程及填报说明撰写，完善全国产前诊断信息系统功能。

【开展母婴安全五项制度典型案例征集活动】2020 年，受国家卫生健康委委托，开展母婴安全五项制度典型案例征集活动。该活动面向全国 31 个省（自治区、直辖市）和新疆生产建设兵团开展函调活动，征集反映各地母婴安全五项制度实施成效的典型案例，总结各地经验做法和创新实践共计 140 个案例，撰写全国母婴安全五项制度落实情况报告。

【《孕产妇新型冠状病毒肺炎防控问答（汉英双语）》出炉】2020 年新冠肺炎疫情防控期间，受国家卫生健康委委托，撰写出版了《孕产妇新型冠状病毒肺炎防控问答（汉英双语）》纸质版及电子版。本书分为管理篇、服务篇和科普篇三部分，管理篇主要汇集了疫情期间中国政府出台的针对孕产妇安全管理与救治、院感防控、信息管理等相关政策措施；服务篇主要梳理了特殊情况下中国在孕产期保健、接诊、入院、分娩、产后及心理指导等孕产期保健各方面服务提供的具体内容及形式；科普篇主要针对孕产妇及家属需要了解的日常防护、孕期保健知识和自我监护等内容。其中，纸质版图书通过各省卫生健康委发往全国各县级以上妇幼保健机构共 4 000 册；电子版图书在人民卫生出版社 App 可免费下载阅读，并已提交国家卫生健康委与国际社会共享。

【开展“盖茨儿童营养与健康项目”终末调查工作】2020 年 6 月 13—30 日，在四川省凉山州昭觉县顺利开展“盖茨儿童营养与健康项目”终末调查工作。本次调查覆盖凉山州 4 个项目县的 10 个乡镇，采取线上和线下相结合的方式，为县、乡、村三级人员开展为期半天的调查方法培训，强调调查对于项目评估的重要意义，梳理调查流程，详细说明问卷调查表的填写要点以及儿童体格和血红蛋白的规范测量方法。2020 年是脱贫攻坚决战决胜之年，凉山州“盖茨儿童营养与健康项目”通过开展针对县、乡、村三级的活动，完善村级网底，加强各级儿童保健人员的能力建设，提高看护人的儿童保健意识，从多维度推动了当地儿童营养与健康水平的发展，助力凉山州脱贫攻坚。

【举办线上“秋冬季疫情防控阶段托幼机构卫生保健培训班”】为统筹做好秋季学期新冠肺炎疫情防控工作，促进各地开展规范、具有前瞻性的儿童保健促进和疫情防控工作，2020 年 8 月 31 日—9 月 1 日，成功举办线上“秋冬季疫情防控阶段托幼机构卫生保健培训班”。本次培训班采用线上直播及回放播放的方式，来自全国 31 个省（自治区、直辖市）和新疆生产建设兵团的各级妇幼保健机构、托幼机构卫生保健相关工作人员累计 25 万余人次参加了本次培训班。本次培训班强调了在疫情影响下全面关注学龄前儿童健康工作的重要意义，并邀请专家就托幼机构疫情防控方案、卫生消毒以及儿童口腔保健、眼保健、体格锻炼、心理保健等方面进行了讲解，内容适用、充实、新颖，受到了学员的广泛好评。此次培训班的成功举办，强化了秋冬季疫情防控阶段托幼机构卫生保健工作管理与指导，是贯彻和落实《健康儿童行动计划（2018—2020 年）》和《高等学校、中小学校和托幼机构秋冬季新冠肺炎疫情防控技术方案》的重要举措。

【召开 2020 年全国儿童保健主任工作会暨培训班】为推动全国儿童保健工作规范开展，交流儿童保健工作与科研经验，提升儿童保健服务能力，2020 年 9 月 4 日，在北京市举办了 2020 年全国儿童保健主任工作会暨培训班。本次会议以线上线下相结合的方式进行，国家卫生健康委妇幼健康司儿童处处长王克让、中国疾控中心妇幼保健中心副主任李志新和儿童保健部在北京线下会场参会，来自全国省级和地市级妇幼保健机构的儿童保健人员在线上进行观看，线上观看人数达 7 000 余人次。本次会议从国家儿童保健工作的政策部署、规范指南指定、技术指导及业务培训等方面进行工作总结和规划。本次会议还邀请专家针对当前妇幼保健机构在儿童保健工作中面临的困难和挑战进行了专题讲座。本次会议明确了 2020 年儿童保健工作重点，搭建了各省（自治区、直辖市）交流平台，为新冠肺炎疫情下儿童保健工作的开展指出了方向，将有效地促进各地儿童保健工作的顺利开展。

【举办高危儿管理工作规范和技术指南试点地区国际儿童发育监测指南培训班】为推动高危儿管理工作规范和技术指南试点工作的开展，2020 年 9 月 10—11 日，在河南省郑州市为项目地区举办国际儿童发育监测指南（the International Guide for Monitoring Child Development，GMCD）培训班，来自高危儿管理工作规范和技术指南试点地区项目单位以及河南省部分区县妇幼保健机构的 60 余名儿童保健业务人员参加了培训，并在郑州市妇幼保健院进行了现场实习。培训课程采用国际标准化的流程、内容和方法进行小班教学，将理论与技能通过讲解、讨论、实践相结合的方式呈现。本次培训获得了参加培训人员的一致好评，为促进项目地区高危儿随访工作开展奠定了坚实的基础，对积极推动高危儿项目管理工作具有重要的意义。

【开展“盖茨基金会艾滋病防治与健康扶贫项目”调研工作】2020 年 9 月 15—17 日，在四川省凉山州开展盖茨基金会凉山州艾滋病防治与健康扶贫项目终末评估调研。与艾防中心有关专家，省、州、县卫生健康委（局）、妇幼保健院和疾控中心项目管理人员组成调研组，深入了解凉山州艾滋病防治与健康扶贫项目在县、乡、村三级的实施进展，切身感受到项目开展以来各级医疗卫生机构硬件建设和技术能力的提升。2020 年是该项目的收官之年，也是脱贫攻坚决战决胜之年，在相关部门通力合作、各级机构分工协作的模式下，扭成一股绳，串成一条线，逐步提高项目地区孕产妇和儿童的健康水平，助力脱贫攻坚行动。

【召开 2020 年新生儿安全项目推进会】2020 年 10 月 29 日，由国家卫生健康委主办、中国疾控中心妇幼保健中心协办的国家卫生健康委 – 联合国儿童基金会新生儿安全项目推进会暨培训班在四川省成都市顺利召开，有关领导及来自项目地区省、市、县的代表共计 156 人参加了本次会议。本次会议介绍了新生儿安全项目试点推广的工作进展和成效，四川省妇幼保健院和贵州省黔东南苗族侗族自治州黎平县妇幼保健院交流了经验。本次会议强调，要大力开展健康教育，强化人员培训和设施配备，提高干预措施落实率；要加强院感防控，保障母婴安全；项目地区各级卫生健康部门要切实加强组织领导，推进项目实施。本次会议为进一步探索改善我国新生儿生存发展的适宜技术和服务模式提供了交流学习的平台，为下一步的发展指明了方向。

【完成 2020 年新生儿复苏技术县级骨干培训工作】为进一步降低新生儿出生窒息的发生率和死亡率，提升县级医疗卫生机构的新生儿危重症救治能力，受国家卫生健康委妇幼健康司委托，2020 年 10—11 月，在兰州市、长春市和南宁市共举办了 3 期新生儿复苏技术县级骨干培训班，来自全国 11 个省（自治区）的贫困地区和新生儿死亡率较高地区的 126 家县级医疗机构共 181 名产科医生、新生儿科医生和助产士参加了培训。通过 3 期培训，参训学员不仅实现了知识更新、技能提升的目标，而且锻炼了团队合作技能，掌握了培训和带教方法，更为重要的是，提高了贫困地区和新生儿死亡率较高县级地区的新生儿复苏技术水平和师资力量，有助于降低其新生儿死亡率，提高儿童健康水平。

【完成 2020 年国家级新生儿保健特色专科评审工作】为进一步引导各地重视新生儿保健特色专科建设，发挥典型示范带头作用，受国家卫生健康委妇幼健康司委托，2020 年 11—12 月，在北京市开展了 2020 年国家级新生儿保健特色专科评审工作。经由各省级卫生健康行政部门推荐，来自全国 30 个省（自治区、直辖市）的共 30 家相关机构参加了评审。依据《国家新生儿保健特色专科单位评估标准》，组织相关专家对参评机构的新生儿保健服务能力和质量进行了全面评估。经过形式审查、书面评审和集中答辩三个阶段的评审工作，国家卫生健康委妇幼健康司根据评估结果，最终确定了一批国家新生儿保健特色专科单位并向全国通报。

【继续实施全民健康保障信息化工程一期项目妇幼健康子系统建设】2020 年，完成妇幼健康子系统开发、试点应用部署及项目验收，重点开展信息资源整合、数据分析利用和指标面板展示，与广东省、湖北省两个试点省联通测试，并配合开展信息系统网络安全等级保护测评工作。

【继续开展妇幼健康信息化建设项目】2020 年，继续完善国家级妇幼健康信息平台建设，丰富业务指标的统计分析，完善统计维度与展示；完成出生人口编码在国家级与省级信息平台的应用与协同，实现以“出生人口编码”为标志管理儿童及孕产妇保健信息数据；打通与全民健康保障信息化工程一期项目妇幼健康子系统的数据互联。继续完成与试点省级平台联通，已实现与北京市、天津市、江苏省、河南省、广东省、贵州省和新疆维吾尔自治区平台联通。继续完善“母子健康”App功能开发，重点加强健康教育功能优化和完善，2020年，在河南省、江苏省、新疆维吾尔自治区、广东省、宁夏回族自治区、湖南省等试点地区全面推广应用。

【开展出生医学证明管理信息系统优化建设项目】2020年，正式对出生医学证明管理信息系统实施优化建设，完成项目技术规格说明书、招标文件编制、项目招投标、合同签署、信息系统优化升级和信息系统安全等级定级备案及测评工作。

【参与制定全国基层医疗卫生机构和全国公共卫生信息化建设标准与规范】2020年，配合国家卫生健康委规划发展与信息化司，修订完善了全国基层医疗卫生机构的数据上报管理方案中妇幼健康服务部分，完成妇幼健康服务数据表单、数据项及数据字典的最终确认，以及妇幼健康管理的2项管理内容、10项管理指标的编制工作；开展《全国公共卫生信息化建设标准与规范（试行）》中“妇幼健康服务管理”部分的编制工作，该文件于2020年12月发布试行。

【修订完善《妇幼保健机构信息化建设指南》】2020年，围绕妇幼保健机构信息化建设业务需求、功能需求、技术架构、标准与安全等问题，召开专家讨论会进行深入讨论，修订完善并形成《妇幼保健机构信息化建设指南》初稿。

【推选全国妇幼健康信息化建设典型案例】经过2次专家函审和1次专家现场审阅，2020年10月，共筛选出28个全国妇幼健康信息化建设典型案例，提交国家卫生健康委妇幼健康司确认，并印刷成册，发行共计225册，同时，在全国妇幼健康信息工作会上进行通报。

【继续开展妊娠危险因素及其结局的追踪随访】2020年，继续在浙江省嘉兴市海盐县开展妊娠危险因素及其结局的队列研究，对全县所有妊娠结局进行追踪随访，共收集妊娠结局4 000多例，并于2020年11月开展国家级督导。

【开展产前筛查和产前诊断管理信息系统建设】2020年，编制完善产前筛查和产前诊断管理信息系统升级改造项目技术规格说明书，完成项目招标请示流程和合同签署，升级改造全国出生缺陷防治管理信息系统。

【继续开展信息安全等建设工作】2020 年，完成电子政务外网专线在妇幼保健中心机房开通及终端部署工作；按照网络安全应急预案，完成网络安全应急演练与报告；聘请第三方安全公司对三级信息系统和网站系统进行 2 次安全漏洞排查和整改；配合公安部、驻委审计局、国家卫生健康委妇幼健康司和中国疾控中心进行网络安全自查，开展全面梳理和安全检查工作。

【完成亦庄联通 IDC 机房托管设备的搬迁工作】为顺应新技术的发展，优化资源、节约经费，经过 2020 年近一年各项工作的精心准备，与北京金山云网络技术有限公司、中科软科技股份有限公司、吉林省安信电子认证服务有限公司、中国联合网络通信有限公司等多方沟通协调，2020 年 12 月 25 日，顺利完成了服务器、交换机等设备搬迁和信息系统向金山云上的迁移工作，结束了妇幼保健中心自成立以来连续 17 年在亦庄联通 IDC（internet data center，互联网数据中心）机房租用托管的历史。

【实现孕产妇及新生儿健康监测继续开展并扩点】2020 年，孕产妇及新生儿健康监测地区进一步扩大到 10 个省市 18 个区县。完成了《2019 年度孕产妇及新生儿健康监测项目数据报告》，并组织召开了监测项目总结交流会，共收集到 2020 年项目地区的 74 538 条孕产妇和 75 369 条新生儿健康信息数据。

【开展实施联合国儿童基金会孕产妇贫血防治研究项目】在孕产妇及新生儿健康监测项目工作的基础上，自 2020 年起，在其中 5 个省 8 个县开展联合国儿童基金会孕产妇贫血防治研究项目，组织完成了 32 家医疗保健机构、153 名医务人员、1 310 名孕产妇的问卷调查和分析，并撰写中英文报告，探索适宜的、降低孕产妇贫血患病率的策略。

【开展孕新监测地区产后出血现状及风险预警研究】自 2020 年起，在孕产妇及新生儿健康监测项目工作的基础上，选择 6 个省 10 个县开展产后出血现状及风险预警研究和相关技术培训，并完成 40 家助产机构的问卷调查和研究报告，为制定减少产后出血的相关策略和措施提供科学依据。

【参与“新冠肺炎流行对孕妇不良妊娠结局的影响”课题】“新冠肺炎流行对孕妇不良妊娠结局的影响”课题是科技部国家重点研发计划“公共安全风险防控与应急技术装备”重点专项“新型冠状病毒传播的流行病学及防控策略评价研究”项目中的分课题。作为课题参加单位，主要负责完成中国妇幼健康监测信息系统中疫情流行前及流行开始后产妇的妊娠结局资料的采集。期间，共完成收集分娩时间在 2019 年 1 月—2020 年 5 月的产妇产检及妊娠结局数据 25 216 条，完成并发表英文论文 1 篇。

【配合国家卫生健康委开展妇幼保健机构绩效考核工作】2020 年，为配合国家卫生健康委在全国全面启动妇幼保健机构绩效考核工作的相关要求，组织专家编制《妇幼保健机构绩效考核操作手册》，并依托全国妇幼保健机构监测管理信息系统，开发建立绩效考核子系统。通过在全国范围内征求意见并在 3 个省进行预试验，在国家卫生健康委各司局内部征求意见，该操作手册编制工作圆满完成。2020 年 12 月 14 日，《妇幼保健机构绩效考核操作手册（2020 年版）》由国家卫生健康委办公厅印发［《国家卫生健康委办公厅关于印发妇幼保健机构绩效考核操作手册（2020 年版）的通知》（国卫办妇幼函〔2020〕1000 号）］。绩效考核子系统也于 2020 年 12 月正式投入使用。该操作手册的编制印发以及绩效考核子系统的开发使用为各级卫生健康行政部门和妇幼保健机构开展妇幼保健机构绩效考核工作提供了操作工具，促进了绩效考核工作在全国的科学、规范开展。

【建立国家辅助生殖技术管理信息系统年报制度，实现精子库互联】受国家卫生健康委妇幼健康司委托，2020 年 1 月，负责开发的国家辅助生殖技术管理信息系统正式上线辅助生殖技术服务统计数据年报模块和精子库捐精者个案信息管理模块，实现了对全国辅助生殖机构服务信息的收集、分析和管理及重复捐精的排查功能，为加强辅助生殖技术监管提供了有效手段，也为制定相关政策提供了科学的参考依据。

【召开中国妇幼保健协会辅助生殖技术监测与评估专业委员会第二届学术大会】2020 年 10 月 23—25 日，由中国妇幼保健协会辅助生殖技术监测与评估专业委员会主办的中国妇幼保健协会辅助生殖技术监测与评估专业委员会第二届学术大会在四川省成都市召开。来自全国 31 个省（自治区、直辖市）医疗保健机构的 500 余名生殖医学相关人员到场或在线上参加了会议。在此次会议中，与会代表共同学习了辅助生殖技术最新政策文件，明确了我国辅助生殖技术今后的发展方向以及需要重点关注的问题。与会专家就各自研究领域的前沿研究进展进行了主题讲座，在疫情期间，为全国广大的辅助生殖从业人员带来最新的专业指导，内容充实且实用性强，为提升我国辅助生殖技术的整体水平做出了贡献。辅助生殖技术质量管理和标准化建设的优秀经验分享，为加强此项技术的监管提供了可复制的经验，保证技术与管理同时进步，促进学科的良性健康发展。

【继续实施国家卫生健康委－联合国儿童基金会母子健康发展综合项目】国家卫生健康委与联合国儿童基金会母子健康发展综合项目于 2016—2020 年在我国中西部地区 8 个省（自治区）的 25 个项目县（区）开展。在 2019 年项目推广应用的基础上，2020 年，继续指导非项目地区的 6 个省 12 个县实施儿童早期发展模式。2020 年是项目周期总结的重要年度，该项目通过开展终末评估、项目典型案例总结和项目周期总结等工作，对项目效果进行了评估，同时，对项目模式进行了系统综合，探索形成了孕产期贫血防治干预模式、早产儿管理模式和农村儿童早期发展模式，提出了有效的、可行的母子健康综合服务模式和管理流程，为项目地区妇幼卫生可持续发展提供了良好实践和可行建议，为新周期项目模式的推广和应用奠定了基础。

【继续实施国家卫生健康委 – 香港嘉道理慈善基金会“社区参与 促进农村老年健康Ⅱ”项目】国家卫生健康委与香港嘉道理慈善基金会“社区参与 促进农村老年健康Ⅱ”项目计划（2018—2021 年）在我国中西部地区 7 个省（自治区、直辖市）的 22 个项目县（区）开展。2020 年度项目按照年度计划下拨经费，落实项目县开展老年人健康管理服务活动，组织省级专家进行现场或线上指导与培训。特别是在新冠肺炎疫情下为老年人提供个性化健康管理服务及安全防护，确保老年人健康。

【与香港复康会联合申请实施国家卫生健康委 – 香港嘉道理慈善基金会“加强青海玉树藏族自治州康复服务能力”项目】国家卫生健康委 – 香港嘉道理慈善基金会“加强青海玉树藏族自治州康复服务能力”项目计划（2020—2023 年）在青海省玉树州称多县、杂多县实施，旨在通过 3 年系统的人员培训、基础康复设备配备及康复科室建设，促进青海省玉树州康复服务能力的提升，让有需求的对象能获得及时、全面和优质的康复服务。2020 年 8 月，通过项目摸底、基线调查，制定了完善的培训实施方案。2020 年 11 月，下拨经费 200 万元，为当地实施活动提供资金支持，后续将进一步细化督导内容和培训工作。

【开展世界银行贷款项目“‘一带一路’框架下中国妇幼健康经验传播策略研究”子课题“中国妇女儿童健康发展经验研究”】2020 年，通过文献研究和专家研讨，先后完成了研究方案、报告提纲、各业务领域的策略措施和最佳实践，旨在结合“一带一路”卫生合作的总体要求和战略布局，系统梳理中国妇女儿童健康发展经验和有效策略，形成适宜对外传播的最佳实践。

【开展妇幼保健机构质量安全抽查方案研究】2020 年，完成妇幼保健机构质量安全抽查方案和抽查工具终稿。该项研究产出将由国家卫生健康委下发，是对妇幼保健机构质量安全不定期抽查的依据和工具。

【开展卫生技术评估研究】2020 年，围绕妇幼保健机构规范化建设开展相关研究，利用卫生技术评估方法和思路，通过对国际国内大量文献的系统分析和国内 3 所三甲妇幼保健院数千例筛查个案的数据分析，对早产儿视网膜病变筛查技术的安全性、有效性和经济学进行评估。

【组织编写“中国疾病预防控制中心妇幼保健中心‘十四五’发展规划”】2020年，结合妇幼保健中心的职能定位，组织编写了“中国疾病预防控制中心妇幼保健中心‘十四五’发展规划”，并提交中国疾控中心。

【“新型冠状病毒肺炎妇幼防控培训课程”在线播出】2020年年初，新冠肺炎疫情暴发，在联合国儿童基金会的支持下，组织有关专家开发了“新型冠状病毒肺炎妇幼防控培训课程”。2020年3月18日—6月18日，该课程发布于人卫慕课网络授课平台，来自全国25个省（自治区、直辖市）的妇幼保健机构和医疗卫生机构的医务人员共计1 829人次参加了学习并完成了课程考核。

【制定并发布《〈中国疾病预防控制中心周报（英文）〉组投稿工作方案》】2020年5月，完成并发布《〈中国疾病预防控制中心周报（英文）〉组投稿工作方案》，明确了妇幼保健中心编辑组成员和职责，规范了组稿、撰稿、审稿和投稿等工作流程。

【实施研究生线上招生工作】2020年5—6月，为遵守北京市教育委员会新冠肺炎防疫要求，在中国疾控中心教育培训处（研究生院）的统一部署下，首次通过线上方式组织研究生复试，完成1名博士研究生、9名硕士研究生的招生工作。

【7名研究生毕业】2020年6月，1名博士研究生、6名硕士研究生通过毕业论文答辩，顺利毕业。

【与乔治全球健康研究院联合举办学术交流活动】2020年8月27日，与乔治全球健康研究院以线上线下相结合的方式联合举办了学术交流活动，双方机构代表分享了中国妇幼健康服务体系概况、母婴安全五项制度、即时宫颈癌筛查和治疗研究等中国及澳大利亚妇幼保健领域的研究现状及进展，并进行沟通和交流。本次活动增进了双方研究人员的相互了解，为未来的交流与合作奠定了良好的基础。

【母婴营养与健康研究项目首度开展线上开题活动】2020年度，母婴营养与健康研究项目立项35项，涵盖19个省（自治区、直辖市）的31家单位。为落实新冠肺炎疫情常态化防控的要求，2020年9月7—15日，组织了线上线下相结合的开题报告会议，所有课题负责人/代表采用线上报告，与会专家线下集中从研究设计、专业内容、技术路线、统计分析方法、研究产出等方面给予建议和指导，帮助课题科研设计更加科学、严谨，更具有可行性和现实指导意义。课题负责人、科研管理人员、各领域的专家等共计 70 余人参加了开题活动。

【举办 2020 年庆祝教师节暨迎新生活动】2020 年 9 月 10 日，“欢庆教师节迎新生”活动举办。妇幼保健中心副主任李志新、党委书记张学清、首席专家金曦、导师及副导师、研究生管理相关部室和研究生共计 40 余人参加了活动。

【完成 2020 年秋季学期专业课教学工作】2020 年 10—12 月，“高级妇幼保健学”“专业英语”“医学现场调查研究”3 门专业课程的教学工作有序开展，共 20 余名教师参与教学和组织工作。“高级妇幼保健学”课程首次集中组织 10 名研究生到海淀区妇幼保健院的 6 个科室开展了见习活动。

【召开 2020 年全国省级妇幼保健机构工作年会】2020 年 11 月 6 日，由妇幼保健中心主办的“全国省级妇幼保健机构工作年会”在海南省海口市召开，来自全国各省（自治区、直辖市）妇幼保健院的书记、院长、办公室负责人员及妇幼中心业务部室主任共计 100 余人参加了会议。本次会议从应对新冠肺炎疫情、助力卫生行政、发挥带头优势、聚焦核心业务、重视平台搭建等方面，总结了过去一年的工作，围绕实施妇幼健康促进项目、建设妇幼健康服务能力在线教育平台、实施中西部妇幼健康服务能力提升工程等设想及《中国妇幼卫生杂志》的发展思路展开了热烈讨论。

【金曦研究员荣获 2020 年世界卫生组织阿拉伯联合酋长国卫生基金奖】在第 73 届世界卫生大会上，妇幼保健首席专家金曦研究员荣获 2020 年世界卫生组织阿拉伯联合酋长国卫生基金奖。2020 年 11 月 23 日，阿联酋驻华大使阿里·扎希里（Ali Al Dhaheri）先生在北京市为金曦研究员颁发奖杯。

【完成科研自查工作】2020 年 7 月 21 日，召开党委会和主任办公会，专题研究科研自查工作，确定《中国疾病预防控制中心妇幼保健中心科研自查摸底工作方案》和科研自查工作组织机构；召开中层干部会议，部署并启动妇幼保健中心科研自查工作。2020 年 12 月，历经 5 个月的科研自查工作完成。本次科研自查工作包括对涉及的 27 项科研项目和课题、12 位课题负责人和科研管理工作开展了全面的检查，组织开展科研档案整理培训和档案核查，梳理并完善科研管理制度，提交科研自查周报 18 期和自查总结报告 1 份，迎接中国疾控中心科研自查抽查小组检查，落实整改工作等。

【制定并发布《中国疾病预防控制中心妇幼保健中心国际合作项目管理办法》】2020年12月，制定并发布《中国疾病预防控制中心妇幼保健中心国际合作项目管理办法》，明确了妇幼保健中心国际合作项目的管理职责和立项、实施、经费管理、结题等工作流程，规范了利用国（境）外资金和技术项目的管理。

【制定并发布《中国疾病预防控制中心妇幼保健中心财政专项资金项目管理办法》】2020年12月，制定并发布《中国疾病预防控制中心妇幼保健中心财政专项资金项目管理办法》，对妇幼保健中心财政专项项目的管理、申报、执行和验收归档有了明确的规定，为项目的合规合章执行奠定了基础。

【修订并发布《中国疾病预防控制中心妇幼保健中心纵向课题管理办法》】2020年12月，修订并发布《中国疾病预防控制中心妇幼保健中心纵向课题管理办法》，明确了妇幼保健中心纵向课题的范畴，规范了课题申报、立项、管理程序，保障了课题顺利执行。

【编写出版《孕产妇和儿童新冠肺炎防控手册（漫画版）》】2020年2月，编写出版《孕产妇和儿童新冠肺炎防控手册（漫画版）》，其纸质版书籍10万册于2020年2月19日被运到武汉抗疫一线。

【开展妇幼健康教育主题宣传工作】2020年，联合人民网、人民健康网等推出了“宝宝重返幼儿园，宝爸宝妈早准备”六一主题活动和“支持母乳喂养，守护健康地球”2020年世界母乳喂养周宣传活动。

【线上举办“2020年全国省级妇幼保健机构健康教育工作会暨妇幼健康教育管理培训班”】2020年12月30日，在线上举办了“2020年全国省级妇幼保健机构健康教育工作会暨妇幼健康教育管理培训班”，约130家机构的240余位妇幼健康教育工作者参加了会议和培训。

【开展国家卫生健康委管报刊公益广告创作刊发及主题宣传工作】2020年7—11月，承办的《中国妇幼卫生杂志》分别制作刊发了“中国医师节”和“决战脱贫攻坚，全面建成小康社会”等主题宣传广告。

【开展《中国妇幼卫生杂志》第三届编委会换届工作】2020年11月25日，承办的《中国妇幼卫生杂志》第三届编委会第一次全体会议在北京市召开。中国疾控中心学术期刊管理处主任谭枫、妇幼保健中心副主任李志新、妇幼保健首席专家及《中国妇幼卫生杂志》主编金曦、《中国妇幼卫生杂志》编辑部主任杨琦和来自全国妇幼卫生及相关领域的近 60 位专家、学者参加了会议。

【开展法人证书变更工作】2020 年 1 月 16 日，妇幼保健中心法人代表变更为李志新同志，已在国家事业单位登记管理局完成法人变更，并换发新的法人证书。

【开展干部任免工作】2020 年 6 月 15 日，经 2020 年第 22 次中国疾控中心党委常委会研究，同意《中国疾病预防控制中心妇幼保健中心关于延长金曦退休年龄的请示》，决定免去金曦同志的中国疾控中心妇幼保健中心副主任职务。2020 年 12 月 16 日，王常合同志任中国疾控中心妇幼保健中心副主任兼纪委书记职务。

2020 年，中层干部选拔任用及调整岗位 3 人次。2020 年 7 月 15 日，汪金鹏同志任妇幼保健中心党群工作办公室主任，徐韬同志任妇幼保健中心儿童保健部主任。2020 年 9 月 9 日，汪金鹏同志任妇幼保健中心母婴保健法律证件事务管理办公室副主任，享受中层正职待遇，免去其党群办公室主任职务。

【开展养老保险工作】根据中国疾控中心统一要求，2020 年 1 月，启动中央国家机关事业单位养老保险参保登记工作。2020 年 7 月，正式完成中央国家机关事业单位养老保险参保登记工作。

【开展援疆工作】2020 年 9 月，杨琦同志结束第九批援疆干部人才援疆工作；选派宋波同志作为第十批援疆干部人才，援助新疆维吾尔自治区妇幼保健中心，任新疆维吾尔自治区妇幼保健中心保健部副主任，援助工作计划于 2021 年 9 月结束。

【狄江丽、韩晖、冯围围同志赴武汉、北京和新疆新冠肺炎疫情一线参与疫情防控工作】狄江丽同志于 2020 年 2 月、6 月和 7 月分别赴武汉市、北京市和新疆维吾尔自治区新冠肺炎疫情一线参与疫情防控工作，共在一线工作 5 个月，帮助地方开展现场流行病学调查、疫情分析，进行复工复产培训以及孕产妇疫情期间保健培训工作。韩晖、冯围围 2 位同志于 2020 年 6 月赴北京市大兴区新冠肺炎疫情一线参与疫情防控工作 2 周，帮助开展现场流行病学调查、疫情分析与研判工作。

（聂妍、马媛）

第三部分 挂靠单位工作概况

地方病控制中心

【工作概况】 2020 年 2 月 13 日，地病中心孙殿军主任被黑龙江省应对新型冠状病毒感染肺炎疫情指挥部任命为省流行病学调查工作专家组组长。他迅速动员和抽调了近 100 名流调专家（其中有地病中心高彦辉、刘辉、裴俊瑞、焦喆等近 20 名专家），组建了龙江大地上的疫情“侦察”队伍，从源头上切断新冠肺炎病毒的蔓延和传播。

遵照国家推进健康中国建设、全面建成小康社会的总体布局，按照“地方病防治专项三年攻坚行动方案”提出的六大行动，加强协调、密切合作，立足地病中心的工作职责，充分发挥国家级技术支撑单位的优势，编制配套的技术文件，开展相应的技术支持工作，为落实防治措施提供了技术保障。

组织全国 31 个省（自治区、直辖市）和新疆生产建设兵团，完成了 2019 年度地方病防治项目碘缺乏病监测、水源性高碘地区监测、地方性氟中毒监测、地方性砷中毒监测、大骨节病监测、克山病监测及各项干预措施的落实工作；组织全国有关单位，论证地方病防治项目绩效指标；撰写了 2019 年度地方病防治项目工作总结和各子项目技术报告；编印了 2019 年度项目子报告汇编和各省项目资料汇编。

协调中国疾控中心为各省级单位建立全民健康保障信息化工程地方病信息系统业务管理员账号，指导各省购买数字证书，建立 VPN（virtual private network，虚拟专用网络）账号，进行信息系统试运行，设立了全民健保信息系统角色和功能点，对存在的问题进行修正。

为进一步了解地方病防治措施落实情况，及时掌握地方病病情的消长趋势，积极推进因地制宜、分类指导和科学防治的策略，为完成“地方病防治专项三年攻坚行动”任务和《“十三五”全国地方病防治规划》目标提供科学依据，组织开展了全国地方病监测工作。

第八届国家卫生健康标准委员会地方病标准专业委员会组织完成了7项标准制修订项目，并以委托项目的方式，开展了“《地方性氟中毒病区划分》（GB/T 17018—2011）标准应用和追踪评价”和“《尿中砷的测定　氢化物发生原子荧光法》（WS/T 474—2015）标准修订的前期研究”工作。组织开展了碘缺乏病、地方性氟中毒和地方性砷中毒等现行有效的24项标准的翻译工作。

牵头制修订了6项标准，其中，《地方性氟骨症诊断》标准已送审；《砖茶含氟量标准》已通过食品安全国家标准审评委员会食品产品专业委员会的最终评审，待颁布执行；《克山病病区控制与消除》完成意见征集工作，召开了预审会；中标2项标准制修订项目，分别是《食品安全国家标准　食用盐碘含量》（GB 26878—2011）和卫生行业标准《地方性甲状腺肿诊断标准》（WS 276—2007）。

【新冠肺炎疫情防控流行病学调查工作】2020年年初，新冠肺炎疫情肆虐中国大地，以习近平同志为核心的党中央领导全国人民展开了疫情防控攻坚战役。孙殿军主任作为省流行病学调查工作专家组组长，带领专家组成员舍小家为大家，累计行程为12 000余千米，足迹遍布疫情暴发流行的26个市（县、区），历经无数个不眠之夜，深入抗疫一线驻点指导，培训基层流调人员数千人次，把好疫情防控的第一道关口，为阻断黑龙江省的疫情传播做出了重要贡献。在牡丹江市、绥芬河市出现境外输入疫情时，专家们立即转移战场，加入“援牡援绥”战队，参与疫情防控指导和突发疫情应急处置等工作，并第一时间锁定疫源地，在牡丹江市、绥芬河市两地的抗疫历史上写下了浓重的一笔。当哈尔滨市疫情出现反弹时，专家们第一时间进驻市疾控部门，开展流调报告梳理、密接人群梳理、疫情分析研判等工作，为哈尔滨市疫情阻断提供了重要技术保障。专家组科学地提出有针对性的防控策略，科学预判疫情走势，主导出台了多个技术文件，为提前谋划全省复工复产复学提供了科学依据。当2020年3月国外疫情呈现流行趋势时，专家组组织专家（其中有地病中心李丹丹副研究员）每日收集国外疫情，编制每日国际疫情分析报告，还编制韩国、日本、俄罗斯疫情分析报告，并提供给黑龙江省应对新型冠状病毒感染肺炎疫情指挥部及相关部门领导，为黑龙江省外防输入提供了及时的疫情信息和科学研判。鉴于在疫情防控中突出表现，新冠肺炎疫情防控流行病学团队获“黑龙江省抗击新冠肺炎疫情先进集体”称号和黑龙江省“战疫有我　感动龙江”年度群体，孙殿军获“全国抗击新冠肺炎疫情先进个人”荣誉称号。

【地方病防治专项三年攻坚行动】协助国家卫生健康委制定了地方病防治专项三年攻坚行动终期评估方案，指导各地开展地方病防治专项三年攻坚行动终期评估工作。按照国家卫生健康委的统一安排，组织专家赴西藏自治区、山东省、陕西省、甘肃省、湖南省 5 个地区参加地方病防治专项三年攻坚行动终期评估，召开地方病防治专项三年攻坚行动终期评估汇总分析会，汇总地方病防治专项三年攻坚行动终期评估结果，完成终期评估报告，编印了地方病防治专项三年攻坚行动中期评估资料汇编，将终期评估结果上报国家卫生健康委，为如期实现地方病防治专项三年攻坚行动目标发挥了重要作用。哈尔滨医科大学地方病防控团队荣获中共黑龙江省教育厅“厅直事业单位脱贫攻坚专项奖励（记功集体）”。

【全民健康保障信息化工程地方病信息系统建设】召开全民健康保障信息化工程地方病信息系统培训班。修订全国慢性病及其危害因素监测信息管理工作规范、全国健康危害因素监测信息管理工作规范中的地方病相关内容。参加全民健保信息系统标准编码和用户管理培训班；参加全民健康保障信息化工程一期项目疾病预防控制信息系统集成初验、终验专家评审会。至此，全国地方病防治管理工作信息化建设进入了新阶段，到 2021 年 3 月底，地病中心自建的“全国地方病防治信息管理平台”和“全国碘缺乏病防治信息管理系统” 2 个专报系统停止运行，利用全民健康保障信息化工程承担全国地方病防治信息管理功能，提升了地方病防治信息的权威性、安全性，对地方病防治管理信息化、规范化起到了积极推动作用。

【全国碘缺乏病与水源性高碘地区监测】全国碘缺乏病监测结果显示，我国在国家水平上处于持续消除碘缺乏病状态。全国 8 ~ 10 岁儿童尿碘中位数为 207.1 微克 / 升，尿碘小于 50 微克 / 升的儿童所占的比例为 3.2%，儿童的甲状腺肿大率（以下简称甲肿率）为 1.5%，碘盐覆盖率为 95.9%，合格碘盐食用率为 90.2%，各项指标满足国家层面上碘缺乏病消除标准的要求。结合 2005 年、2011 年、2014 年、2016 年、2017 年和 2018 年的监测结果，可以看出，我国自 2005 年以来始终处于持续消除碘缺乏病状态。2019 年全国水源性高碘地区监测结果表明，我国以行政村为单位供应未加碘食盐的措施尚未得到全面落实，未加碘食盐率处于较低水平，特别是在新发现的高碘地区，与以往以乡为单位监测范围有所扩大有关；总体儿童甲肿率不高，但在有些地区，儿童甲肿率仍较高；部分地区水碘中位数仍然较高，儿童尿碘中位数处于碘过量水平。

【全国地方性氟中毒和地方性砷中毒监测】全国地方性氟中毒监测结果显示，饮水型氟中毒病区的改水率为 95.0%，水氟含量合格率为 75.1%，8 ~ 12 周岁儿童氟斑牙检出率平均为 15.5%，氟斑牙指数为 0.3，呈边缘流行强度；燃煤污染型氟中毒病区的防治措施落实情况稳定，改良炉灶的合格率为 96.99%；完成了饮茶型地氟病流行现况调查工作，初步确定 6 个省区成人日均茶氟摄入量超过 3.5 毫克，检出氟骨症病人 69 455 人。全国地方性砷中毒监测结果显示，在饮水型砷中毒病区，水砷含量合格率为 90.55%，未发现新发砷中毒病例；燃煤污染型砷中毒病区县共有高砷煤矿 71 处，仍有 17 个高砷煤矿在开采，无新发砷中毒病例。

【全国克山病和大骨节病监测与患者治疗】除西藏自治区外，其他 15 个病区省的克山病总患病率为 0.86/ 万，其中慢型克山病为 2 101 例，患病率为 0.37/ 万；潜在型克山病为 2 735 例，患病率为 0.49/ 万；新发慢型克山病为 10 例。全国 330 个病区县 2 617 个病区乡均达到克山病病区控制和消除标准，提前完成三年攻坚行动目标和“十三五”克山病防治规划目标。甘肃省、河北省、辽宁省、内蒙古自治区、山东省、四川省和云南省共 7 个项目省（自治区）治疗克山病患者 539 例，治疗后心功能改善和缓解者占 95.4%。2019 年，除西藏自治区未开展监测的病区村外，全国开展大骨节病监测的 16 559 个病区村均达到消除水平。除西藏自治区因未有全部病区村的监测数据无法判定外，其他 12 个病区省达到消除标准的病区村比例已连续 2 年均为 100%，全国共治疗大骨节病现症患者 95 589 人。

【病区现场防治】为了解目前我国大骨节病历史重病区及邻近非病区人群内、外环境大骨节病危险因素的水平，研判未来疾病流行趋势，为今后全国大骨节病防控策略调整提供科学依据，地病中心大骨节病防治研究所组织专家制定了《全国大骨节病历史重病区内、外环境病情影响因素调查方案》（中疾控地病函〔2018〕1 号），组织开展了全国大骨节病内、外环境病情影响因素调查工作。

吉林省、黑龙江省、陕西省、青海省、四川省和西藏自治区的调查结果表明，抽样调查的历史重病区村中 88.4% 达到消除标准，西藏自治区仍有少数病区村未达到消除标准；大骨节病历史重病区的经济水平有显著提高，但大骨节病病户家庭收入仍处于相对较低水平，且粮食自给率仍较高；大骨节病历史重病区外环境土壤和主食粮中的硒水平仍处于缺乏状态，但儿童体内硒营养水平较历史数据有明显改善，已处于硒营养适宜水平；历史重病区主食粮中 T–2 毒素的含量整体处于较低水平，甚至在部分省的所有样品中未检出毒素，且含量均远低于粮食中 T–2 毒素的限量标准 100 微克 / 千克。

为了解我国克山病病区与非克山病病区人群内、外环境硒水平，特别是历史重病区人群的硒营养状况，确定防治重点和制定可持续消除克山病防治措施。地病中心克山病防治研究所组织全国克山病重点病区省开展了病区内、外环境硒水平调查工作，完成了黑龙江省、吉林省、内蒙古自治区、山东省、陕西省、湖北省、四川省、西藏自治区和云南省 9 个省（自治区）的样品采集和实验室检测，共采集发样 2 149 份、主食粮 1 838 份和土壤样品699份。通过对数据资料的初步整理和分析，结果显示，病区主食粮的硒水平和土壤的硒水平均低于非病区同类样品的硒水平，人群发硒的平均水平为0.299 6毫克/千克，已超过非病区人群发硒的参考值下限0.20毫克/千克。

（袁重胜、申红梅、刘辉、张璐璐）

性病控制中心

【工作概况】2020 年，在国家卫生健康委疾控局的领导下，紧紧围绕《性病防治管理办法》和《中国预防与控制梅毒规划（2010—2020 年）》的贯彻落实，坚持问题导向，抓好顶层设计，在持续加强梅毒防治“一个结合、两个体系和三查一规范”落实的基础上，组织开展全国范围内的《中国预防与控制梅毒规划（2010—2020 年）》终期评估工作。以梅毒防治为抓手，带动其他性病的防治，创新防治机制，加强平台建设，不断探索适合性病精准防控的策略和措施，取得了显著成效。

【起草、制修订相关文件】完成《2020 年中国艾滋病监测》相关数据提供、《中华人民共和国传染病防治法》修订意见反馈、公共卫生信息化标准编制及中央转付经费追加公共卫生领域能力建设经费申报（皮防体系能力提升“补短板”项目）等 26 项重要的应急性、临时性工作任务。协助国家卫生健康委疾控局召开《全国性病防治工作规范》专家研讨会、风险评估会 3 次，完成《全国性病防治工作规范》相关内容的修改完善，汇总整理各省意见并予以解释说明。召开《全国性病防治“十四五”发展规划》编写会，形成初稿。印发《2020 年全国性病防治工作要点》《性病防治宣传周实施方案》等，组织编写或修订《梅毒规划终期评估工作方案》《全国性病监测工作手册》《性病临床诊疗质量控制手册》等技术文件。

【加强病例报告质量管理，开展梅毒疫情上升影响因素调查和数据分析】按月度与年度及时对全国梅毒与淋病疫情进行分析与反馈，按季度与年度及时对 105 个国家性病监测点进行疫情分析与反馈。完成《2019 年中国传染病监测报告》中的梅毒和淋病疫情分析报告。根据 2020 年网络报告数据，在全国各地疫情普遍下降的情况下，云南省、广西壮族自治区和海南省 3 个省（自治区）一期与二期梅毒报告病例数上升。为了解可能的影响因素，2020 年 12 月 14—18 日，开展云南省现场调查，并对广西壮族自治区和海南省的疫情数据进行分析。

【加强全国各级性病实验室质量管理，开展耐药监测与试剂评估】2020 年，对全国 19 家淋球菌耐药监测实验室发放淋球菌耐药盲样考核样本，其参评率为 89.5%（=17/19），结果的合格率为 94.1%（=16/17）。282 家单位参加全国性病实验室梅毒血清学检测室间质量评价活动，质量评价活动结果的回报率为 98.9%（=282/285）；276 家单位参加全国性病实验室淋球菌分离鉴定室间质量评价活动，质量评价活动结果的回报率为97.2%（=276/284），考评成绩的合格率为95.3%（=263/276），国家级淋球菌耐药监测点及省级中心实验室的考核结果合格率为100.0%，仍然保持最高；281家单位参加全国沙眼衣原体室间质量评价活动，质量评价活动结果的回报率为98.9%（=281/284），考评成绩的合格率为95.7%（=269/281）。

参加由国家卫生健康委临床检验中心、中国疾控中心艾防中心和世界卫生组织西太区组织的室间比对和能力验证，参加的检测项目共7个，其中6个检测项目考核成绩均为合格，原计划参加的世界卫生组织西太区的淋球菌药敏监测因考核样本无法入关而未完成考核，但是该检测项目通过人员比对和盲样检测，结果符合要求。组织多中心梅毒试剂评估，参比试剂为4个，参评试剂为21个；对多种商用的淋球菌培养板进行生长及药敏性能评估；运用实时荧光核酸恒温扩增检测技术，对472份无创性标本进行沙眼衣原体及淋球菌检测性能评估。

【加强性病规范化诊疗质控工作和各类人群梅毒筛查工作】加强对各省市性病规范化诊疗促进工作，督促开展针对性病诊疗机构的性病临床诊疗服务的培训、督导和技术指导。促进全国性病临床诊疗质控网络的建设；完成《性病临床诊疗质量控制手册》的定稿；选择在广东省开展省级性病临床诊疗质量控制试点工作，已编写试点工作方案。部分省市的抽查结果表明，2020年，梅毒的规范治疗率（按使用苄星青霉素的比例计算）为67.37%~100%，平均为88.95%。

加强对各类人群梅毒筛查的督导和促进，但由于新冠肺炎疫情的影响，2020年，梅毒筛查人数（78 155 984例）较2019年（82 636 529例）有所减少，其中性病门诊就诊者筛查6 999 432例，VCT（voluntary counseling and testing，艾滋病自愿咨询检测）门诊就诊者为1 657 308例，美沙酮门诊就诊者为159 632例，MSM为91 941例，卖淫妇女为295 403例。

【开展神经梅毒临床哨点监测和生殖道衣原体综合防治试点】开展中国神经梅毒临床哨点监测项目，对38家医疗机构哨点成员单位开展质量控制和业务指导，提高神经梅毒临床病例报告质量；对报告的神经梅毒临床病例进行整理分析；召开中国神经梅毒临床哨点监测项目年度工作研讨会，通报2020年度哨点工作进展，表彰工作先进单位。

在广东省深圳市的3个区（南山区、宝安区和罗湖区）继续实施重点人群和高危人群生殖道衣原体主动筛查和规范治疗的试点项目，并在其他区加以推广。性病就诊者筛查36.1万人次，婚前/孕前体检/终止妊娠/不孕不育人群筛查8.8万人次，VCT咨询人群/社康妇科人群/劳务工人群/羁押人群等筛查3.5万人次。发现的所有感染者均接受规范的治疗。

【对西藏自治区性病防治健康扶贫提供支持】2020 年 8 月 10—14 日、8 月 25—28 日、9 月 7—11 日，组织专家对西藏自治区性病临床培训、疫情管理培训、实验室检测培训、性病艾滋病干预及咨询检测培训提供技术支持，包括设计培训方案和日程、安排培训师资、准备培训教案和培训材料、现场见习等。2020 年 10—11 月，接收西藏自治区疾控中心 4 批次 5 人进修。2020 年，获得中国医学科学院中央级公益性科研院所基本科研业务费的支持，开展“西藏地区性传播疾病流行病学及病原体耐药状况的调查”，此项目为期 2 年。

【组织举办全国性会议、培训及重要活动】2020 年，组织召开全国性工作会 8 期，参会代表为 1 050 人次，来自全国 31 个省（自治区、直辖市）和新疆生产建设兵团。这些会议包括《全国性病防治工作规范》专家研讨会（线上）、《全国性病防治工作规范》专家论证会（线上）、2020 年全国性病防治工作年会（线上）、性病防治工作研讨会、性病实验室专家组会议、中国性病艾滋病防治协会性病防治专业委员会成立大会、首届全国生殖道衣原体感染防治研究高峰论坛、全国性病监测工作手册定稿会暨性病疫情估计专家研讨会。

组织举办全国性培训 4 期，培训人员 1 755 人次，覆盖全国 31 个省（自治区、直辖市）和新疆生产建设兵团。这些培训班包括全国性病实验室总结研讨会暨性传播疾病实验诊断技术培训班（线上）、全国性病哨点医院培训班、《中国预防与控制梅毒规划（2010—2020 年）》终期评估培训会（线上）、全国性病现场流行病学培训班。此外，通过调研、督导、培训、参会等方式，对全国 15 个省的性病防治工作提供业务指导和技术支持。

【承担全国性病防治管理信息系统管理维护与信息交流等工作】2020 年，完成全国性病防治管理信息系统中《中国预防与控制梅毒规划（2010—2020 年）》终期评估模块的新增，组织召开专题讨论会 2 次；加强性病控制中心网站建设，全年更新文章 67 篇，年访问量逾 4 万人次。

【加强性病健康教育，充分利用新媒体手段开展各项工作】2020 年，组织研发新冠肺炎疫情板块，动员全国各地 3 045 名医生在线提供义诊咨询，并组织撰写针对一线医务人员、皮肤病患者和大众的科普文章 9 篇；新增梅毒和艾滋病知识知晓率调查、梅毒规划终期评估医务人员专业测试、积分兑换、在线继续教育、在线直播等功能，进一步优化完善可视化大屏及两个 App 的功能。截至 2020 年 12 月 31 日，已有 12 439 家医疗卫生机构和逾 8.7 万名医生入驻平台，在线提供健康科普、发放干预包以及门诊随访服务。

印发《2020 年性病防治主题宣传周活动实施方案》，制作性病宣传周海报、性病防治核心信息和知识要点宣传画、性病防治宣传视频等，供各地使用，启动性病防治科普作品征集评选活动，鼓励各地利用新媒体手段组织开展形式多样的性病防治宣传周活动；组织策划并参与专家走进直播间录制（2 场次），以专家谈和青年说搭档组合，首场直播在线观看人数超 15 000 人；2020 年 12 月 1 日，开展门诊咨询与宣传活动，将性病预防知识整合到防艾主题宣传活动中；组织策划性病防治主题宣传周评选活动，通过携手医访平台，共收集全国 16 个省 274 件科普作品，组织专家评选获奖作品和优秀组织单位，共有 21 件作品获优秀科普作品奖、7 个省获优秀组织单位奖。

【开展科研与学术交流】2020 年，新申请获批准的科研项目 3 项，分别为中国医学科学院中央级公益性科研院所基本科研业务费项目“西藏地区性传播疾病流行病学及病原体耐药状况的调查”、中国公共卫生联盟“淋球菌耐药监测方法的优化与临床应用研究”和北京协和医学院中央高校基本科研业务费项目“利用社交媒体促进男男性行为者性病检测的随机对照试验”；结题课题为 4 项；在研课题为 9 项。

以通讯作者、第一作者发表文章 39 篇，其中 SCI 论文为 19 篇。以主编、副主编出版著作 1 部，即《性传播疾病临床诊疗与防治指南》（第二版）（上海科学技术出版社出版）。

【开展国际合作】2020 年 10 月 15 日，与国家传染病医学中心签订“蒙古国家传染病中心和中国全国性病控制中心谅解备忘录”，并以视频连线方式提供技术支持。

2020 年，1 名专家以线上会议的方式参加世界卫生组织召开的性病病征处理指南会议（2020 年 9 月 11 日、9 月 28—29 日和 10 月 1—2 日）。

【开展研究生、进修生教育工作】2020 年，有 16 名研究生（包括博士研究生 11 名、硕士研究生 5 名），其中新招收研究生 5 名（包括博士研究生 3 名、硕士研究生 2 名），毕业研究生 2 名（博士研究生）。接收西藏自治区疾控中心、苏州市第五人民医院、深圳市南山区慢性病防治院、山西医科大学第二医院、南昌市第三医院进修生共 10 名。

【荣誉表彰】徐文绮荣获中共吉林市委员会、吉林市人民政府“支援吉林市新冠肺炎疫情防控工作贡献突出荣誉证书”。

（许丹丹、葛凤琴、陈祥生）

麻风病控制中心

【工作概况】2020 年，根据国家卫生健康委疾控局麻风病防治项目要求，按照年初工作计划，在贯彻落实新冠肺炎防疫要求的前提下，围绕落实《全国消除麻风病危害规划（2011—2020 年）》终期评估要求，召开 2020 年全国麻风病防治管理信息系统会议暨培训班、全国麻风病防治管理信息系统专家研讨会等，举办《全国消除麻风病危害规划（2011—2020 年）》终期评估培训班，组织专家对高流行现场开展技术指导（含线上培训），加强防治管理和疫情监测，做好麻风病健康教育宣传，保障全国麻风病治疗药品供应，开展全国麻风病防治管理信息系统（leprosy management information system in China，LEPMIS）升级优化等工作。

【麻风病疫情防治工作进展】2020 年度，协助国家卫生健康委疾控局开展麻风病疫情监测、会议培训、技术指导、药品管理、健教宣传、实验室检测等工作。具体如下：

1. 疫情监测

在四川省成都市召开 2020 年全国麻风病防治管理信息系统会议暨培训班；召开 2 期全国麻风病防治管理信息系统专家研讨会（含线上会议 1 期）；按要求完成 2019 年全国麻风病监测报告中的麻风病相关内容并及时反馈修改意见；开展全国麻风病防治管理信息系统升级改版工作。

2. 重要会议及国家级培训

（1）2020 年全国麻风病防治管理信息系统会议暨培训班。2020 年 9 月 7—9 日，在四川省成都市召开 2020 年全国麻风病防治管理信息系统会议暨培训班，除北京市、西藏自治区、新疆维吾尔自治区和新疆生产建设兵团以外，全国 28 个省（自治区、直辖市）的省级麻风病防治业务负责单位分管领导、业务科长、系统管理员等总计 64 人参加。会议的主要内容是总结和交流 2019 年基本公共卫生服务项目麻风病监测项目工作和全国麻风病防治管理信息系统工作，准备《全国消除麻风病危害规划（2011—2020 年）》终期评估工作，布置全国麻风病防治管理信息系统业务培训和 2020 年度工作任务。

（2）全国麻风病防治管理信息系统专家研讨会。分别在 2020 年 4 月、5 月、10 月，召开 2 期全国麻风病防治管理信息系统专家研讨会（含线上会议 1 期）和 2 期全国麻风病防治管理信息系统协调会，主要针对全国麻风病防治管理信息系统优化指标和精简内容、新版升级、数据迁移、质控设计、新功能开发等工作进行研讨和制定解决方案。

（3）2020 年结核病和麻风病防控重点工作推进暨终期评估工作部署视频会议。2020

年10月10—11日，顾恒主任等4人赴北京市参加2020年结核病和麻风病防控重点工作推进暨终期评估工作部署视频会议（主会场）。会议的主要内容是部署《“十三五”全国结核病防治规划》和《全国消除麻风病危害规划（2011—2020年）》终期评估等重点工作，进一步加强结核病和麻风病防控工作，推动策略和措施的落实。会上，国家卫生健康委疾控局周宇辉副局长做重要讲话，麻风病控制中心顾恒做大会致辞、王洪生做题目为“全国麻风病防治工作进展”的大会报告。

（4）《全国消除麻风病危害规划（2011—2020年）》终期评估培训班。2020年11月10—13日，由国家卫生健康委疾控局主办，麻风病控制中心具体组织和协助，在安徽省合肥市举办《全国消除麻风病危害规划（2011—2020年）》终期评估培训班。应新冠肺炎防疫要求，除天津市、上海市、新疆维吾尔自治区和新疆生产建设兵团以外，全国28个省（自治区、直辖市）卫生健康委和省市级麻风病防治业务负责单位共100余名代表参加本次培训班。国家卫生健康委疾控局结核处刘海涛处长、中国医学科学院皮肤病医院（研究所）林彤书记、安徽省卫生健康委崔礼军副主任等领导出席培训班开幕式并讲话。本次培训班主要介绍《全国消除麻风病危害规划（2011—2020年）》终期评估工作，解读终期评估方案，并对具体落实评估方案进行培训和工作部署。

3. 现场麻风病防治技术指导

为响应新冠肺炎防疫要求，组织专家主要采用线上的方式，为安徽省、新疆维吾尔自治区等地的线上培训提供技术支持。此外，应各省需求，委派专家赴浙江省、江西省、贵州省等地开展现场麻风病防治业务培训和技术推广工作。

4. 其他工作

（1）2020年2月，针对新冠肺炎疫情防控形势和要求，及时发布《关于进一步加强麻风院（村）及麻风病患者新型冠状病毒肺炎疫情防控的通知》（中疾控麻控发〔2020〕1号），要求加强麻风院（村）防疫工作，保证麻风病患者治疗和防疫工作，暂停麻风病完成治疗的现症患者及治愈者的接触性随访工作，加强防控期间医务人员防护工作。

（2）2020年10月，根据国家卫生健康委网站公布的《国家卫生健康委关于〈中华人民共和国传染病防治法〉（修订草案征求意见稿）公开征求意见的通知》，组织专家进行研读、讨论并反馈修改意见——《关于建议将麻风病纳入乙类传染病的报告》（中疾控麻控便函〔2020〕18号）。

（3）组织专家对云南省30年麻风畸残防治与康复工作进行资料审核和评阅，并反馈评价意见。协助国家卫生健康委、中国残疾人联合会完成联合国关于残疾人权利保障的回复（麻风病相关问题）；根据国家卫生健康委药物政策与基本药物制度司要求，撰写《我国治疗麻风病和麻风反应存在短缺或短缺风险药品情况和目前现状》报告；提供全民健康信息化减负工作措施落实方案意见；提供全国12320知识库建议；编制残疾人事业“十四五”规划意见和建议；为麻风病题材长篇电视剧《今生今世的诺言》提供专业建议；等等。

【全国麻风药品管理】

1. 药品入库

2020 年 12 月 28 日，2020 年度世界卫生组织捐赠的 24 箱麻风药品（总计 13 584 板）在完成海关免税进口工作后，被送达麻风病控制中心并登记入库。其中，成人多菌型药品为 20 箱共 11 520 板（批号为 JS4154，有效期为 2022 年 12 月 31 日），儿童多菌型药品为 1 箱共 288 板（批号为 JU7220，有效期为 2022 年 11 月 30 日），成人少菌型药品为 2 箱共 1 728 板（批号为 JR7590，有效期为 2022 年 9 月 30 日），儿童少菌型药品为 1 箱共 48 板（批号为 JW5083，有效期为 2022 年 11 月 30 日）。

2. 药品发放

2020 年 2 月和 7 月，按计划完成 2020 年上、下半年药品分发任务，累计向全国 23 个省（自治区、直辖市）发放麻风联合化疗药品 11 262 板，其中，成人多菌型药品为 11 142 板，儿童多菌型药品为 120 板；发放散装氯法齐明 2 瓶，规格为 100 毫克 / 粒、500 粒 / 瓶。

根据各省药品需求，2020 年 12 月，向山西、福建、山东等 8 个省集中补给成人多菌型麻风联合化疗药品 984 板。

3. 药品申请

2020 年 2 月，报送国家卫生健康委疾控局 2019 年麻风病联合化疗药品使用情况的报告。2020 年 7 月，报送国家卫生健康委和世界卫生组织关于 2020 年度中国麻风病疫情资料和 2021 年度麻风病联合化疗药品需求。

【麻风科普宣传慰问】2020 年 1 月，设计并向全国印发 2020 年麻风宣传公益海报 10 000 份；配合国家卫生健康委疾控局筹备麻风节活动；借助网站和微信公众号等多媒体平台，对 2020 年度麻风节期间全国各地麻风病宣传活动进行集锦和科普宣传等。2020 年 8 月，提供麻风节慰问照片，在《中华皮肤科杂志》和《国际皮肤性病学杂志》上刊登和进行公益宣传。

【麻风疑似病例确诊、重症会诊和耐药监测】2020 年度，麻风和分枝杆菌实验室会诊麻风疑似病例共 138 例，其中少菌型麻风疑似病例为 19 例，确诊新发病例为 26 例；会诊麻风反应重症病例 25 例。按照全球耐药监测任务和要求，对云南、贵州、湖南、四川等 15 个省共 86 例新、复发患者标本进行麻风耐药检测，共发现 0 例耐利福平病例、1 例耐氧氟沙星病例（占 1.16%）、3 例耐氨苯砜病例（占 3.49%）；完成麻风患者及其家内接触者血清 ELISA（enzyme linked immunosorbent assay，酶联免疫吸附测定）检测 809 份。

【网站维护和更新】2020 年度，共完成 42 篇文章的接收、校对、网页制作等工作；2020 年 2 月，根据工信部要求，配合完成麻风病控制中心网站备案号跳转链接修改工作；2020 年 9 月，完成网站服务器续费工作。

【《中国现代麻风病防治史》资料收集、撰写和审稿工作】2020 年度，麻防史编写办公室专家分别赴广东省、贵州省、广西壮族自治区、重庆市、海南省等现场核查、收集麻风史料；按照计划开展国家篇的编写工作；下发填报《中国现代麻风病防治史》相关资料的通知，收集各省麻风病防治机构设置数量等资料；要求 31 个省（自治区、直辖市）和新疆生产建设兵团将省级篇中的相关数据更新至 2019 年；积极做好 2021 年上半年审稿会和定稿会相关准备。

【中国麻风博物馆开馆和试运行】中国麻风博物馆于 2019 年 10 月开始试运行，受新冠肺炎疫情影响，正式开馆延期。2020 年 12 月 5 日，在中国皮肤病学发展大会开幕式上，中国工程院院士、中国医学科学院北京协和医学院王辰院（校）长，中国工程院陈洪铎院士、廖万清院士，江苏省陈星莺副省长等 14 位领导、专家为中国麻风博物馆揭牌。2020 年 12 月 10 日，在中国医学科学院皮肤病医院（研究所）举行实地开馆仪式。

2020 年度，在新冠肺炎疫情常态化防控期间，中国麻风博物馆共接待 10 余批次近百人次预约参观来访；完成馆内日常性的维护与保养，实物的保存与保护，史料收集、登记及整理汇总等常规工作。同时，进一步完善、优化史馆的功能定位，强化科普宣传及史料研究功能，完成的主要工作有："各省防治动态""名医名家"等专栏文字起草、审校及制作；增设 2 个"个人藏品选展"展柜；调整"医药进展""精神文化"展柜的布局；设计制作宣传折页；更换实物说明牌；审定解说词。此外，申报江苏省社会科学基金与江苏省专业科普场馆扩大开放试点项目，持续跟进麻风类或史馆类相关课题的申报工作等。

【科研与学术交流】

1. 科学研究

（1）2020 年度，获得科技部国际科技创新合作重点专项"抗结核药物导致重症药疹的基因易感性与过敏药物鉴定的推广应用"。主持 2 项国家自然科学基金项目、1 项省部级课题、1 项中国医学科学院医学与健康科技创新工程服务"一带一路"倡仪先导科研专项课题、1 项国家科技重大专项"艾滋病和病毒性肝炎等重大传染病防治"课题研究任务等。

（2）2020 年度，以第一作者或通讯作者发表 5 篇论文，其中 SCI 文章为 3 篇；有 3 项发明专利"氨苯砜药物超敏反应性 T 细胞受体及其用途""麻风杆菌 PCR 检测用引物组、检测试剂盒及应用""麻风杆菌 LAMP 检测用引物组、检测试剂盒及应用"在审查受理中。

2. 学术交流

（1）2020 年 10 月 8—9 日，派员赴山东省泰安市参加中国麻风防治协会第八届全国会员代表大会及 2020 年“全国麻风皮肤病学术年会暨国家级继续教育培训班”，麻风病控制中心严良斌、王洪生、余美文做大会报告和专题报告。会上，严良斌、王洪生被推选为副会长。

（2）2020 年 10 月 27—30 日，世界卫生组织举办 2021—2030 年全球麻风战略视频会议，麻风病控制中心王洪生作为中方代表，于 2020 年 10 月 28 日做题目为“中国为预防麻风畸残所做的工作”的大会汇报。

（3）2020 年 12 月 3—6 日，中国皮肤病学发展大会在江苏省南京市召开，特邀麻风病控制中心主任顾恒在大会上做“中国麻风性病防治 70 年”报告。同期，邀请 5 个国家共计 6 个医疗单位加入中国“一带一路”皮肤病学专科联盟。

3. 荣誉和获奖情况

2020 年 6 月，姜海琴支援吉林省新冠肺炎疫情防控工作，获荣誉证书。同年，麻风病控制中心所在党支部获得“江苏省卫生健康行业先进基层党组织”称号。

【研究生、进修生教育】2020 年度，培养博士研究生 6 名、硕士研究生 1 名，与南京医科大学共同培养硕士研究生 2 名，协助培养硕士研究生 3 名。

（孙培文、余美文、严良斌、王洪生、葛凤琴）

结核病防治临床中心

【工作概况】2020 年，主要完成国家卫生健康委疾控局委托的对全国结核病规划的支持。此外，组织召开了 2020 年中华医学会结核病学分会全国结核病学术大会，支持开展全国结核病诊疗技能竞赛、2020 年全国结核病医院院长论坛等。积极开展结核病防治和科研领域的国际合作，推进世界卫生组织合作组织相关工作，参与制定实践指南等。在疫情期间，支持新冠肺炎疫情防控，弘扬抗疫精神。

【支持原国家卫生健康委疾控局开展国家结核病防治规划的实施】

1. 推进结核病临床诊疗相关规范、指南、专家共识的制定和更新

2020 年，继续梳理现行有关结核病诊疗的各种规范、指南、专家共识等技术文件，基于医疗机构的临床需求，对部分需要更新的技术文件着手进行修订，对临床需要但尚无指导性技术文件的内容进行了补充。组织相关领域专家制定《结核病临床试验质量控制 SOP》并完成初稿，制定《非结核分枝杆菌病诊断与治疗指南（2020 年版）》《结核病营养治疗专家共识》等多项文件。同时，组织专家编译完成世界卫生组织的《结核病临床试验关键内容专家共识》。

技术性文件名称及状态

技术性文件名称	状　态
《非结核分枝杆菌病诊断与治疗指南（2020 年版）》	已完成
《结核病营养治疗专家共识》	已完成
《临床诊疗指南：结核病分册》	已完成
《临床技术操作规范：结核病分册》	预计 2021 年完成
《抗结核药物所致 QT 间期延长专家共识》	预计 2021 年完成
《结核病合并糖尿病临床诊疗指南》	预计 2021 年完成

2. 积极开展结核病临床诊疗培训工作

（1）利用全国结核病远程培训平台开展远程培训。2020 年，持续对全国结核病远程培训平台进行优化和升级，并在疫情期间，加大在线培训和会诊力度。全年组织开展国家级远程培训、病例咨询、远程会议等活动 150 次，在线参与人数约为 550 000 人次，在线平台覆盖的单位数量增加到 264 家，充分发挥了远程培训和咨询平台灵活、便捷、节约的优势。

（2）利用“结核帮”微信公众号等新媒体，分享临床研究最新资讯。积极跟进全球结核病临床研究最新进展，并及时分享结核病临床研究最新文献摘译及专家点评，帮助广大结核病临床医生了解耐药结核病诊疗领域的研究成果，掌握世界卫生组织耐药指南要求与循证依据。同时，紧跟国际趋势，第50届国际防痨大会专题报道九大硬核原创文章，将国际诊疗最新前沿动态第一时间分享。

（3）开展规范、指南、学习交流活动。近年来，结核病诊断和治疗研究进展颇多，国际诊疗指南也在陆续更新中，领域内专家针对结核病诊断、治疗等诸多领域编写了一系列的指南和专家共识，为结核病临床诊疗提供技术指导。为推动结核病临床医生对结核病相关诊疗规范、指南、专家共识的学习和应用，促进结核病临床诊疗水平提升，联合中华医学会结核病学分会等机构推出结核病专家共识解读系列巡讲活动、结核病筛查及鉴别诊断系列巡讲活动、“2020指南践行者思辨赛”以及“雏鹰课堂”病例征集活动，通过多种形式，提高临床医生对于结核病诊治相关指南、专家共识等的认知，更有助于规范临床医生的诊疗行为，使其合理诊断。

3. 结合健康扶贫，为西部地区规范化诊疗提供支持

开展抗结核新药引入和保护援助项目，对甘肃省临夏回族自治州、甘南藏族自治州和四川省甘孜州耐药结核病定点医疗机构，开展了耐药结核病诊疗技术和临床研究现场培训与指导，并建立长期对口技术支持关系，旨在通过对口支持，提高“三区三州”地区耐药结核病定点医疗机构的诊疗服务能力与技术水平，并建立国家—示范中心—省—“三区三州”单位四级联动的抗结核新药使用与保护工作机制，培育熟练掌握新药合理使用与管理的高素质队伍，加强对耐多药患者的全程关怀和管理，加强耐多药结核病规范化诊疗的质量控制和监测评价，以切实提高当地耐药结核病治疗管理水平，与示范中心、省级结核病机构共同打好地州结核病领域健康扶贫工作攻坚战。

【组织、主办、全国性学术会议，加强全国医院间交流】

1. 2020年中华医学会结核病学分会全国结核病学术大会

2020年8月6—13日，历时一周的2020年中华医学会结核病学分会全国结核病学术大会在“云端”成功召开。本次大会以“防治结合，共抗痨疫”为主题，为响应新冠肺炎疫情常态化防控工作需要，通过线上直播形式召开，注册参会代表达3.6万余人，覆盖了我国内地31个省（自治区、直辖市）和澳门特别行政区的5 136家医疗卫生机构，横到边疆、纵到乡村，覆盖县级以下基层人员近7 000人，西部地区参会代表超过7 000人，护理人员1.2万人注册参会，观看学术报告的总数达116万人次，单场学术报告的平均观看量为2 681人次，平均每名参会代表观看报告39.6个。互联网的便利和优势大大增强了大会的参与性和影响力，也为大会增加了智能化、信息化的色彩。

2. 全国结核病医院院长论坛

2020年10月16日，第八届全国结核病医院管理与创新论坛在河北省石家庄市召开。来自全国27个省（自治区、直辖市）的316名结核病医院院长、管理者以及结核病防治领域的专家到会参加研讨。本届论坛以“立规划、谋发展”为主题，内容涉及医院“十四五”规划制定的政策解读与实践分享、结核病定点医院人才培养和建设发展的思考、新冠肺炎疫情防控对工作的启示、结核病防控难点和重点工作剖析、后疫情时代专科医院平战结合及防治协同、传染病院设计和规划思路。

【开展结核病防治和科研领域的国际合作】

（1）参编完成世界卫生组织西太区学校结核病疫情控制最佳实践指南制定。受世界卫生组织西太区结核处委托，中国、韩国和日本共同依托本国学校结核病疫情处置工作流程及工作经验，联合撰写并出版了《西太区学校结核病处置的最佳实践》。将中国结核病防控好的做法分享给其他国家和地区。

（2）参与ETTi（遏制结核病传播工作组）感染控制相关工作。与世界卫生组织其他的ETTi合作，在新冠肺炎疫情流行期间，翻译、发布了感染控制相关的海报，组织联盟单位医生收看ETTi组织的空气传播疾病的感染控制讲座和培训，并在远程培训中介绍中国感染控制的经验。

（3）举办第六届国际结核病论坛。在2020年中华医学会结核病学分会全国结核病学术大会期间，举办第六届国际结核病论坛，邀请来自世界卫生组织总部、美国科罗拉多大学、遏制结核病伙伴组织，以及加拿大麦吉尔大学全球结核病中心的专家，就结核病诊断、治疗、疫苗以及感染控制进展进行报告交流。

（4）组织参加第六届全球洲际结核病前瞻性生物样本库（Regional Prospective Observational Research in Tuberculosis，RePORT）年会。RePORT第六届全球年会于2020年9月28—30日以在线会议形式举行，主办国是印度尼西亚，来自NIH（National Institutes of Health，美国国立卫生研究院）/NIAID（National Institute of Allergy and Infectious Diseases，国立变态反应和传染病研究所）/DAIDS（艾滋病署）结核病临床试验部项目高级官员、RePORT国际协调中心的代表、RePORT项目参与国负责人、协调人和科研人员代表，以及来自高校等依托RePORT项目在结核病基础领域颇具影响力的学者近140人，以云会议模式开展了学术交流与讨论。中国结核病临床试验合作中心（China Tuberculosis Clinical Trial Consortium，CTCTC）组织参加了本届RePORT年会，并选派优秀的年轻研究者在年会上代表RePORT-China分享研究成果。

（5）积极参加线上开展的国际学术交流和培训。积极参加线上举办的各类国际学术交流、研讨会、培训会，保持与国际社会的沟通和交流，持续促进专业化水平的提升。参与会议包括世界卫生组织西太区国家结核病防治规划管理者会议、遏制结核病传播行动全球感染控制培训、世界胸科大会、耐药结核病指南国际专家研讨会、RePORT 数据共享工作组研讨会等。

会议及参加时间

时 间	会 议
2020 年 6 月 23—24 日	世界卫生组织西太区国家结核病防治规划管理者会议
2020 年 6 月 25 日	遏制结核病传播行动全球感染控制培训
2020 年 6 月 26—27 日	世界胸科大会
2020 年 6 月 30 日	遏制结核病伙伴关系感染控制培训
2020 年 6 月 30 日	耐药结核病指南国际专家研讨会（一）
2020 年 7 月 6 日	基于 RePROT 开展洲际性结核病流行病学数据库共建共享合作交流会
2020 年 7 月 14 日	耐药结核病指南国际专家研讨会（二）
2020 年 7 月 21 日	耐药结核病指南国际专家研讨会（三）
2020 年 8 月 20 日	RePORT 数据共享工作组研讨会（一）
2020 年 9 月 17 日	RePORT 数据共享工作组研讨会（二）
2020 年 9 月 28—30 日	RePORT 第六届全球年会
2020 年 10 月 20—24 日	世界肺部健康大会
2020 年 10 月 28 日	耐药结核病治疗指南定义及治疗结局定义研讨会

【加强临床科研能力建设，开展临床研究和实施性研究】

（1）继续推动中国结核病临床试验合作中心工作。中国结核病临床试验合作中心是 2013 年由北京胸科医院 / 临床中心牵头成立的、致力于结核病临床试验的研究网络。已经有 24 家具备“国家结核病药物临床试验机构”资质的医疗机构自愿参加。2020 年，中国结核病临床试验合作中心持续在能力建设、人才培养、科研项目、国际交流等方面开展工作。利用互联网云平台，推出“抗结核药物临床研究经典案例回顾与解析”系列讲座。通过回顾和剖析抗结核药物与方案研究历史长河中的各个经典案例，为从事结核病研究的工作人员带来科学理念、研究设计和技巧的提升。

监管“十三五”国家科技重大专项“耐药结核病治疗新方案和新技术的研究及评估”“初治涂阳肺结核病化疗新方案的研究”“复治肺结核治疗高剂量方案的推广应用研究”和德拉马尼上市后研究、NDIP 项目（New Drug Introduction and Prevention Program，抗结核新药引入和保护机制项目）等临床研究项目的进度与质量。2019 年 11 月—2020 年 10 月，按照项目实施方案和质控要求，有计划地组织开展病例纳入、治疗、随访等工作进度和实施质量的远程和现场督导共计 12 次，覆盖 8 个省。

（2）抗结核新药引入和保护机制项目收官，开启援助项目阶段。自 2016 年启动的“抗结核新药引入和保护机制（NDIP）试点项目和扩展项目”经过在全国近 100 家项目医院分阶段实施，初步建立通过合理渠道、规范方式、严格监控，在符合资质要求的医院、有资质的医生和符合条件的患者中使用新药的一系列机制和举措；该项目惠及全国 31 个省（自治区、直辖市）的 98 家结核病定点医院及逾千名耐药肺结核病患者，显著提高了我国耐多药结核病患者的治疗成功率。随着贝达喹啉于 2019 年年底在中国商业化上市以及成功被纳入国家医保目录，以探索政策机制、规范合理使用、积累临床经验为目的的 NDIP 试点项目和扩展项目于 2020 年 3 月底进入尾声。为保证贫困耐多药结核病患者使用新药治疗的需求，提高治疗成功率，改善耐多药结核病防治服务水平、巩固 NDIP 项目成果，保证抗结核新药能够可持续地在合理的监测下规范地应用于适合的患者，提高结核病诊疗力量薄弱地区的服务能力和技术水平。2020 年 4 月 1 日，启动抗结核新药使用和保护耐多药结核病患者援助项目（以下简称 NDIP 援助项目），项目执行周期至 2021 年 12 月 31 日。该项目对“三区三州”地区耐多药结核病患者、其他地区耐多药低保患者提供全程免费的贝达喹啉治疗，并提供能力建设和技术支持。截至 2020 年 9 月底，NDIP 援助项目纳入符合条件的患者 20 例。

（3）启动全国多中心、大队列、单臂“含德拉马尼方案治疗耐多药结核病的安全性与有效性研究”项目。德拉马尼是 2018 年 3 月获我国国家药品监督管理局（以下简称国家药监局）有条件上市的抗结核新药，根据国家药监局的要求，需开展中国患者的上市后临床研究。2020 年 7 月，以线上直播的形式举办了德拉马尼上市后研究启动培训会，来自全国 25 家研究中心的领导和同人 500 余人在直播屏幕前参加了启动会和培训。在为期 2 个半天的时间里，围绕德拉马尼全球使用现状及数据、研究项目总体管理流程与要求、德拉马尼说明书解读、研究项目临床流程与要求、实验室操作的整体要求、德拉马尼液体药敏试验操作流程与注意事项、患者信息管理系统操作与使用、信息化手段在患者随访管理中的应用等方面展开了详细的讲解。截至 2020 年 10 月，已纳入患者 81 例。

【搭建多样化人才培养途径，推动结核病诊疗水平整体提升】

（1）启动“青年新星”项目。为推动结核病诊疗领域年轻专家的培养工作，联合中华医学会结核病学分会等组织，启动了结核病医师“青年新星”项目。选拔 45 岁以下优秀青年专家，组织项目成员开展学术交流，参加教育培训项目，组织科研课题设计和申请的培训等活动，并为年轻专家搭建结核病及相关疾病的网络学习、在线交流的互联网平台，培养和展现一批临床工作突出、患者口碑良好、科研贡献显著的医生群体。该项目已纳入 200 余名青年医师，将通过多项计划提高优秀人才曝光度。

（2）支持开展全国结核病诊疗技能竞赛。为宣传结核病诊疗防控的新要求、新规范、新进展，提高广大结核病专业人员的专业知识和技能，在国家卫生健康委疾控局的指导下，由结核病防治临床中心主办，北京结核病诊疗技术创新联盟、中华医学会结核病学分会协办，开展了第一届“3·24”结核病诊疗防治知识在线竞赛，得到全国各级各类卫生机构和医务人员的热烈响应。截至竞赛结束，全国共有 23 082 人注册，20 211 人完成竞赛并提交了试卷；参与者来自全国 31 个省（自治区、直辖市），涉及 5 190 家医疗机构、疾控机构和基层医疗卫生机构，掀起了全国上下学习结核病知识、提高技能的热潮，达到了以赛促学、以赛代练的目的。

【利用多种途径，开展结核病健康促进活动】

（1）开展健康教育。为帮助广大患者及社会群众更好地了解结核病防治知识，联合中华医学会结核病学分会，邀请专家开展线上健康教育讲座。截至 2020 年 10 月，共开展患者健康教育讲座 30 余场，观看次数达 6 000 余次。同时，为充分发挥护士在健康科普工作中的专业作用，充实和丰富结核病防治健康宣教工作的形式和内容，在 5 月国际护士节期间，与中华医学会结核病学分会、北京协和医学院护理学院一起，面向全国结核病专科医院及相关医疗机构的护士开展了健康宣教作品征集评选活动，征集作品近百项，并在主流 App 及社交媒体上进行了展示宣传，观看数量达 20 万人次。

（2）首个“结核病历史博物馆”上线。为全面、客观、真实地记录结核病防治发展历程，展现老一辈结防人精神，探索结核病防控的历史规律，总结历史经验，利用数字化技术搭建，结核领域首个网上“结核病历史博物馆”于 2020 年 3 月 24 日上线。馆藏品近万件，所属年代从清朝乾隆二十九年（1764 年）到 2020 年共 256 年，分为“照片馆”“期刊馆”“邮票馆”“海报馆”“书籍馆”“档案馆”“影音馆”“人物馆”八大展馆，向广大从业人员及大众提供了深入了解结核病防治的有效途径。

【支持新冠肺炎疫情防控，弘扬抗疫精神】

（1）开展“抗疫防痨”在线义诊。在新冠肺炎疫情防控工作的关键时期，由于各医院不同专业门诊、病房都进行了压缩甚至关停，多项结核病科研课题和项目患者的开药、随访就诊也面临困难。为让结核病患者就医更安全，避免病情延误及交叉感染，联合中华医学会结核病学分会，充分发挥互联网诊疗平台服务优势，集结结核专家团队，在新冠肺炎疫情一级响应期间，开展在线义诊活动。此项活动得到了医院成员单位的大力支持，截至活动结束，累计服务 4 500 人次。为给开展线上义诊的医务人员留存一份值得纪念的荣誉，与中华医学会结核病学分会等机构联名向为“战疫”做出特殊贡献的 313 名医生发放了纪念章和电子纪念证书。

（2）依托全国结核病互联网诊疗平台，保障疫情期间就诊安全。疫情期间，为方便患者就诊，减少聚集、排队和停留时间，降低交叉感染的风险，依托全国结核病互联网诊疗平台开发了流调小程序，免费向各单位提供流行病学调查系统，为疫情防控联动指挥提供了有效的数据支撑，提升了来院患者及全院医护人员的安全保障能力。同时，为满足长期服药患者的就医需求，保证患者治疗不中断，部分医院利用全国结核病互联网诊疗平台开展了线上咨询确定方案、线下代挂号完成开药的全流程服务，共服务患者500余名。

（3）组织抗疫主题活动，弘扬抗疫精神。为体现结核人在大疫面前勇于担当、守护人民群众健康的精神风貌，呼吁全社会关心结核人、关注结核病医院、共同努力控制结核病，组织联合中华医学会结核病学分会等机构开展“3·24防痨抗疫”主题诗歌朗诵接龙活动。本次活动邀请了38家医院100多名奋战在抗疫一线和支援湖北省武汉市及其他地区的医护人员共同完成录制，并于2020年3月24日当天在“结核帮”微信公众号上发布，引起了广大医护人员的共鸣。

（刘宇红、高静韬）

鼠疫布氏菌病预防控制基地

【工作概况】2020 年，在国家卫生健康委有关办（局）和中国疾控中心的领导下，鼠布基地领导班子带领全体职工深入贯彻党的十九大精神。以防治科研为中心，进一步加强能力建设。在各有关省（自治区、直辖市）的支持和配合下，按计划要求开展工作，圆满完成了各项工作任务。

【国家鼠疫菌种吉林保藏中心建设项目进展】通过 CNAS 监督评审、高致病性病原微生物实验活动评审；完成仪器设备年检及校准、关键防护设备的检定、配套维保协议的签署；实验室人员培训和考核、体系文件的内审和管理评审、设施设备的维护和保养、实验室突发事件应急演练、消防演练、实验室的安全检查、内务管理、废弃物的处置、实验活动的各种记录均已完善。

【鼠疫防治】

（1）风险评估。2020 年年初，成立国家鼠疫风险评估小组，完成《2020 年全国鼠疫风险评估报告》并上报国家卫生健康委应急办；完成月度风险评估（以“全国鼠疫疫情监测月报”的形式）8 期，完成《蒙古国鼠疫疫情对我国影响的风险评估报告》3 期，完成《新疆阿拉山口鼠疫风险评估报告》《全国下半年风险评估报告》《全国秋冬季鼠疫风险评估报告》等各 1 份。

（2）技术指导。多次派专家赴内蒙古自治区长爪沙鼠疫源地、云南省大绒鼠疫源地、2022 年冬奥会河北省张家口市崇礼区和川藏铁路建设沿线，指导当地鼠疫疫情防控工作，完成督导调研报告，上报国家卫生健康委应急办。派员赴陕西、山西、四川、浙江、江西等省区及山西、河北、陕西、内蒙古、宁夏沙鼠五省区举办的培训班授课。

（3）网络直报工作。对吉林省及全国其他各地鼠疫网络直报工作进行日常管理，监视疫情信息，确保吉林省及全国其他各地的鼠疫防控工作正常开展。

（4）参加会议。2020 年 4 月，参加“全国鼠疫防控会议”视频会，会议总结分析了 2019 年度全国鼠疫疫情态势，对 2020 年的鼠疫监测工作进行了科学部署。2020 年 5 月，参加在云南省昆明市召开的“鼠疫重点工作研讨会”，会议对当前全国鼠疫防控的重点工作进行了全面梳理和部署。2020 年 10 月，参加中华预防医学会媒介生物学及控制分会举办的“第八届媒介生物可持续控制会议”。

（5）血清学检验质量控制。对全国 24 个省（自治区、直辖市）疾控中心及全国 42 个国家监测点开展了鼠疫血清学检验质量控制，全部合格。

（6）人间鼠疫疫情处置。2020 年，共发生人间鼠疫疫情 4 起，受国家卫生健康委应急办委派，分别派专家赴内蒙古自治区巴彦淖尔市乌拉特中旗、乌拉特前旗和包头市达尔罕茂明安联合旗，云南省西双版纳傣族自治州勐海县指导当地处置人间鼠疫疫情，为疫情现场指挥部的工作提供科学的依据，确保人间疫情处置工作科学、规范、有序地进行。

（7）参与国家卫生健康委赴内蒙古鼠疫防控指导组。根据《国家卫生健康委办公厅关于派出联络组指导鼠疫防控工作的通知》（国卫办应急函〔2020〕466 号）要求，先后派出 7 名同志深入内蒙古自治区锡林郭勒盟、乌兰察布市、包头市、巴彦淖尔市、鄂尔多斯市等盟市的各旗县疫源地现场，指导当地鼠疫防控工作。

（8）完成兰州生物制品研究所有限责任公司生产的鼠疫诊断制剂的检测鉴定工作。

【布氏菌病防治】

1. 疫情情况

2020 年，全国报告布病新发病例 47 245 例，发病率为 3.37/10 万，与 2019 年同期（44 036 例，3.15/10 万）相比，上升了 7.29%。排名前 5 位的省（自治区）分别为内蒙古自治区（15 944 例，62.78 /10 万）、山西省（3 365 例，9.02/10 万）、河南省（3 110 例，3.23/10 万）、新疆维吾尔自治区（3 010 例，11.93/10 万）、辽宁省（2 968 例，6.81/10 万）。

2. 监测工作

2020 年，在全国 31 个省（自治区、直辖市）和新疆生产建设兵团选定 96 个县（市、旗）为国家固定监测点，承担全国监测工作。

（1）完成 2020 年全国布病监测资料汇总和分析工作，并对各监测点工作情况进行了总结。

（2）完成中国疾控中心关于报送 2020 年全国重点传染病和病媒生物监测数据及工作总结。

3. 布病血清学检测质量控制

完成 2020 年全国 96 个国家级布病监测点实验室质控工作，形成考核工作报告并上报中国疾控中心。

4. 培训与调研

受国家卫生健康委疾控局委派，派专家赴甘肃省兰州市指导兰州兽研所布鲁氏菌抗体阳性事件；赴内蒙古自治区进行“人畜间布病综合防控技术集成与示范”项目调研。

参加国家卫生健康委疾控局举办的重点省份布病强化监测培训班并授课，参加长春市疾控中心举办的布病防治工作培训班并授课。

【会议培训】参加“全国鼠疫防控会议”视频会；参加在云南省昆明市召开的“鼠疫重点工作研讨会”；参加中华预防医学会媒介生物学及控制分会举办的“第八届媒介生物可持续控制会议”。

【科研管理】申报吉林省卫生健康委科研课题3项，其中1个项目获得吉林省卫生健康委立项，其他6个吉林省卫生健康科技能力提升项目、3个所长基金资助项目均按计划进行。《中国鼠疫自然疫源地（1950—2014）》和《中国动物鼠疫监测》2部专著由人民卫生出版社正式出版。

【荣誉表彰】2020年12月，吉林省科学技术厅授予吉林省地方病第一防治研究所（鼠布基地）“2020年度吉林省科技统计工作先进单位”称号。

（李猛）

儿少 / 学校卫生中心

【工作概况】2020年度，共有教职工17人。其中，教授/研究员为3人，副教授/副研究员为8人，讲师为1人，技术人员为3人，博士后为1人，合同制研究助理为1人。博士研究生为6人，硕士研究生为19人；博士研究生导师为5人，硕士研究生导师为6人。

承担北京大学教学工作。2020年，在读研究生为25名，其中博士研究生为6人，硕士研究生为19人。2020年，共承担15门北京大学医学部本科生和研究生课程的理论教学，同时承担新生导师、本科生毕业生产实习、PBL（project-based learning，项目化学习）教学等工作。开设课程包括“儿童少年卫生学”“儿童生长发育与青春期健康”“成年期常见病的早期预防”“青春期生殖健康”“艾滋病预防”“儿童青少年危险行为与伤害预防”“高级儿少卫生学”“成人期疾病在儿童期的预防”“学校卫生与健康促进”“儿童青少年伤害预防与干预”“青春期发育与健康”“高级营养研究设计”“青少年生活技能教育研究与实践”“儿童青少年伤害预防与生活技能为基础的干预”“公共卫生实施性研究”等。

自成立以来，一直承担全国性儿童青少年卫生与学校卫生相关的政策法规起草、科学研究、技术指导、业务咨询及专业技术人员培训等任务。主要研究方向为学龄儿童和青少年健康、生长发育及其影响因素，学校卫生管理和政策研究，学生常见病预防，学校艾滋病教育，学校健康教育与健康促进，学校卫生标准等。所在学科为“儿少卫生与妇幼保健学”，2007年被确定为国家重点（培育）学科，2008年被确定为北京市重点学科。

继续承担全国学生体质健康监测中心、教育部预防艾滋病学校健康教育培训基地、国家卫生健康标准委员会学校卫生标准专业委员会秘书处工作，学生常见病及健康危险行为监测与学校教学和生活设施卫生管理监测工作。2020年度，新中标项目为13项，总经费为321.4万元，资助来源包括国家自然科学基金、教育部、国家卫生健康委、联合国儿童基金会、北京大学、企业等多种渠道。例如，国家自然科学基金青年项目“生命历程体重变化和Kisspeptin系统基因对青春期启动影响的队列研究”、国家自然科学基金面上项目“大学生HIV感染者社交网络传播特征及大众意见领袖（POL）防控模式研究”、国家自然科学基金面上项目“全基因组DMPs/DMRs改变与健康生活方式匹配/不匹配对代谢综合征的作用及机制研究”、教育部“中小学防疫抗疫教育内容研究”、教育部“中小学生命安全与健康教育进课程教材”、国家卫生健康委“2020年全国学生常见病及影响因素和干预项目”和“2020年新冠疫情对学生视力影响研究”、北京市教育科学“十三五”规划优先关注项目“学习困难学生的心理健康问题及干预对策研究”等。

共发表学术论文 33 篇，包括英文 SCI 期刊论文 23 篇、中文核心期刊论文 10 篇。制修订指南 / 规范 / 标准、上报专门政策性报告，其中主持 6 项，参与若干项。主办国内学术会议及培训班 9 次。

【组织专家制定新型冠状病毒肺炎防控相关学校卫生指南】为做好新冠肺炎疫情常态化防控，马军教授作为教育部应对新型冠状病毒感染肺炎疫情工作领导小组成员，主编完成了《幼儿园新型冠状病毒肺炎防控指南》和《中小学校新型冠状病毒肺炎防控指南》。这些指南的出版为全国幼儿园和中小学校新冠肺炎疫情防控工作提供了重要参考，为疫情常态化防控形势下学生返校复课提供了切实可行的技术指导，同时，这些指南被翻译成英文，供世界其他国家防疫使用。

北京大学儿童青少年卫生研究所作为国家卫生健康标准委员会学校卫生标准专业委员委会秘书处，在国家卫生健康委法规司的指导下，组织专家起草了《学校传染病症状监测预警技术指南》（WS/T 772—2020）和《传染病疫情居家隔离期间儿童青少年近视防控指南》（WS/T 773—2020）（均为 2020 年 7 月 28 日发布、实施）。这些标准的发布与实施为改善疫情居家隔离期间儿童青少年用眼环境、降低近视发生风险、控制近视发展提供了技术指导。

【主持、组织编写《健康生活　科学防病——儿童青少年健康指导手册》】2020 年 5 月，马军教授主持、组织编写《中国儿童青少年营养与健康报告 2020》（以下简称“蓝皮书”）。2020 年的标题为“健康生活　科学防病——儿童青少年健康指导手册”。内容聚焦于“三减三健”，通过宣传相关知识，提高儿童青少年健康素养，引导他们形成健康的生活方式。2020 年 5 月 17 日，马军教授代表编制组在 2020 年全民营养周暨“5.20”中国学生营养日启动会上，从 7 个方面对“蓝皮书”做了详细解读。

【参与编写教育应对疫情参考】马军教授参与编写由联合国教科文组织编写的《教育应对疫情参考手册》（共 4 册）。该手册着重介绍了基础教育学段在面对全球突发性公共健康危机事件时的教育响应方案，它以中国经验为蓝本，结合相关国际组织的建议和意见，形成了一个高度凝练的框架性中小学教育响应工作指南，具有很强的针对性、可操作性和指导性，可作为中小学疫情防控期间开展在线教学、组织复学复课工作的“口袋书”。

【开展线上儿童健康教育讲座】2020 年 3 月 26 日，马军教授为湖北省妇女联合会主办的“湖北省妇联‘护蕾行动’项目公益讲座”授课，内容包括“儿童居家期间防疫与父母照顾”和“托幼机构新冠肺炎疫情防控需要抓住的关键环节”，28 万多人在线观看。

2020 年 4 月 3 日，马军教授在北京科学中心进行线上讲座“疫情下青少年如何安全返校？”，150 多万名师生、家长在线观看。2020 年 5 月 14 日，马军教授在健康直播间讲授“学好防灾减灾技能　向灾难 SAY NO!”，微博平台上有 200 多万人关注，并排微博热搜的第三位。

【出炉《新冠肺炎疫情对儿童青少年视力影响调研》结果】2020 年 6—7 月，受教育部委托，宋逸副教授对 9 个省（自治区、直辖市）的小学、初中和高中学生在疫情期间视力的变化情况做了调研。共调研 14 532 人，在小学、初中和高中学生中开展新冠肺炎疫情对学生视力的影响配对调查，以 2019 年相同学生视力调查数据为基线，初步了解了新冠肺炎疫情居家学习期间学生视力的变化情况，为相关政策制定提供了科学依据。

【开展 2020 年学生常见病和健康影响因素监测与干预项目】受国家卫生健康委委托，马军教授、星一副研究员继续开展 2020 年学生常见病和健康影响因素监测与干预项目，撰写了《2020 年学生常见病和健康影响因素监测与干预工作手册》，主持开展了 1 次全国范围内省级疾控中心和部分地市级学校卫生骨干人员参加的网络培训会议，协助国家卫生健康委开展了全国省级卫生行政和疾控中心学校卫生工作会议，并指导各地开展培训、现场调查和数据收集、审核工作。

【发表金砖国家（BRICS）① 心血管疾病负担分析成果】2020 年 3 月 10 日，马军教授、邹志勇副研究员和澳大利亚墨尔本大学学者合作在国际心血管疾病领域顶级学术期刊 *Circulation*（影响因子为 23.054）上发表了原创成果，题目为 Time trends in cardiovascular disease mortality across the BRICS：an age-period-cohort analysis of key nations with emerging economies using the Global Burden of Disease Study 2017。该研究在世界上首次报道了近 25 年来金砖五国在心血管疾病防控工作上所取得的成绩和存在的问题，指出巴西在心血管疾病防治工作上的巨大成功可为金砖其他国家提供借鉴模板和宝贵经验。

【发表儿童青少年法定传染病流行特点——对 2008—2017 年全国法定传染病监测数据的分析】2020 年 4 月 2 日，马军教授、星一副研究员在 *The British Medical Journal*（影响因子为 30.313）上发表最新研究，利用 2008—2017 年全国法定传染病监测数据对 6 ~ 22 岁大、中、小学生中法定传染病三间分布及变化趋势进行分析。该工作体现了中国儿童青少年传染病防控取得的巨大成就，但仍需大力推广麻疹、肺结核等传染病防控方面

① 金砖国家（BRICS）引用了巴西（Brazil）、俄罗斯（Russia）、印度（India）、中国（China）和南非（South Africa）的英文首字母。——编辑注

的成功经验，加强对西部地区传染病防控措施，积极应对新冠肺炎等新型突发传染病的威胁。马军教授和星一副研究员为共同通讯作者，董彦会博士和中国疾控中心王丽萍研究员为第一作者。

【发表1990—2015年中国女性青少年结婚和生育趋势】2020年6月18日，马军教授、宋逸副教授在*Lancet Global Health*（影响因子为21.597）上首次报道了近25年来中国女性青少年结婚和生育趋势。该文指出，尽管中国的总和生育率仍然远远低于更替水平，但是青少年已婚率和生育率在经历一段时间的稳步下降之后，近10年来出现了反弹。各省需要制定一系列针对青少年的战略来应对这一挑战，包括加强全面性教育，确保女孩继续接受教育，并提供充分的生殖健康服务，特别是要满足性活跃未婚女孩的现代避孕需求。

【组织开展《中小学生命安全与健康教育内容研究》和《生命安全与健康教育进课程教材研究》】2020年3—6月，马迎华教授受教育部教材局委托，北京大学儿童青少年卫生研究所组织开展《中小学生命安全与健康教育内容研究》和《生命安全与健康教育进课程教材研究》，围绕健康行为与生活方式、生长发育与青春期保健、心理健康、传染病预防与突发公共卫生事件应对、安全应急与避险5个领域30个核心要点，提出了220条一级目标内容，并将这些内容目标有机融入“体育与健康”“道德与法制”“生物”“科学”等19门基础教育课程标准和教材，有效地发挥学校课程的特殊育人功能，推进学校健康教育的发展。

【承办全国学校卫生学术交流大会】2020年7月24—27日和8月7日，全国儿童青少年/学校卫生学术年会在线上顺利召开。本次会议首次采用网络会议和视频直播的形式，由中华预防医学会儿少卫生分会、中国卫生监督协会学校卫生专业委员会和中国健康促进与教育协会学校分会共同主办，北京大学儿童青少年卫生研究所等15个单位承办。此次会议共设置11个会场，涉及17个主题，来自全国高等院校、研究所、疾控中心、卫生监督机构、中小学卫生保健所、学校卫生杂志社和联合国儿童基金会等的120余人进行了大会报告。儿少/学校卫生中心马军、马迎华、宋逸、朱广荣、董彬、邹志勇等多位老师进行了大会报告，共有4 700余人次通过网络参加了此次会议。

【出版《公共卫生领域标准化范例荟萃——学校卫生分册》】马军教授主编的《公共卫生领域标准化范例荟萃——学校卫生分册》由中国标准出版社于2020年6月出版。本分册通过对学校卫生专业领域标准化典型案例的整理和介绍，不仅方便了公众查阅、理解卫生标准化过程，而且为儿童青少年健康机构和工作人员进行相关标准的立项、编制、实施宣贯及评估等标准化过程工作提供了参考，指导学校卫生专业领域的标准化工作，推动完善标准化体系建设。

【调研云南省丽江市永胜县中学并到农村小学进行爱心捐赠】2020 年 11 月 16 日，马军教授等一行人前往云南省丽江市永胜县调研学校卫生工作并召开专题座谈会，对该地区儿童青少年进行调研，全面了解儿童青少年健康水平，为三川镇翠湖小学捐赠文具、图书、体育用品等，为提升该地区儿童青少年健康水平提供示范效应。

【完成北京市初中学习困难学生及其心理健康影响因素现场调研工作】朱广荣副教授牵头的北京市教育科学“十三五”规划 2020 年度优先关注课题第一阶段横断面调研工作顺利完成。此次调研覆盖了北京市 12 所普通初中，共调查 7 042 名学生。数据处理和分析正在进行。研究结果将揭示北京市初中学生中学习困难学生的占比及具体情况，并分析这些学生的心理健康状态及影响因素，提出针对这些学生的有效干预机制，为学生的健康成长提供有效的帮助。

（陈婷、马军）

精神卫生中心

【开展新冠肺炎疫情相关心理援助与精神卫生工作】陆林主任、马弘副主任、马宁副主任参与多项新冠肺炎疫情防控措施的研判。陆林主任和马弘副主任同时赴湖北省武汉市指导开展疫情后心理援助服务，帮助武汉市建立心理援助服务体系、组织系统培训等。

收集整理并公布全国心理援助热线，助力疫情防控工作。为给大众提供更多心理支持、疏导和干预服务，2020 年 1 月 25 日，紧急收集汇总并更新以各省公立精神卫生医疗机构和精防机构为主开通的 348 条免费心理援助热线，通过微信公众号“精神卫生 686”推送。同时，将热线提供给中国政府网和健康中国，国务院客户端小程序上线了“全国心理援助热线查询”功能。收集整理全国心理援助热线咨询的前 10 项常见心理健康问题并给予解答，通过微信公众号推送，发放给各省精神卫生医疗机构，为心理援助热线工作人员提供技术支持。每周定时向各省了解热线服务情况，并上报国家卫生健康委疾控局。2020 年 2 月 1 日至 12 月底，全国 31 个省（自治区、直辖市）和新疆生产建设兵团已设立心理援助热线 681 条，开通热线座席 1 253 个，热线接听人员为 7 641 人，接听电话 805 079 次。

协助和参与制定心理援助和精神卫生相关政策文件，发挥决策技术支持作用。这些文件包括《关于印发新型冠状病毒感染的肺炎疫情紧急心理危机干预指导原则的通知》（肺炎机制发〔2020〕38 号）、《关于加强应对新冠肺炎疫情工作中心理援助与社会工作服务的通知》（国卫办疾控函〔2020〕194 号）、《关于印发新冠肺炎疫情心理疏导工作方案的通知》（联防联控机制发〔2020〕34 号）、《关于印发新冠肺炎患者、隔离人员及家属心理疏导和社会工作服务方案的通知》（联防联控机制发〔2020〕39 号）、《关于印发新冠肺炎疫情防控常态化下医务人员心理疏导工作方案的通知》（国卫办疾控函〔2020〕550 号）、《关于印发新冠肺炎疫情防控常态化下治愈患者心理疏导工作方案的通知》（联防联控机制综发〔2020〕224 号）、《国家卫生健康委办公厅关于探索开展抑郁症、老年痴呆防治特色服务工作的通知》（国卫办疾控函〔2020〕726 号）等。协助国家卫生健康委申请疫情相关心理援助项目，撰写项目方案。调研全国精神科支援新冠肺炎疫情一线情况和部分精神病院医患感染新冠肺炎与防护能力现状，并分别撰写报告，提交国家卫生健康委疾控局供制定政策参考。

编辑工作简报，推送疫情期间严重精神障碍管理、治疗和康复的地方经验做法，以及地方心理援助工作经验、援鄂医务人员心理服务工作经验、特色心理服务做法等，供各地相互学习借鉴。比对全国严重精神障碍信息系统和确诊 / 疑似新冠肺炎患者信息系统，将登记在册的严重精神障碍患者确诊 / 疑似新冠肺炎的信息发给各省并督促查找落实下落，确保新冠肺炎和精神疾病的有效治疗，撰写报告，报送国家卫生健康委和湖北省前方指挥部。

自 2020 年 1 月 26 日起，组织编写疫情相关心理健康科普文章，利用微信公众号“精神卫生 686”、今日头条（中国疾控中心精神卫生中心）等渠道开展广泛宣传，并对政府出台的心理援助相关政策文件进行分享。截至 2020 年 5 月 9 日，微信公众号“精神卫生 686”共推送疫情相关文章 47 篇，单篇文章的阅读量最高为 14 万余人次。组织编制《应对新型冠状病毒肺炎疫情心理调适指南》动画短视频 10 集，内容涵盖儿童、孕产妇、老年人、返岗工作人员、居家隔离人员、一线防疫人员、青少年、因疫去世人员亲属的心理调适和心理问题调适方式，受到广泛关注，“健康中国”和“学习强国”App、中国科学技术协会科普部等公众平台相继转载，CCTV-13 频道中午《新闻 30 分》节目之后连续播放，各大航空公司飞机、高铁站、地铁站、商场外的 LED 显示屏上均进行了广泛播放，各大地方卫视、抖音、快手等置顶推送，其中单个视频的阅读量最高为 5 000 余万人次。制作关爱新冠肺炎治愈患者的公益视频《让我们一起努力，拒绝心的伤害》，倡导营造理解、关爱、帮助治愈患者的友爱的社会氛围。

【负责全国严重精神障碍管理治疗工作】2020 年，继续担任中央补助地方严重精神障碍管理治疗项目工作，承担项目预算、执行、培训、调研指导、总结及相关工作。2020 年，中央财政下拨项目经费 5.22 亿元。撰写项目总结，并协助国家卫生健康委疾控局于 2020 年 6 月 30 日组织召开在线的全国精神卫生工作推进会暨培训班。自 686 项目（中央补助地方严重精神障碍管理治疗项目）2004 年立项至 2020 年，总投入经费 118.26 亿元，其中中央累计投入 38.83 亿元，地方配套及自筹经费为 79.43 亿元，工作覆盖全国所有区县。

为加强疫情期间严重精神障碍患者管理治疗，2020 年 1 月 27 日，紧急起草印发了《关于新型冠状病毒感染的肺炎疫情期间加强居家严重精神障碍患者治疗随访服务的通知》（国精卫办〔2020〕1 号），同时协助起草《国务院应对新型冠状病毒肺炎疫情联防联控机制综合组关于加强新冠肺炎疫情期间严重精神障碍患者治疗管理工作的通知》（肺炎机制综发〔2020〕70 号）、《国家卫生健康委办公厅关于进一步加强严重精神障碍患者管理治疗服务的通知》（国卫办疾控函〔2020〕390 号）、《国家卫生健康委疾控局关于做好新冠肺炎疫情防控常态化严重精神障碍患者管理治疗工作的通知》（国卫疾控精卫便函〔2020〕112 号）等。

完成民政部委托课题“精神障碍社区康复服务工作规范”31 个省（自治区、直辖市）的意见修改及专家评审，顺利结题。2020 年 12 月 28 日，《精神障碍社区康复服务工作规范》已由民政部、国家卫生健康委、中国残疾人联合会联合印发。

【推广全国精神卫生综合管理试点工作】为推广全国精神卫生综合管理试点经验，进一步指导各地做好严重精神障碍患者综合管理服务，编制《全国精神卫生综合管理试点典型实践》，于2020年年底出版并在全国推广应用。

【推进全国社会心理服务体系建设试点工作】负责项目整体推进，起草国家卫生健康委、中共中央政法委等9部门联合印发的《关于印发全国社会心理服务体系建设试点2020年重点工作任务及增设试点的通知》（国卫办疾控函〔2020〕336号），编制重点工作任务解读和一图读懂；制定试点工作月进度报表，每月收集核对月进度报表并通报各试点进展情况。2020年8月，协助国家卫生健康委疾控局起草印发《关于推进2020年全国社会心理服务体系建设试点工作的通知》（国卫疾控精卫便函〔2020〕98号）；2020年8—12月，组织专家组开展试点调研，受疫情影响，创新调研指导方式，共调研31场（包括现场20场、线上11场），覆盖30个省（自治区、直辖市）和新疆生产建设兵团，领导和专家139人次参与。2020年12月，组织召开试点工作专家研讨会。

【负责全国严重精神障碍信息系统管理】自2020年1月1日起，全国严重精神障碍信息系统被纳入全民健康保障信息化工程一期项目，作为精神卫生子系统试运行。2020年8月21日，该系统在全民健康保障信息化工程一期项目的六大业务子系统中率先进入正式运行阶段。为解决省级平台更新过程中出现的问题，加快调整进度，2020年4月，召开18个省（自治区、直辖市）系统管理人员及工程师参加的省级平台建设研讨会，确保省级精神卫生系统同步更新。因对全民健保的整体操作界面和功能模块进行了调整，为使各级用户全面、深入地掌握系统使用及相关工作要求，2020年6月，对全国31个省（自治区、直辖市）和新疆生产建设兵团的一线系统管理人员进行了在线操作培训。配合中国疾控中心信息中心完成了用户与机构的统一维护，为信息融合奠定了基础。每月编写《卫生健康工作动态》严重精神障碍信息管理工作专刊。配合国家卫生健康委规划司完成《全国公共卫生信息化建设标准与规范（试行）》。

【开展扶贫和对口帮扶工作】2020年，继续通过开展院际合作和对口帮扶工作，以及业务督导和培训、接收进修培训、加强医院管理交流、开展技术指导和科研项目、推进公共卫生服务等，结成紧密帮扶合作关系，着力提升省市级精神卫生医疗机构的医、教、研、防水平，持续对口支援和帮扶30余家医院。受国家卫生健康委疾控局委托，重点帮扶西部地区，开展援助西藏自治区、新疆维吾尔自治区、部分贫困县（山西省临汾市大宁县和永和县、陕西省榆林市子洲县和清涧县、江西省赣州市于都县、湖北省宜昌市五峰县、甘肃省定西市渭源县）精神卫生防治工作培训，现场培训多部门人员270余人，远程视频培训870余人（新疆维吾尔自治区）。培训采用现场授课、案例讨论、小组分享、集中答疑等多种形式，学员反响热烈，培训广受好评。协助起草《关于进一步做好贫困严重精神障碍患者健康扶贫工作方案的通知》（国卫办疾控函〔2020〕916号）等。

【推进精神卫生专业队伍能力建设】2020年，组织举办各类培训/会议20场，培训10 407人次。培训对象覆盖全国省、市、区县、社区/乡镇各级的精神卫生工作人员，培训内容包括健康教育、精神科诊疗、精神康复、管理服务流程、信息系统使用、危机干预、心理健康促进行动指标释义、“十三五”规划评估等多个方面。

【举办心理危机干预培训】2020年11月10日，在线举办新冠肺炎疫情防控国家心理专家队心理危机干预应急演练培训，以提高国家级和省级心理专家队成员的现场心理危机干预能力，共培训180余人，授课专家均为参与武汉市新冠肺炎疫情防控心理危机干预专家，培训内容丰富、紧凑、充实，针对新冠肺炎心理危机干预服务设计，可操作性强，对未来专家队开展相关心理危机干预工作有重要帮助。2020年12月4—5日，在线举办“2020年突发事件心理危机干预大队长培训班”，来自全国31个省（自治区、直辖市）和新疆生产建设兵团的148名精神科医生、护士、心理咨询师、心理治疗师参加培训。

【关注重点人群】继续开展公益活动“严重精神障碍社区同伴支持项目”，该项目在原有基础上扩充发展。2020年，在国家卫生健康委疾控局的指导和支持下，精卫中心/北京大学第六医院负责执行国家卫生健康委国际合作与交流中心与赠与亚洲（美国）合作开展的公益性公共卫生项目“中国精神健康同伴支持及社区精神健康服务能力提升项目”。2020年7月21日，举办线上项目启动会。成立专家组，编制中国精神健康同伴支持标准化培训教材，录制培训视频。2020年7月28日，举办线上同伴支持培训师培训。2020年11月7—8日，在上海市举办同伴支持中期经验交流会，20个试点地区牵头单位项目负责人参加。2020年11月23—25日，专家组成员和国家卫生健康委国际合作与交流中心领导赴试点地区浙江省宁波市、江苏省苏州市进行技术指导与调研。截至2020年11月底，在全国11个省（自治区、直辖市）的80个社区建立试点，招募辅导员405人，招募同伴1 668人，培训患者及家属7 810人，培训基层工作人员2 685人。截至2020年12月，“同伴支持”微信公众号共推送116篇文章，该微信公众号由2名同伴辅导员（康复患者）负责日常运营，进一步体现了同伴康复者的能力和价值。

继续开展关爱精神障碍患者家庭（Care for Family，CAFF）项目，该项目2020年获评中社社会工作发展基金会“2019年度优秀公益项目”，并继续在公益捐款的支持下，开展精神障碍患者子女夏令营活动，启动线上服务系统开发。疫情期间，对患者子女这一弱势群体开展调研，了解其社会心理服务需求。此项工作获得国家卫生健康委的重视和正式立项，于2020年11月在北京市成功召开启动会。

【开展精神卫生宣传】2020 年，通过微信公众号、今日头条、快手等，开展大量科普宣传工作，编制出版精神健康科普知识系列漫画 13 集，其被国家卫生健康委推荐给国家各个部委学习交流，众多微信公众号转载。编写疫情相关心理健康科普系列文章，推出精神卫生知识小游戏等。协助国家卫生健康委举办 2020 年世界精神卫生日主题活动暨北京大学第六医院北院启用仪式现场活动。

（吴霞民、马宁、马弘、陆林）

老年保健中心

【科研课题与研发】2020 年，新获科研课题与研发项目 11 项，总经费为 1 355.2 万元。这些项目包括：中国医学科学院医学与健康科技创新工程项目“衰老及衰老相关疾病发病机制与干预研究”（项目批准号：2018-I2M-1-002），蔡剑平，528 万元；国家重点研发计划“主动健康和老龄化科技应对”重点专项子课题“基于肝药酶基因与药物代谢模型的老年人个体化用药智能决策系统的建立”（项目批准号：2020YFC2008300），戴大鹏，447 万元；全民营养科学基金“老年糖尿病前期病人膳食全营养干预研究”（项目批准号：CNSNNSRG2019-234），曾平，90 万元；“双一流”新兴学科建设“循证老年医学学科建设”（项目批准号：201920202102），曾平，60 万元；国家自然科学基金面上项目“马达蛋白 KIF5B 在结直肠癌浸润和转移中的作用及机制研究”（项目批准号：82073264），崔菊，55 万元；国家重点研发计划项目“亚健康状态的多参数量化评价研究”子课题（项目批准号：2020YFC2002700），崔菊，可支配经费 50.2 万元；云南省科技厅 – 昆明医科大学应用基础研究联合专项 – 杰出青年培育项目“基于多组学策略探索‘脑肠轴’平衡在长寿人群中的正性作用和机制”（项目批准号：202001AY070001-011），孙亮，40 万元；北京医院科技新星项目“基于靶向代谢组学技术的冠状动脉粥样硬化性心脏病相关代谢物测定及人群队列研究”（项目批准号：BJ-2020-085），王思明，30 万元；北京医院科技新星项目“超级保守元件 uc.420 对血管内皮细胞衰老的影响及调控机制”（项目批准号：BJ-2020-086），郭君，30 万元；干细胞与生殖生物学国家重点实验室开放基金课题“EI24 在精子发生过程中的功能和作用机制”（项目批准号：2020SRLabKF），李国平，20 万元；北京医院博士启动基金“P66 与巨噬细胞炎性衰老的相关性研究”（项目批准号：BJ-2019-131），张鑫，5 万元。

【科研论文与成果】2020 年度，获得 4 项专利，包括：“一种预测高甘油三酯血症的易感性的方法与试剂”，专利号为 CN106811545B，杨泽等，申请公告日为 2020 年 4 月 3 日；“包括 337T>A 突变的 CYP3A4 基因片段、所编码的蛋白质片段及其应用”，专利号为 ZL201611240159.6，蔡剑平等，申请公告日为 2020 年 4 月 17 日；“MTH2 蛋白作为结直肠癌治疗靶点的应用”，专利号为 ZL201710999398.8，蔡剑平等，申请公告日为 2020 年 12 月 7 日；欧盟国际发明专利“8-oxo-dGTP for Tumor prevention and treatment drug and applications thereof”，专利号为 17818972.6，蔡剑平等，申请公告日为 2020 年 11 月 13 日。发表科研论文 55 篇，其中 SCI 论文为 43 篇（影响因子大于 10 的为 8 篇，影响因子大于 20 的为 3 篇），国内核心期刊为 12 篇。2020 年，老年保健中心参与起草行业标准：杨泽、宋岳涛、单鸣华、孙亮、周起、杨吉涛、李斌，《老年健康与老年服务名词术语》（T/CPMA 001—2020）；杨泽、单鸣华、朱舆妤、胡才友、孙超、栾伟、庞国防、吕渊，《长期照护等级评估规范》（T/CGM 002—2020）；杨泽、朱舆妤、宋岳涛、孙超、栾伟、单鸣华，《老年健康照护师服务规范》（T/CGM 003—2020）。

【教学与人才培养】在北京医院 2020 年教学中排名第 2 位；培养研究生 61 名，其中博士研究生为 19 名，硕士研究生为 42 名。

【学术会议与学术交流】在国际会议上发言 4 人次；在全国学术会议上发言 16 人次；应邀讲学 6 人次。

（蔡剑平、崔菊）

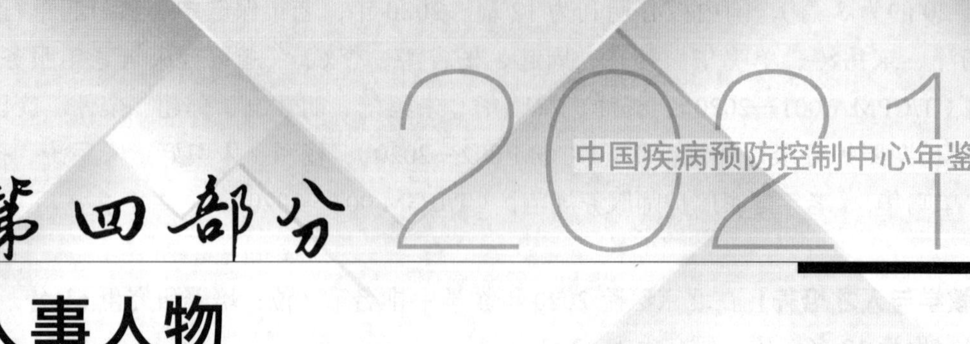

第四部分

人事人物

中心领导

党委书记 / 副主任：卢江

党委副书记 / 纪委书记：严俊

主任：高福

副主任：刘剑君　冯子健

机关处室负责人

办公室

主任：王子军 副主任：李浩 刘欢

人事处

处长：席晶晶 副处长：李振军

政策规划研究室

主任：郭岩

财务处

副处长：胡文上

科技处

副处长：陈园生 王吉春

教育培训处（研究生院）

处长 / 副院长：罗会明 副处长：戴政 马会来

外事处（港澳台办公室）

处长：王晓琪 副处长：曹晓斌

实验室管理处

处长：赵赤鸿 副处长：魏强

网络和信息安全管理处

处长：傅罡

资产管理处

处长：王茂武 副处长：刘保华

基建处

处长：邹斌 副处长：蒋晋生

审计处

处长：袁灵华

学术出版管理处

处长：谭枫 副处长：张群

党委办公室

主任：路凯

纪委办公室（监察室）

主任：刘海龙

群团工作处

处长：项春

离退休干部处

副处长：王晓锋

保卫处

副处长：王海东

后勤运营管理中心

副主任：谷鑫　陈同年

实验动物中心

副主任：卢选成

健康传播中心（12320 卫生热线管理中心办公室）

主任：崔颖　　副主任：姚建义

信息中心

副主任：苏雪梅　万明

卫生标准处

处长：雷苏文

流行病学办公室（爱国卫生工作技术指导处）

主任：么鸿雁　　副主任：殷大鹏

全球公共卫生中心

主任：董小平　　副主任：戚晓鹏　王晓春

卫生应急中心

主任：李群　　副主任：张彦平　施国庆

传染病管理处

处长：李中杰

免疫规划中心

主任：尹遵栋　　副主任：安志杰

结核病预防控制中心

主任：赵雁林　　副主任：陈明亭

公共卫生管理处

处长：倪大新　　副处长：丁库克

慢病和老龄健康管理处

无

控烟办公室

副主任：肖琳

直属单位领导

传染病预防控制所

党委书记：卢金星　纪委书记：杜娟

所长：阚飙　副所长：张建中　万康林

病毒病预防控制所

党委书记：何广学　所长：许文波

副所长：王世文　韩俊

寄生虫病预防控制所（国家热带病研究中心）

党委书记：陈晓红　所长：周晓农

副所长：许学年　曹建平　肖宁　李石柱

性病艾滋病预防控制中心

党委书记：刘中夫　党委副书记 / 纪委书记：葛利荣

主任：韩孟杰　副主任：吕繁

慢性非传染性疾病预防控制中心

主任：吴静　党总支副书记：郭浩岩

副主任：周脉耕

营养与健康所

党委书记 / 所长：丁钢强　纪委书记：李新威

副所长：赖建强　张兵

环境与健康相关产品安全所

党委书记：王林　纪委书记：沈婵

所长：施小明　副所长：徐东群　姚孝元

职业卫生与中毒控制所

党委书记：张雁　纪委书记：寇子春

所长：孙新　副所长：孙承业　戴宇飞

辐射防护与核安全医学所

党委书记：曹进华　纪委书记：吕柯

所长：孙全富　副所长：刘青杰

农村改水技术指导中心

副主任（主持工作）：张荣　副主任：孙伯寅

妇幼保健中心

党委书记：张学清　纪委书记 / 副主任：王常合

副主任（主持工作）：李志新

挂靠单位领导

地方病控制中心

党委副书记 / 主任：孙殿军　　副主任：申红梅　杨保田

性病控制中心

主任：顾恒　　副主任：陈祥生

麻风病控制中心

主任：顾恒　　副主任：陈祥生

结核病防治临床中心

主任：许绍发　　副主任：李亮　陈效友　张宗德

鼠疫布氏菌病预防控制基地

主任：丛显斌　　党委书记：周万军

副主任：宋静宇　邵奎东

少儿 / 学校卫生中心

主任：马军　　副主任：马迎华　宋逸

精神卫生中心

主任：陆林　　副主任：马弘　马宁

老年保健中心

主任：蔡剑平　　副主任：孙亮　戴大鹏

院　士

侯云德（中国疾病预防控制中心病毒病预防控制所）

洪　涛（中国疾病预防控制中心病毒病预防控制所）

徐建国（中国疾病预防控制中心传染病预防控制所）

高　福（中国疾病预防控制中心）

第五部分 大事记

一 月

1月2日，中国疾控中心病毒病所接收到首批武汉不明原因肺炎标本，3小时后，获得实时荧光定量检测阳性的检测结果，同时开展病毒全基因组测序和病毒分离工作。

1月3日，中国疾控中心病毒病所获得新冠病毒全长基因组序列。

1月3日，CFETP举办第十九期学员招生会，最终录取22人，学制为2年。

1月4日，中国疾控中心病毒病所成功研制出灵敏度高、特异性好的核酸检测试剂。

1月6日，中国疾控中心启动武汉不明原因的病毒性肺炎疫情二级响应，设立应急领导小组、应急作业主管和副主管，成立综合协调组、现场工作组、实验室检测组、保障支持组及专家咨询组等工作组。

1月7日，中国疾控中心病毒病所从临床样本及环境样本中成功分离到病毒，并通过电子显微镜鉴定。

1月12日，中国疾控中心病毒病所成功从3份武汉华南海鲜批发市场强阳性环境样本中分离到活病毒。将新冠病毒基因组序列提交至全球共享流感数据倡议组织（the Global Initiative for Sharing All Influenza Data，GISAID），全球共享。

1月13日，中国疾控中心全球公卫中心在北京市组织召开了湄公河流域疾病监测（MBDS）网络执行委员会会议。会上，按照网络运行机制，董小平博士将主席职位移交给老挝卫生部传染病控制司副司长拉塔纳赛·菲索万博士。

1月15日，中国疾控中心启动新冠肺炎疫情一级响应，教育培训处（研究生院）作为一级响应框架培训督导组的牵头部门，组织实施中心新冠肺炎疫情防控应对中培训与督导协调等相关工作。分别于 1 月 15 日起组织开展了《新型冠状病毒肺炎防控方案》（第一版、第二版、第三版）视频培训。

1 月 15 日，根据疫情防控形势及中心应对工作需要，将二级响应调整为一级响应，成立综合协调组、数据与信息技术组、流行病组、实验室检测组、风险沟通组（驻委办公室）、爱国卫生组、生物安全组、国际合作组、科技组、培训督导组、保障支持组及专家咨询组等工作组。

1 月 20 日，中国疾控中心传染病处编写完成并由国家卫生健康委办公厅印发了《新型冠状病毒肺炎防控方案（第二版）》。后续根据疫情形势对防控方案进行了多次修订，并配合完成全国视频培训。

1 月 21 日，中国疾控中心病毒病所在《新型冠状病毒肺炎实验室检测指南》及病毒病所官方网站上公布了新型冠状病毒核酸检测引物和探针序列，为在全国乃至全球范围内研制新型冠状病毒核酸检测商品化试剂提供了指导。

1 月 24 日，中国疾控中心实验室管理处与国家微生物科学数据中心联合开发“新型冠状病毒国家科技资源服务系统”，全球首发、共享新冠病毒信息及电镜照片、核酸检测引物和探针序列。

1 月 30 日，李克强总理到中国疾控中心病毒病所考察疫情防控科研攻关工作。李克强总理高度肯定了病毒病所于 2020 年 1 月 7 日从样本中分离到新冠病毒并检测出病毒全基因组序列的工作成绩。

二　月

2月3日，中国疾控中心传染病所移动生物安全实验室时隔十年再次出征，驰援武汉。

2月8日，中国疾控中心调整新冠肺炎疫情一级响应工作框架，增加前线工作组。

2月10日—3月10日，中国疾控中心病毒病所与北京民海生物科技有限公司、北京生物制品研究所有限责任公司、中国生物技术股份有限公司、北京科兴中维生物技术有限公司签订《新型冠状病毒疫苗合作研制框架协议书》，开展新型冠状病毒疫苗合作研制工作；开展新冠病毒 mRNA 疫苗以及腺病毒载体疫苗的研发工作。

2月17日，中国疾控中心在昌平园区接待了来访的中国—世界卫生组织新型冠状病毒肺炎联合专家考察组。

三　月

3月2日，中国疾控中心环境所施小明所长、首席专家张流波参加国务院联防联控机制新闻发布会，介绍现阶段公共场所等疫情防控有关情况，就养老机构、购物场所和办公场所等疫情防控问题进行答疑解惑。

3月，中国疾控中心教育培训处（研究生院）开发应急时期支持在线学习的音视频培训课件23个，自3月6日起，陆续在国家卫生健康委能力建设和继续教育中心NCME（Network of China Continuing Medical Education）平台上发布（19个），供全国各级疾控机构和基层医疗卫生机构人员学习使用。截至12月31日，累计学习人数约为64万人。

3月，由中国疾控中心辐射安全所主持创办的 *Radiation Medicine and Protection*［《放射医学与防护（英文）》］创刊。

四　月

4月15日，中国疾控中心实验室管理处开展以“坚持总体国家安全观，统筹传统安全和非传统安全，为决胜全面建成小康社会提供坚强保障”为主题的全民国家安全教育日活动，通过宣传海报、展板等形式，普及新冠病毒及生物安全知识。

4月27日，中国疾控中心艾防中心组织编写的《全国艾滋病检测技术规范（2020年修订版）》由中国疾控中心正式发布实施，《全国艾滋病检测技术规范（2015年修订版）》同时废止。

五　月

5 月 6 日，中国疾控中心环境所姚孝元副所长出席国务院联防联控机制援鄂疾控工作新闻发布会，就科学消毒回答记者提问。

5 月 29 日，中国疾控中心控烟办发布以“青春很贵，烟草不配”为主题口号的青少年控烟宣传海报及宣传片。

5 月，全国科技名词委经过广泛调研、征求意见，从“整体规划”“全面提升”的角度出发，提出了加快公共卫生与预防医学名词体系建设的总体设想，启动公共卫生与预防医学名词审定项目。

5 月，中国疾控中心职业卫生所承担的职业病和健康危害因素监测信息子系统投入试运行，已累计报告职业健康个案 1 000 万条。

5 月，由国家卫生健康委妇幼司、中国疾控中心妇幼中心组织编写，人民卫生出版社出版的《孕产妇新型冠状病毒肺炎防控问答（汉英双语）》正式出版。

六　月

6月16日，国家热带病研究中心与上海交通大学医学院共同成立“热带病和寄生虫病诊疗联盟”。

6月，中国疾控中心控烟办制定了《无烟党政机关建设指南（2020年版）》，由健康中国行动控烟行动工作组和中国疾控中心联合印发，指导全国开展无烟党政机关建设工作。

七 月

7 月 9 日，国家卫生健康委组织召开国家免疫规划专家咨询委员会工作会议。会议审议的《制定预防接种异常反应补偿目录》已由国家卫生健康委印发各地执行。

7 月 9—10 日，国家卫生健康标准委员会消毒标准专业委员会举办 17 项新发布消毒国家标准宣贯视频会议。

7 月 10 日，全国科技名词委经过组织项目答辩和论证等严格程序，批准成立了全国公共卫生与预防医学名词审定委员会。中国疾控中心作为主任委员单位，牵头开展项目。

7 月 20 日，国家市场监督管理总局、国家标准化管理委员会和国家卫生健康委发布《新冠肺炎疫情期间重点场所和单位卫生防护指南》（WS/T 698—2020）等 6 项卫生行业标准，包括 3 项强制性标准和 3 项推荐性标准，由中国疾控中心环境所联合相关单位专家共同起草。

7 月 24 日，中国疾控中心辐射安全所主持创办的 *Radiation Medicine and Protection* [《放射医学与防护（英文）》] 入选“中国科技期刊卓越行动计划——高起点新刊”。

7 月 30 日，中国疾控中心举办国际伙伴机构新冠肺炎防控技术交流视频会议，60 余位公共卫生与临床医学领域资深专家参会，世界卫生组织与比尔及梅琳达·盖茨基金会的代表应邀参加会议。

7 月，中国疾控中心启动 2020 年长江流域相关省份洪涝灾害三级响应。

八　月

8月8日，中国疾控中心环境所环境化学室顺利通过2020年度德国实验室外部质量评估。

8月20—21日，中国疾控中心包虫病防控甘孜州工作站通过国家卫生健康委疾控局组织的专家评审。

8月22—23日，中国疾控中心营养所顺利完成2020年CNAS现场复评审工作，使实验室认可资质得以持续维持。

8月25日，中国疾控中心关于应对新冠肺炎疫情提升公共卫生应急能力建设项目实施方案获得国家卫生健康委批复。

8月29日，东方科技论坛暨“全健康”科技发展学术研讨会在上海市举办。

8月，中国疾控中心实验动物中心获应对新冠肺炎疫情提升公共卫生应急能力建设项目ABSL–3实验室建设（预算为4 800万元），已出施工图，取得阶段性进展。

九 月

9月4日，中国疾控中心病毒病所专家刘铁柱赴塞拉利昂执行援塞拉利昂固定生物安全实验室第二期、第三期技术援助项目。

9月4日，由中国疾控中心妇幼中心举办的2020年全国儿童保健主任工作会暨培训班顺利召开。

9月8—9日，由中国疾控中心慢病中心举办的全国死因监测培训班在贵州省召开，线上、线下共25 000余名学员参加培训。

9月9日，中国疾控中心在昌平园区举行2020级研究生、19期CFETP学员开学典礼，研究生和CFETP学员共同参加开学典礼。

9月16日，由中国疾控中心艾防中心起草、国家药品监督管理局综合司审定的《戒毒药物维持治疗用药品跨省调拨工作方案》正式下发。

9月25日，中国疾控中心病毒病所派专家赴山东省青岛市指导支持开展新冠肺炎疫情处置工作。全球首次在鳕鱼外包装样本中分离到新冠活病毒，在国际上首次证实了境外输入冷链产品导致码头工人感染（物传人）。

9月25日，结核病患者关怀项目启动会暨政策保障研讨会在陕西省西安市召开。该项目由国家卫生健康委疾病预防控制局领导，国家卫生健康委国际交流与合作中心、中国疾控中心共同组织实施。

9月，在我国驻塞拉利昂共和国大使馆胡张良大使的带领下，塞拉利昂共和国副总统接见援塞拉利昂专家组部分人员。

十　月

10 月 21—22 日，合理膳食行动和国民营养计划落实全国推进会在内蒙古自治区呼和浩特市召开。

10 月 29—30 日，第十四届中日韩传染病论坛暨合作研讨会在线召开。

10 月 30 日，“探索提高贫困地区肺结核发现水平项目”（第二年）总结会在线上召开。

10 月，中国疾控中心传染病处持续开展全国重点传染病和病媒生物监测工作，基于 39 种法定传染病疫情监测年度数据和全国 1 700 余个监测点开展主动监测的年度数据综合分析，将《2019 年中国传染病监测报告》编发至各省。

10 月，由中国疾控中心慢病中心牵头构建的重大慢病流行病学监测大数据平台投入试运行。

十　一　月

11 月 18 日，由中国疾控中心全球公卫中心主办、应急中心和外事处等协办的“东盟 +3 国家公共卫生应急桌面演练”在线举办。

11 月 23—24 日，在“世界互联网大会 · 互联网发展论坛”上，新型冠状病毒国家科技资源服务系统入选全球 15 项世界互联网领先科技成果。

11 月 23—27 日，中国疾控中心与世界卫生组织总部、中国防痨协会在北京市联合举办“结核病数字健康技术实施性研究培训班”。

11 月 24 日，国家卫生健康委规划司在北京市召开中国疾控中心寄生虫病所异地扩建工程项目建议书专家论证会。专家论证通过了中国疾控中心寄生虫病所异地扩建工程项目建议书。

11 月，中国疾控中心公共卫生管理处完成化学品毒性鉴定机构质量考核工作。

11 月，中国疾控中心寄生虫病所参与完成消除疟疾国家报告，国家卫生健康委正式向世界卫生组织申请对中国消除疟疾考核认证。

十　二　月

12 月 3 日，孙春兰副总理到中国疾控中心病毒病所考察 P3 级生物安全实验室和新冠病毒二代测序实验室，了解新冠病毒分离培养、基因测序等工作情况。

12 月 6 日，全国结核病防治综合质量控制专家指导委员会成立大会在北京市召开，参会人员主要是来自全国 31 个省（自治区、直辖市）的医疗机构和大专院校的呼吸领域、感染领域和结核界的专家学者，约 160 人。

12 月 7 日，中国疾控中心制定了《预防接种异常反应补偿范围参考目录及说明（2020 年版）》。这是我国第一个关于预防接种异常反应补偿范围的参考目录，为规范我国疑似预防接种异常反应调查诊断、鉴定和补偿工作提供了重要参考。

12 月 7—8 日，举办“从三千万到零病例：中国经验助力非洲国家消除疟疾”国际网络研讨会。

12 月 10 日，中美新发和再发传染病合作项目 2020 年度项目年会在北京市召开。

12 月 17 日，全国结核病防治工作会议在北京市圆满召开。

12 月 22—24 日，2020 年全国疾控系统慢性病防控工作年会在北京市召开。

12 月，中国疾控中心慢病中心启动第三批国家慢性病综合防控示范区复审工作。

1—12 月，中国疾控中心援塞拉利昂固定生物安全实验室第二期技术援助项目通过派出人员、提供物资、协助检测和培训、参与防控策略制定等措施，支持塞拉利昂新冠肺炎疫情防控工作。

附　　录

科研成果获奖

中华医学科技奖二等奖

中国人群慢性病疾病负担及危险因素研究与应用

——中国疾病预防控制中心慢性非传染性疾病预防控制中心

周脉耕、殷　鹏、王丽敏、王黎君、张　梅、王临虹、黄正京、赵振平、张　笑、刘江美

中华医学科技奖三等奖

中国高危人群 HIV 经性传播综合防治措施创新与集成应用

——中国疾病预防控制中心性病艾滋病预防控制中心

吴尊友、何　纳、柔克明、赵　燕、贾曼红、米国栋、徐　杰、潘晓红

获奖成果摘要

中华医学科技奖二等奖

中国人群慢性病疾病负担及危险因素研究与应用

——中国疾病预防控制中心慢性非传染性疾病预防控制中心

周脉耕、殷　鹏、王丽敏、王黎君、张　梅、王临虹、黄正京、赵振平、张　笑、刘江美

目前，慢性病疾病负担严重，为阐明我国主要慢性病及危险因素的流行状况，慢病中心开展了“中国人群慢性病疾病负担及危险因素研究”。项目组在整合死因和慢性病及危险因素信息的基础上，进一步汇聚相关慢性病调查、环境监测和社会经济发展等数据，创新性地发展了与全球可比、符合中国国情的慢性病疾病负担测算技术和方法，系统、科学、全面地量化全生命周期人群的死亡水平及变化趋势、成人高血压和糖尿病等重点慢性病患病状况及变化趋势，吸烟、饮酒、BMI（body mass index，身体质量指数）、血压和血糖升高等危险因素流行特征及对患病和死亡的影响，产出了时间跨度最长、覆盖地域最广、指标体系最完备、病种最多的中国及分省疾病负担结果，并创新性地提出了中国五大健康分区理论，对于分类指导慢性病防控起到了关键作用。

该项目填补了历史数据的空白，建立了中国首套疾病负担测量体系，在世界卫生组织慢性病监测框架和目标制定过程中发挥了中国的影响力，并在《“健康中国 2030”规划纲要》等国家战略性规划和政策的制定中充分应用。该项目推动了我国慢性病防控工作，继而可降低慢性病早死概率，使居民期望寿命得以提高，综合改善国民健康水平，在产生巨大社会效益的同时，减少慢性病造成的直接和间接卫生费用支出，助力我国经济发展。

中华医学科技奖三等奖

中国高危人群 HIV 经性传播综合防治措施创新与集成应用

——中国疾病预防控制中心性病艾滋病预防控制中心

吴尊友、何　纳、柔克明、赵　燕、贾曼红、米国栋、徐　杰、潘晓红

1996—2017 年，中国疾病预防控制中心性病艾滋病预防控制中心在创新阻断 HIV 传播预防新方法及其转化为防控策略等方面取得了五项重大创新及应用。

（1）率先将多科学综合应用于卖淫妇女艾滋病高危性行为干预。综合运用流行病学、

社会学、行为学等多学科知识，设计形成了卖淫妇女人群综合干预技术方法并制定指南，为我国 HIV 经异性传播持续 30 多年低感染率（低于 1%）奠定了基础。

（2）创新 HIV 检测作为干预措施与互联网络作为基础的 HIV 检测干预。率先利用互联网在 MSM 中促进 HIV 检测，探索自我检测，摸索以 HIV 检测行为为引擎的危险性行为干预技术，制定指南，推动 MSM 人群 HIV 检测和安全性行为。

（3）创新发挥药物治疗的预防效果，为预防 HIV 传播提供新方法。HIV 单阳家庭中治疗感染者预防配偶感染 HIV 研究成果转化为国家策略在全国实施，全国单阳家庭 HIV 年新发感染率从 2.61% 降到 0.78%。MSM 人群预防性服药减少 HIV 感染研究防控策略被纳入国家防控规划。

（4）率先探索 HIV 感染者全员即时治疗，重建从检测到治疗一站式流程，加快纳入治疗进度，降低病死率。优化从 HIV 初筛到治疗系列流程的一站式模式，探索 HIV 早治疗和全员治疗预防效果，新诊断 HIV 感染者年病死率下降 62%。

（5）创新断面研究和监测哨点与数学模型结合，科学评价高危人群 HIV 感染率和新发率。开展了全球规模最大的 MSM 人群 HIV 感染率研究。创新运用哨点监测与数学模型结合，获得 2010 年我国卖淫妇女的 HIV 感染率为 0.36%，新发率为 0.02/ 百人年，MSM 人群的感染率和新发率分别是 5.98%、0.98/ 百人年。创新应用哨点 HIV 感染率测算新发率，发现 MSM 的 HIV 新发率从 2011 年的 0.74/ 百人年降到 2014 年的 0.53/ 百人年。

多项成果转化为国家防控策略，使得我国 30 多年持续维持 HIV 感染率低水平，取得了巨大的社会效益，对保障人民健康、维护社会稳定和促进经济发展做出了重大贡献。

个人获奖

奖励名称	所在单位	姓名	授奖单位	授奖时间
包虫病综合防治先进个人	寄生虫病预防控制所（国家热带病研究中心）	肖宁、伍卫平、余晴、王立英、田添、韩帅、王莹、薛垂召、陈家旭	健康西藏建设领导小组	2020年1月
中华医学科技奖三等奖（项目名称：我国HIV的流行起源传播规律和免疫应答研究与应用）	性病艾滋病预防控制中心	邵一鸣、冯毅、廖玲洁、邢辉、阮玉华、马丽英	中华医学会	2020年1月
广东省科学技术进步奖一等奖（项目名称：结核病防治技术集成与应用研究）	结核病预防控制中心	赵雁林	广东省人民政府	2020年2月
全国卫生健康系统新冠肺炎疫情防控工作先进个人	中国疾控中心	李群、施国庆、罗会明、向妮娟、卢金星、姚孝元、段弘扬、刘军、刘颖、张灿有、姜海、张晓光	国家卫生健康委、人力资源和社会保障部、国家中医药管理局	2020年3月
泌阳县疫情防控优秀青年志愿者	性病艾滋病预防控制中心	王海雪	中国共产主义青年团泌阳县委员会	2020年3月
全国卫生健康系统新冠肺炎疫情防控工作先进集体	性病艾滋病预防控制中心	李东民、葛琳	国家卫生健康委、人力资源和社会保障部、国家中医药管理局	2020年3月
一线医务人员抗疫巾帼先锋	应急中心	王亚丽	中华全国妇女联合会宣传部、国家卫生健康委直属机关党委	2020年4月
北京市三八红旗奖章	传染病处	王丽萍	北京市妇女联合会、北京市人力资源和社会保障局、北京市总工会	2020年4月

续表

奖励名称	所在单位	姓名	授奖单位	授奖时间
最美逆行者	寄生虫病预防控制所（国家热带病研究中心）	余晴、陈军虎、贾铁武、田添、尹建海、周何军、陈木新、韩帅	中国共产党湖北省委员会、湖北省人民政府	2020 年 4 月
2020 年“全国向上向善好青年”	寄生虫病预防控制所（国家热带病研究中心）	韩帅	共青团中央	2020 年 4 月
抗击新冠肺炎疫情荣誉证书	辐射防护与核安全医学所	张奇	中国共产党湖北省委员会、湖北省人民政府	2020 年 4 月
驻马店市疫情防控优秀青年志愿者	性病艾滋病预防控制中心	王海雪	共青团驻马店市委	2020 年 4 月
最美逆行者	营养与健康所	丁钢强	湖北省人民政府	2020 年 4 月
全国抗疫最美家庭	病毒病预防控制所	王佶	中华全国妇女联合会	2020 年 5 月
第二届全国“最美防痨人”	结核病预防控制中心	王嘉、张灿有、赵冰、王倪、刘小秋	中国防痨协会	2020 年 5 月
全国优秀共青团干部	中国疾病预防控制中心群团处	韩璐	共青团中央	2020 年 5 月
上海市科学技术进步奖二等奖（项目名称：我国重要新发肠道原虫病原和分子检测关键技术研究及应用）	寄生虫病预防控制所（国家热带病研究中心）	曹建平、沈玉娟、尹建海、姜岩岩、刘华、袁忠英	上海市人民政府	2020 年 5 月
第二届“全国创新争先奖”	病毒病预防控制所	谭文杰	人力资源和社会保障部、中国科学技术协会、科学技术部、国务院国有资产监督管理委员会	2020 年 5 月
全国创新争先奖	营养与健康所	丁钢强	科学技术部	2020 年 5 月
北京医学科技奖一等奖（项目名称：HIV 新发感染监测实验室关键技术建立与应用推广）	性病艾滋病预防控制中心	马烨、赵燕、豆智慧、刘中夫、赵德才、吴亚松	中华医学会北京分会（北京医学会）	2020 年 7 月

续表

奖励名称	所在单位	姓名	授奖单位	授奖时间
新冠抗疫攻坚战荣誉证书	辐射防护与核安全医学所	张奇	中共新疆维吾尔自治区委员会、新疆维吾尔自治区人民政府	2020年8月
北京市科学技术进步奖一等奖（项目名称：全球脊灰病毒根除阶段关键疫苗sIPV和bOPV的研发及应用）	病毒病预防控制所	许文波	北京市人民政府	2020年8月
北京市科学技术进步奖一等奖（项目名称：我国HIV的传播规律耐药特征免疫因素和疫情动态研究及应用）	性病艾滋病预防控制中心	邵一鸣、邢辉、冯毅、廖玲洁、阮玉华、洪坤学、任莉、王铮、郝彦玲	北京市人民政府	2020年8月
北京市科学技术进步奖二等奖（项目名称：中国艾滋病治疗策略和关键技术研究的推广与应用）	性病艾滋病预防控制中心	马烨、赵燕、豆智慧、刘中夫	北京市人民政府	2020年8月
全国健康教育先锋人物	营养与健康所	何丽	中国健康促进与教育协会	2020年8月
全国抗击新冠肺炎疫情先进个人	中国疾控中心、病毒病预防控制所、卫生应急中心	冯子健、武桂珍、李群	中共中央、国务院、中国共产党中央军事委员会	2020年9月
全国优秀共产党员	卫生应急中心	李群	中国共产党中央委员会	2020年9月
抗击新冠肺炎疫情全国三八红旗手	传染病预防控制所、病毒病预防控制所	陈霞、雷雯雯	中华全国妇女联合会、国家卫生健康委、中国共产党中央军事委员会政治工作部	2020年9月
上海市抗击新冠肺炎疫情先进集体	寄生虫病预防控制所（国家热带病研究中心）	余晴、陈军虎、贾铁武、田添、尹建海、周何军、陈木新、韩帅	中国共产党上海市委员会、上海市人民政府、中国人民解放军上海警备区	2020年9月

续表

奖励名称	所在单位	姓名	授奖单位	授奖时间
上海市抗击新冠肺炎疫情先进个人	寄生虫病预防控制所（国家热带病研究中心）	肖宁	中国共产党上海市委员会、上海市人民政府、中国人民解放军上海警备区	2020年9月
第九批中央和国家机关、中央企业优秀援疆干部人才	结核病预防控制中心	陈伟、王嘉	中国共产党新疆维吾尔自治区喀什地区委员会、行政公署	2020年9月
首届职业健康传播作品征集活动视频类作品三等奖	辐射防护与核安全医学所	姚竹	国家卫生健康委员会办公厅、中华全国总工会办公厅	2020年9月
“中国好医生、好护士”抗疫特别人物	病毒病预防控制所、性病艾滋病预防控制中心	武桂珍、吴尊友	中央精神文明建设指导委员会办公室、国家卫生健康委	2020年10月
抗击新冠肺炎疫情青年志愿服务先进个人	党委办公室	张宇	共青团中央	2020年10月
上海市青年五四奖章	寄生虫病预防控制所（国家热带病研究中心）	韩帅	上海市人力资源和社会保障局、共青团上海市委员会	2020年10月
上海市首届“医德之光”奖	寄生虫病预防控制所（国家热带病研究中心）	史宗俊	上海尚医医务工作者奖励基金会、上海医药卫生行风建设促进会	2020年10月
中国标准创新贡献奖一等奖	环境与健康相关产品安全所	姚孝元	国家市场监督管理总局、国家标准化管理委员会	2020年10月
凉山州脱贫攻坚特别贡献奖	性病艾滋病预防控制中心	刘中夫	凉山州委州政府	2020年10月
阿拉伯联合酋长国卫生基金奖	妇幼保健中心	金曦	世界卫生组织	2020年11月
国务院第七次大督查优秀督查队员	免疫规划中心	张国民	国务院办公厅督查室	2020年11月
2017—2019年度全国内部审计先进工作者	中国疾病预防控制中心审计处	袁灵华	中国内部审计协会	2020年11月
中央和国家机关优秀工会工作者	性病艾滋病预防控制中心	刘中夫	中央和国家机关工会联合会	2020年11月

续表

奖励名称	所在单位	姓名	授奖单位	授奖时间
第二十一届吴阶平－保罗·杨森医学药学奖	营养与健康所	赵文华	国家卫生健康委国际交流与合作中心	2020年12月
优秀处级干部	审计处	袁灵华	中国疾病预防控制中心	2020年12月
全国抗击新冠肺炎疫情先进个人	性病艾滋病预防控制中心	吴尊友	中国民主促进会中央委员会	2020年12月
民进全国抗击新冠肺炎疫情先进个人	性病艾滋病预防控制中心	李东民	中国民主促进会中央委员会	2020年12月
政府特殊津贴	性病艾滋病预防控制中心	吕繁	国务院	2020年12月
2020年新时代健康科普作品征集大赛手册类优秀作品奖	结核病预防控制中心	屈燕	中共中央宣传部、国家卫生健康委、科学技术部、中国科学技术协会	2020年12月
2020年新时代健康科普作品征集大赛海报类入围奖	结核病预防控制中心	屈燕	中共中央宣传部、国家卫生健康委、科学技术部、中国科学技术协会	2020年12月
2020年全国科普讲解大赛优秀奖	慢性非传染性疾病预防控制中心	王春晓	科学技术部	2020年12月
中国辐射防护学会2020年学术年会优秀报告	辐射防护与核安全医学所	习聪	中国辐射防护学会	2020年12月
中国精品科技期刊顶尖学术论文“领跑者5000”	辐射防护与核安全医学所	徐辉	中国科学技术信息研究所	2020年12月
2020年新时代健康科普作品征集大赛科普文章类优秀奖	农村改水技术指导中心	张荣、姚伟	国家卫生健康委办公厅、中共中央宣传部办公厅、科学技术部办公厅、中国科学技术协会办公厅	2020年12月
2020年华夏医学科技奖二等奖（项目名称：我国人朊病毒病疾病特征和朊病毒致中枢神经损伤机理研究）	病毒病预防控制所	董小平、石琦、陈操、高晨、周伟、韩俊、肖康、张瑾、王晶、王吉春、许尹、王园、张宝云、王荟、陈利娜	中国医疗保健国际交流促进会	2020年12月

续表

奖励名称	所在单位	姓名	授奖单位	授奖时间
2020年华夏医学科技奖三等奖（项目名称：中国慢性病及危险因素监测关键技术创新与应用）	慢性非传染性疾病预防控制中心	王丽敏、张梅、王临虹、吴静、黄正京、赵振平、张笑、李纯	中国医疗保健国际交流促进会	2020年12月
2020年华夏医学科技奖三等奖（项目名称：大气颗粒物对人群健康危害的流行病学研究及其应用）	慢性非传染性疾病预防控制中心	周脉耕、殷鹏、王黎君、刘江美、齐金蕾、刘韫宁	中国医疗保健国际交流促进会	2020年12月
2020年华夏医学科技奖三等奖（项目名称：中国儿童肥胖防控适宜技术的研制与应用）	营养与健康所	刘爱玲、张倩	中国医疗保健国际交流促进会	2020年12月
河北省科学技术进步奖一等奖（项目名称：感染性疾病病原体分子诊断关键技术创新与应用）	病毒病预防控制所	马学军、申辛欣、王佶	河北省人民政府	2020年12月
第七届湖南省预防医学科学技术奖二等奖（项目名称：洞庭湖鱼类持久性有机污染物和甲基汞的分析评估研究）	营养与健康所	高颐雄	湖南省预防医学会	2020年12月
华夏医学科技奖二等奖（项目名称：中国艾滋病治疗策略和关键技术研究的推广与应用）	性病艾滋病预防控制中心	刘中夫、马烨、豆智慧、赵燕、吴亚松、赵德才	中国医疗保健国际交流促进会	2020年12月

集体获奖

奖励名称	获奖单位	授奖单位	授奖时间
全国卫生健康系统新冠肺炎疫情防控工作先进集体	病毒病预防控制所、寄生虫病预防控制所（国家热带病研究中心）、结核病预防控制中心、辐射防护与核安全医学所、防控组疫情分析组、防控组驻武汉市环境卫生与消毒专家工作队、防控组驻武汉市社区防控小分队（结核病预防控制中心）	国家卫生健康委、人力资源和社会保障部、国家中医药管理局	2020年3月
全国卫生健康系统新冠肺炎疫情防控工作先进集体	传染病预防控制所的核酸检测移动实验室、疾控系统驻黄冈市防控小分队、疾控系统驻孝感市防控小分队、防控组驻武汉市社区防控小分队、防控组驻武汉市流调工作队	国家卫生健康委、人力资源和社会保障部、国家中医药管理局	2020年3月
全国向上向善好青年（集体）	中国疾病预防控制中心援鄂战疫青年突击队	中国共产主义青年团中央委员会	2020年4月
全国禁毒工作先进集体	性病艾滋病预防控制中心	国家禁毒委员会	2020年6月
全国抗击新冠肺炎疫情先进集体	传染病管理处防控技术组、中国疾病预防控制中心（新冠肺炎应急响应防控技术组）机关第一党总支第五党支部	中国共产党中央委员会、国务院、中国共产党中央军事委员会	2020年9月
全国抗击新冠肺炎疫情先进基层党组织	传染病管理处防控技术组（机关第一党总支第五支部）	中国共产党中央委员会	2020年9月
一线女医务人员集体抗击新冠肺炎疫情全国三八红旗集体	中国疾病预防控制中心新冠肺炎疫情防控一线女专家团队	中华全国妇女联合会、国家卫生健康委、中国共产党中央军事委员会政治工作部	2020年9月
上海市抗击新冠肺炎疫情先进集体	寄生虫病预防控制所（国家热带病研究中心）	中国共产党上海市委员会、上海市人民政府、中国人民解放军上海警备区	2020年9月

续表

奖励名称	获奖单位	授奖单位	授奖时间
2019 年度全国卫生健康财务年报编制工作三等奖	辐射防护与核安全医学所	国家卫生健康委办公厅	2020 年 9 月
全国三八红旗集体	新冠肺炎疫情防控一线女专家团队	中华全国妇女联合会	2020 年 10 月
中国标准创新贡献奖一等奖	环境与健康相关产品安全所	国家市场监督管理总局、国家标准化管理委员会	2020 年 10 月
首届职业健康传播作品征集活动“组织贡献奖”	职业卫生与中毒控制所	国家卫生健康委、中华全国总工会	2020 年 10 月
优秀科普作品奖	职业卫生与中毒控制所	中华预防医学会	2020 年 11 月
2020 年上海市职工创新工作室（项目名称：食源性水源性寄生虫病监测与风险评估工作室）	寄生虫病预防控制所（国家热带病研究中心）	上海市总工会	2020 年 12 月
2020 年新时代健康科普作品征集大赛科普图书类优秀作品奖	慢性非传染性疾病预防控制中心	国家卫生健康委、中国共产党中央委员会宣传部、科学技术部、中国科学技术协会	2020 年 12 月
2019 年度国家卫生健康委部门决算考核三等奖	职业卫生与中毒控制所	国家卫生健康委	2020 年 12 月
2019 年部门预算工作考核二等奖	环境与健康相关产品安全所	国家卫生健康委	2020 年 12 月
2019 年度国有资产管理工作二等奖	环境与健康相关产品安全所	国家卫生健康委	2020 年 12 月
2019 年度国有资产管理工作三等奖	职业卫生与中毒控制所	国家卫生健康委	2020 年 12 月
百种中国杰出学术期刊	《中华放射医学与防护杂志》编辑部	中国科学技术信息研究所	2020 年 12 月

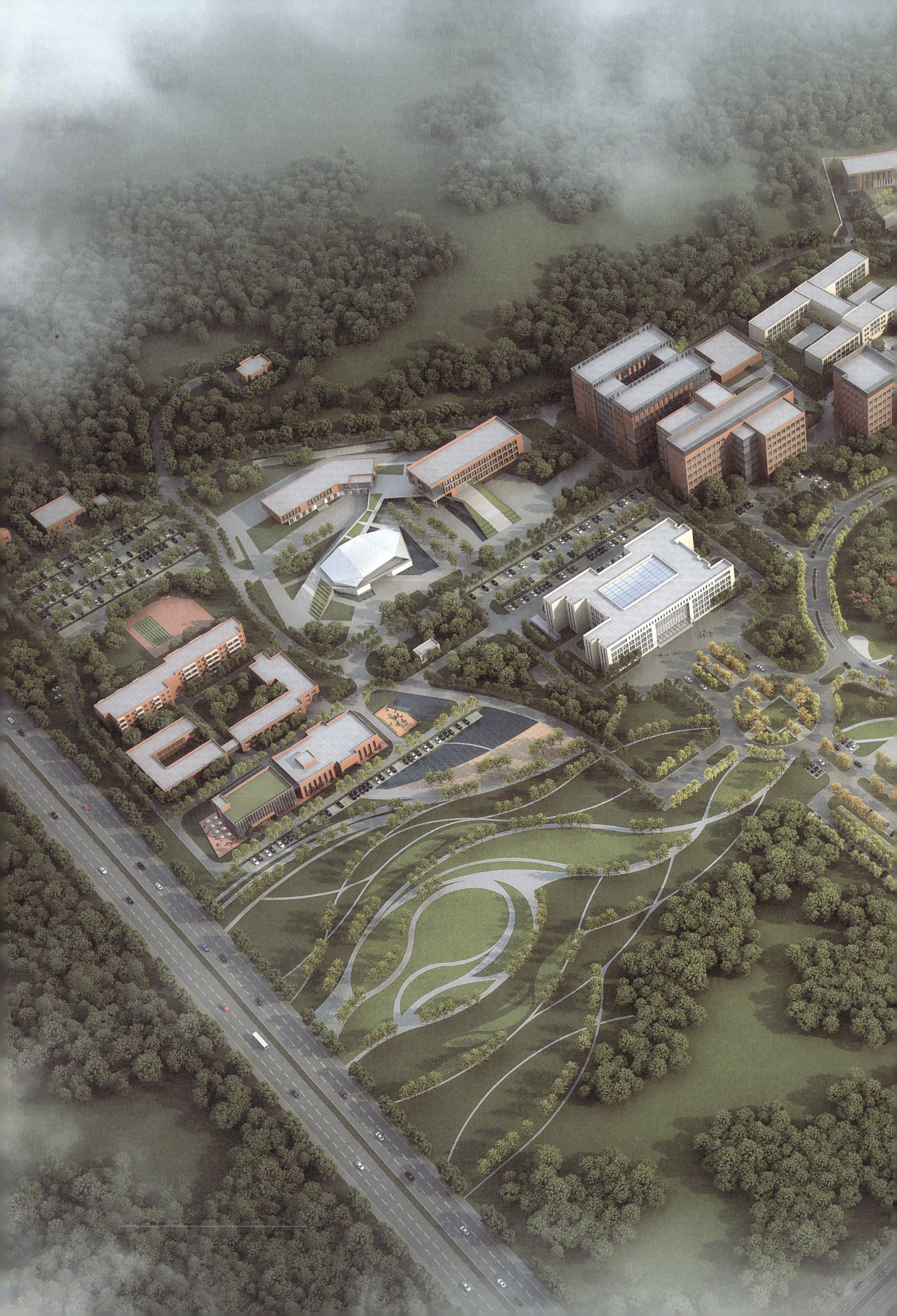